U0214740

临证新悟

——唐江山学术经验传承溯洄

唐江山　杨晓煜
周博文　郑立升◎主编

海峡出版发行集团
THE STRAITS PUBLISHING & DISTRIBUTING GROUP
福建科学技术出版社

图书在版编目（CIP）数据

临证新悟：唐江山学术经验传承溯洄 / 唐江山等主编. —福州：福建科学技术出版社，2024.7
ISBN 978-7-5335-7238-9

Ⅰ.①临… Ⅱ.①唐… Ⅲ.①中医临床－经验－中国－现代 Ⅳ.①R249.7

中国国家版本馆CIP数据核字（2024）第057462号

出 版 人 郭 武
责任编辑 张华金
装帧设计 黄 丹
责任校对 林锦春 王 钦

临证新悟——唐江山学术经验传承溯洄

主　　编 唐江山 杨晓煜 周博文 郑立升
出版发行 福建科学技术出版社
社　　址 福州市东水路76号（邮编350001）
网　　址 www.fjstp.com
经　　销 福建新华发行（集团）有限责任公司
印　　刷 福州印团网印刷有限公司
开　　本 700毫米×1000毫米 1/16
印　　张 18.5
字　　数 273千字
插　　页 8
版　　次 2024年7月第1版
印　　次 2024年7月第1次印刷
书　　号 ISBN 978-7-5335-7238-9
定　　价 168.00元

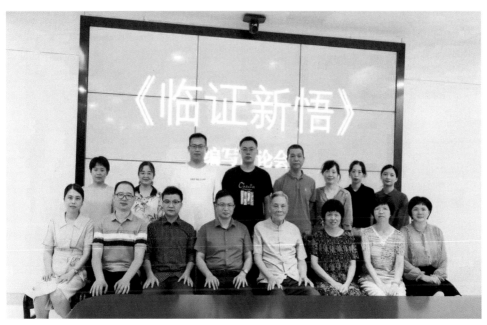

●《临证新悟》编写讨论会

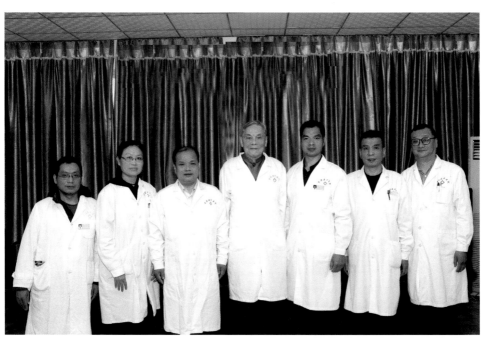

●唐江山与罗源县中医院的传承人合影

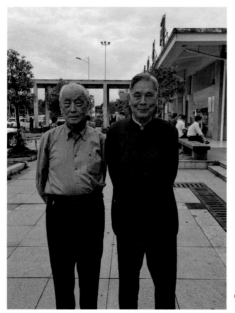

●唐江山与国医大师杨春波合影

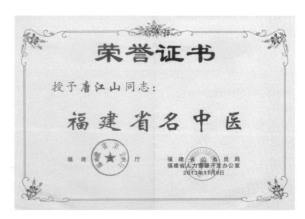

●唐江山获评福建省名中医

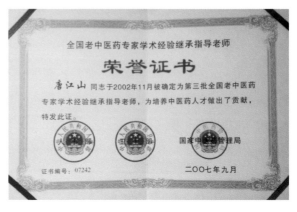

●唐江山被确定为第三批全
国老中医药专家学术经验
继承工作指导老师

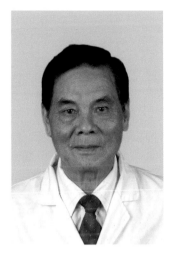

罗源县中医院名誉院长。曾任罗源县中医院院长。擅长诊治内科及儿科疾病，尤其是脾胃病和消化道肿瘤。曾任罗源县第四届、第五届政协常委、福建省中医药学会脾胃分会委员及中医管理委员会委员、福州市中医药学会理事。现任福建省中医药学会传承研究分会顾问、福州市中医药学会顾问。2002年被中华人民共和国人事部、卫生部、国家中医药管理局确定为第三批全国老中医药专家学术经验继承工作指导老师，2012年被福建省卫生厅、福建省公务员局等单位确定为福建省第三批老中医药专家学术经验继承工作指导老师，同年国家中医药管理局批准创建"唐江山全国名老中医药专家传承工作室"，2013年福建省卫生厅、福建省公务员局等单位联合授予"福建省名中医"荣誉称号。主编《临证与用药心悟》《杏林撷英——唐江山中医传承实录》《唐江山内科临证传承录》《健康是最珍贵的财富——唐江山谈养生保健》等著作，参编的《中医临床基本处方手册》荣获第十届华东地区科技出版社优秀科技图书二等奖。发表学术论文30余篇，其中《中医内科疑难急危症诊治》荣获福建省中医药学会中青年论文竞赛三等奖，论文《救急挽危话中医》荣膺第二届世界传统医学大会国际优秀论文奖等。

唐江山

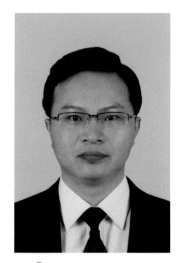

杨晓煜

　　教授、博士生导师。博士研究生学历，医学博士学位。现任福州市中医院院长、党委副书记。福建省医学会常务理事、福州市医学会理事会会长。在生殖医学胚胎工程方面有深入研究，并取得国际先进、国内领先的理论成果，其成果在人工辅助生殖领域和再生医学领域有重要的参考价值和社会意义，很好地促进卵母细胞质量的提高和操作流程的改善，同时在理论上为再生医学和表观遗传重编程问题的研究提供实验依据和新的思路与方向。福建省首届杰出青年科学基金获得者、福建省百千万人才工程省级人选，入选福建省高等学校新世纪优秀人才支持计划（首批）、福建省卫生健康突出贡献中青年专家，享受国务院政府特殊津贴。卫生部《生殖医学工程》教材编委，主持国家自然科学基金项目3项、省级课题多项，发表SCI论文10余篇。

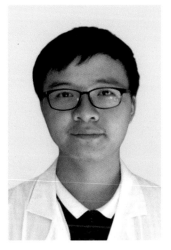

周博文

硕士研究生学历、医学硕士学位。现任福建省中医药学会糖尿病分会委员。本科师从第六批全国老中医药专家学术经验继承工作指导老师、第二届福建省名中医魏仲南教授，研究生师从福建省中西医结合学会糖尿病学分会主任委员、博士生导师衡先培教授，毕业后至今师从第三批全国老中医药专家学术经验继承工作指导老师、福建省名中医唐江山主任。擅长中西医结合诊治内分泌代谢病（如糖尿病）及多种并发症（如糖尿病肾病、糖尿病周围神经病变等），中医药辨证治疗甲状腺相关疾病（甲状腺功能亢进、甲状腺功能减退、桥本甲状腺炎、甲状腺结节等）及高血脂、高尿酸、肥胖、围绝经期综合征等内分泌代谢病。主持福建省自然科学基金面上项目1项、福州市科研项目2项；共同主编专著1部，参编专著2部；以第一作者身份撰写10余篇学术论文，其中6篇被CSCD、北大中文核心期刊收录。

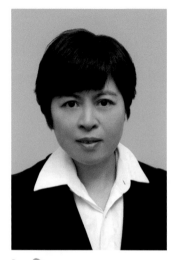

郑立升

主任医师，硕士研究生导师。曾任福州市中医院副院长、中华中医药学会脾胃病分会和膏方分会常委、福建省中医药学会中医膏方分会主任委员。现为福建省中医药学会脾胃分会名誉副主任委员、福建省中医药学会中医膏方分会名誉主任委员、福建省中医药学会中医经典分会学术顾问、福建省中医药学会治未病分会副主任委员，福州市中医药学会副会长，福建省第四批老中医药专家学术经验继承工作指导老师。临床崇尚经方，擅长膏方，擅长中医、中西医结合诊治胃痛、腹痛、便秘、腹泻等幽门螺杆菌感染性胃肠疾病和功能性消化不良、消化性溃疡、急慢性胃肠炎、反流性食管炎、消化道肿瘤等消化内科疾病及中医内科杂症、疑难疾病，熟练掌握消化内镜诊疗技术。《中国中西医结合消化杂志》编委。主持市级科研课题多项，在国家级及省级刊物上发表论文数十篇，曾获福州市科委优秀论文二等奖。曾被授予福州市三八红旗手光荣称号。

编委会

中华文化源远流长，中华医药博大精深。中医药文化是关于人与自然、生命与健康及对疾病独特认知的智慧与结晶，是人类灿烂文明的重要组成部分，为人类的生存繁衍作出了重大贡献。中医学要发展，传承和创新不可或缺。传承是根，是中医学术发展的基本规律；创新是魂，是中医学术发展的生命力。

唐江山主任发轫于中医基层，善于精研经典医籍，勤求古训，又能与时俱进，承古融今，且不闭门户，对其他医家之长、流派特色兼收并蓄，并在临床实践中不断求真，探索新知。其虚怀若谷、勤于实践的学风及怀仁重德、热心培育人才的人格令人钦佩。

2002 年，唐江山主任入选"第三批全国老中医药专家学术经验继承工作指导老师"，2012 年"唐江山全国名老中医专家传承工作室"建设项目获国家中医药管理局批准立项，2013 年唐江山主任被福建省卫生厅、福建省公务员局、福建省人力资源开发办公室联合授予"福建省名中医"称号等，这是对他五十多年来孜孜不倦、沉潜力学的肯定，也是一种激励。唐江山主任为继承和发扬中医药事业呕心沥血，笔耕不辍，撰著医书，还十分重视培养中医人才，将自己积累的知识与经验，毫无保留地传授给年轻一代。他们当中有的已成为优秀中青年中医人才，有的成为医院科室骨干。他们既能悉心整理、传承老师的学术思想和临证经验，又能结合自身临床实践体会，与时俱进，吸取现代科技新成果并结合现代诊疗手段的应用，提出自己的学术见解和创新观点，撰写了许多优秀论著，体现了师生教学相长，继承与创新交接，构架了具有新时代特征和气息的中医学术传承立交桥。

　　本书是唐江山主任临床带教经验传授之结晶，反映了其最新的临床感悟和融会贯通的用药技巧，此外还收集了他的团队成员在继承其学术经验基础上肯于刻苦钻研，善于总结经验，敢于求真求异，撰写的一些创新性的论著，是对其学术思想的进一步承纳和发展。本书内容翔实，体例得当，脉络清晰，案文分析切合临床实际，也蕴含了一些精辟的理论创见，对有志于中医临床工作者或有启迪。此书即将付梓，欣而为之序。

杨春波

2024 年 5 月

杨春波：全国第三届国医大师，国务院政府特殊津贴专家，第二、五、六批全国老
　　　　中医药专家学术经验继承工作指导老师，福建省名中医。

　　2012年8月，"唐江山全国名老中医专家传承工作室"建设项目获国家中医药管理局批准立项，福州市中医院承担建设任务。为了更好地整理、总结、传承唐江山的学术思想和临证经验，福州市中医院领导班子十分重视传承工作室的建设，先后由黄秋云、张峻芳院长亲自领导，郑立升副院长担任工作室负责人，成立了由郑立升、陈霖等17个人组成的工作团队，按照国家建设方案的要求，逐条逐项落实完成，出版了《杏林撷英——唐江山中医传承实录》《唐江山内科临证传承录》《健康是最珍贵的财富——唐江山谈养生保健》3部著作，主持了市级科研项目1项，发表了10余篇学术论文。2016年12月，国家中医药管理局委托福建省卫计委中医处组织专家对工作室建设项目进行评审，项目高分顺利通过验收。

　　工作室建设项目验收后，唐江山仍坚持在福州市中医院"名医苑"参加临床诊疗和指导工作，虽年过八旬，但老骥伏枥，壮心不已，坚持每周临证和带教工作，坚持每月病房查房指导工作，而且笔耕不辍、学思并进。继续带教了陈霖、郑立升、程珠琴、丁东翔、周博文、吴文狮等青年中医师和一大批有志于从事中医临床工作的研究生、规培生等，进一步丰富了学术传承人的学识，提高了他们的诊疗技能和学术水平。此外，每年还承担多次省、市级学术研讨班的专题学术讲座，为传承和发扬中医药事业发挥余热。

为了方便更多中医药同道一同研习唐江山主任学术经验，特收集了唐江山本人、工作室成员及带教门徒在传承工作室验收后，以继承为基础、创新为目的，在临床诊疗过程中感悟的新的学术见解、诊疗思路、用药心法，以及结合现代诊疗技术、科技成果后，不断进行理论上的升华，撰写的一些创新性学术论著，将其结集出版。

本书内容翔实，师承一门，理论传承与创新兼备，辨法融贯古今，遣方用药新颖，是学习和临床参考兼具的一本实用临床经验集。因时间和水平所限，书中定有不妥、纰漏之处，敬请各位同道提出宝贵意见！

编者

2024 年 5 月

上　篇
|学术思想，诊治特色|

下 篇

| 临证感悟，传承创新 |

唐江山老师出生于 1939 年，祖籍福建晋江。1964 年 4 月从晋江分配至罗源县工作，一干就是半个世纪，从一位中医医士逐步晋升为中医主任医师，在罗源县可谓家喻户晓，且在福建省享有盛名，甚至有港台同胞、海外人士慕名求诊。唐老现为罗源县中医院名誉院长、福建省中医药学会传承研究分会顾问、福州市中医药学会顾问，一直从事中医临床工作，诊疗以内科、儿科疾病为主，尤其对脾胃病有专长，亦潜心于急难重症的治疗研究。唐老善于精研经典医籍，勤求古训，博极医源，精勤不倦，坚持中医辨证论治为主导，又能与时俱进，承古融今，锲而不舍地实践求真，探索新知。唐老现已年逾八旬，为了中医药的传承与创新事业，他仍孜孜不倦地努力奋斗着，正是"老骥伏枥，志在千里"，"老马深知夕阳晚，不用扬鞭自奋蹄"的努力奋进、永不言歇精神的写照。

笔者有幸跟随唐老师学习，受益匪浅。老师看诊不是机械地与患者一问一答，而是那么的专注，那么的和蔼可亲，如同亲友般倾听着、交流着、嘱咐着。跟随唐老师学习，除了学术上的长进外，还有一个重大收获，那就是笔者慢慢懂得了什么叫"仁善"和"奉献"，体会到了"善利万物而不争"

的"上善若水"之风和"敦兮其若朴，旷兮其若谷"的"虚怀若谷"之貌。笔者深深被老师的个人修养与人格魅力所折服，在笔者心目中，他是那么的上善若水，虚怀若谷。

一、怀仁重德，乐善好施

唐老师常说："作为一名医生，要有仁心仁术，而仁心当在首位。"不管唐老师是在职还是退休，每天来看诊的患者络绎不绝，他都被团团围着难以停息，但老师从不埋怨，总是笑颜相迎，耐心细致地逐一询问与诊治。如今，已是耄耋之年的老师，始终没有离开临床一线，每日上午仍然坚持门诊，唐老师总是告诫我们："做医生的要有菩萨心，普度众生，慈悲为怀。"所以老师总是不忍拒绝千里迢迢来看病的患者，经常提早半小时到门诊，推后一两个小时下班，忍困挨饿加号看诊以满足患者需求，也从不计较个人得失。老师还十分重视以人为本的职业理念，无论高贵或低贱，贫穷或富有，均一视同仁。正如孙思邈在《大医精诚》中所道："先发大慈恻隐之心，誓愿普救含灵之苦。若有疾厄来求救者，不得问其贵贱贫富，长幼妍媸，怨亲善友，华夷愚智，普同一等，皆如至亲之想。"

唐老师除了倾心忙碌诊疗工作外还经常参加社会活动，退休后热心为罗源县老年大学、城关老年学校保健班讲课，向老年人传授卫生保健知识。他还心怀善念，宅心仁厚，关注弱势群体。有位高考成绩优秀的学生家庭贫困，他主动上门关心，亲自向县慈善部门反映，使该生获得资助，唐老师自己也解囊相助，使他圆梦大学。

在唐老师身上分明看到了笔者想象中的苍生大医的样子，不但医术高超，待人谦和，而且常怀悲悯之心，乐善好施。

二、热心传授，精准培育

唐老师认为，一个医生的价值，除了治病救人，还要善于总结经验，再将它传给后人，使经验不流失，或得到进一步充实，从而不断超越自我。在半个多世纪的从医生涯中，老师不但为继承和发扬中医药事业呕心沥血，笔耕不辍，还十分重视培养中医人才，将自己积累的知识与经验，毫无保留地传授给年轻一代。在临床带教中，老师对学生真情实意地传授，深入浅出地诠释，认真细致地指点，对学术继承人的跟师笔记、论文书稿等皆认真审阅，逐一批改。通过带教丰富学生们的学识，让我们学以致用，从而提高临床技能。培养了一批优秀中青年中医人才，为中医后继有人作出了很大的贡献。

　　笔者在跟随唐老师后也深刻感受到了老师对学生们孜孜不倦、循循善诱的栽培。老师上午的门诊患者很多，需要时常加班到下午一两点。尽管如此忙碌，老师依然会在百忙之中给我们传授他的经验，以及他从别的地方博采广纳到的知识。跟着唐老师出诊确实受益匪浅，从中医理论的剖析到处方用药的经验，从单方验方的讲解到中药药理的最新研究成果等，唐老师都会毫无保留地为我们解答，所以每次门诊都能让我们满载而归。饶是如此，唐老师依然担心我们在门诊学到的东西有限，每周还专门抽出一个晚上的时间来指导我们，从典型病案的讨论到中医经典的学习，唐老师处处鼓励我们理论联系实际，畅所欲言，常常先让我们辨证拟方，待我们表达完各自观点后，再点评解惑，让我们真正学有所得、学有所悟，最后学有所成。

三、痴迷学习，心无旁骛

　　尽管唐老师已经功成名就，但依然勤奋好学，五十多年如一日，反复温习经典，同时采取"普览"与"精读"的方法学习各个历史时期名医专著，以博取各家之长。对中医书籍、杂志、报纸中的中药药理研究报道等文献，常采用卡片积累的方法，边阅读边从中摘录可能用得到的内容，特别是有关中药药理研究的报道，遇到难治的病症，时时查阅以取长补短。每每在跟老师门诊时，看着老师那本厚厚的、记录得密密麻麻的笔记本，看到唐老师痴迷学习，不断提高专业理论，充实自己知识结构，加深知识储备的精神，总让我们这些后辈深受感动和启发。

　　为了提高理论水平和紧跟学术发展需要，老师经常参加省内外各类培训班，深入学习历代及当今医学家的临床经验和研究动态。唐老师还常虚心学习当今医学家、国医大师及有一技之长的临床大夫、民间医生的临床经验，运用他们独具特长、疗效显著的治疗方法来充实自己。平时还注重广交同道，同他们探讨学术见解，交流经验，受之启迪。对同行医生开的处方，从不妄加非议，而是乐于从中学习成功经验，从失败中查找原因，悟出新的治法。

四、勤于实践，提高创新

唐老师认为，自己的从医经历是一个不断读书、善于学习、博采众长，又勤于实践、提高创新的过程。他收集、摘存了一千多个临床实用有效的验方，经过实践体验，许多已变成他自己的经验心得。唐老师在临床中融会贯通、知常达变，在继承中延伸发展，使自己的诊疗技术得到提升。他重视"调畅气机是治疗脾胃病的关键"的理论与实践，制定胃脘痛的十个证型，治则以通降为要，用药别具一格；将经方与时方合用治疗内科急难重症，取得显著疗效；自创"抗萎平异汤"治疗慢性萎缩性胃炎的临床研究获得福州市科研课题立项，该药方已制成口服剂，投入临床推广使用。还有如固本复元汤治疗中风偏瘫、白及三七粉治疗上消化道出血、二四汤治疗肠易激综合征、芪莪菝蛇汤治疗消化道癌症等，成为他的临床经验和技术特长。随着当今各种理化检查的普及，老师在坚持中医传统四诊的基础上，还充分利用现代科学的检测手段，弥补直观诊察的不足，使诊断定性、定量更准确。老师还热衷于继承与发掘古人原创方药配伍的传统经验，并不断吸收现代药理研究的新成果，将它融入到辨证组方中，从而在临床疗效上不断取得新突破。如治疗冠心病心绞痛，用人参、丹参、川芎、三七、冰片等制成"心痛散"。

唐老师一直从事中医临床，诊疗以内科、儿科疾病为主，尤其对脾胃病有专长，亦潜心于急难重症的治疗研究。老师常叮嘱我们："治疗技术要力求精益求精，确立治法要切实可行，开出处方要行之有效。"

慢性萎缩性胃炎，此病在现代医学中虽可明确诊断，但其治疗仍属难题。老师擅长治疗慢性萎缩性胃炎，在平时侍诊中，有许多患者来求诊。曾有一慢性萎缩性胃炎伴中度不典型增生患者雷某，自诉反复胃脘隐痛 5 年余，中西药服用不计其数，但效果仍不显。老师通过患者胃脘痞闷、嗳气纳呆、面色少华、形体消瘦、舌质暗红、舌下络脉暗紫、苔粗少津、脉细等症状、体征，判断其证属脾胃气虚，气滞血瘀，热毒内蕴。故治以健脾和胃以升清，行气化瘀以降浊，兼以清热解毒为法。选用他自己的经验方"抗萎平异汤"，加减调治3月后，患者胃脘痞闷、嗳气纳呆等症状基本消失。继续此方加减巩固治疗3月后，患者复查胃镜提示已从慢性萎缩性胃炎逆转为慢性浅表性胃炎，且病理检查未见不典型增生。

从唐老师身上我们学习到，对于疑难重症的治疗，需要经过反复临证、磨炼、探索，并进行细致入微的思考、体悟，认真总结成功经验和失败教训，才能不断提高疗效。我们能够在他的帮助下，在自己喜欢的研究领域不断成长，真是无比庆幸和幸福。

五、老有作为，硕果累累

唐老师在退休后又延聘3年。2000年9月18日，罗源县人民政府聘唐老为罗源县中医院名誉院长。现唐老年逾八旬，仍坚持每周门诊6个半天，每年接诊近1万人次。在中国医学期刊发表学术论文30余篇；出版《临证与用药心悟》《杏林撷英——唐江山中医传承实录》《唐江山内科临证传承录》《健康是最珍贵财富——唐江山谈养生保健》等专著4部，参与编写中医专业医书5部，其中《中医临床基本处方手册》（编写儿科部分）荣获第十届华东地区科技出版社优秀科技图书二等奖。此外其独创并经验证确有良效的"肺痈汤""调胃护膜汤""溃疡愈合汤""运脾开胃汤"已收入《国家级名医秘验方》专册。带教学生几十人，他们当中有的已成为医院科室医疗骨干、国家优秀中青年中医人才。

2002年11月中华人民共和国人事部、卫生部、国家中医药管理局联合确定唐江山为第三批全国老中医药专家学术经验继承工作指导老师，3年圆满完成继承指导任务，由中华人民共和国人事部、卫生部、国家中医药管理局发给"荣誉证书"。

2011年6月，唐江山的"抗萎平异汤治疗慢性萎缩性胃炎临床研究"列为福州市科技计划项目。

2012 年，福建省卫生厅、福建省公务员局、福建省教育厅、福建省药品监督管理局联合确定唐江山为第三批福建省老中医药专家学术经验继承工作指导老师。

2012 年 8 月，国家中医药管理局批准"唐江山全国名老中医药专家传承工作室"建设项目（2016 年 12 月经上级卫生部门组织专家审评，该项目通过达标验收）。

2013 年 11 月，福建省卫生厅、福建省公务员局、福建省人力资源开发办公室联合授予唐江山"福建省名中医"称号。

唐老孜孜不倦，长年累月坚持奋斗在中医临床一线，造就他一生淡泊名利、独爱中医、践行中医、教学育人为己任的崇高气节。他的医道历程，犹如四季的风景，春华秋实，表现出他的艰辛和收获。曲折或坦荡的道路，成功和挫折的喜悦与磨炼，都不能削弱他追寻未来的意志，他仍然在为中医事业贡献着自己作为一个中医者的力量！

摘自《叙事——福州中医药文化保护传承的集体记忆》，福建美术出版社2021 年出版

上篇

SHANG
PIAN

学术思想，诊治特色

唐江山学术思想和技术特长

◎陈　霖

2002 年 11 月—2005 年 11 月，笔者幸运地作为唐江山主任中医师的学术经验继承人，通过跟师侍诊，受益匪浅。现将唐江山主任的学术思想、临床经验及技术专长总结如下，以飨同仁。

一、深入研读经典著作，夯实理论基础

唐老在医学生涯中，已跋涉了五十余个春秋。青年学生时期，数年的寒窗苦学，是品学兼优的三好学生。毕业时又加读一年四大经典，通过深入研考名段、经旨，探索奥义，领悟内涵，使其中医经典知识更为扎实牢固。参加工作以来，唐老从不放松学习，一直坚持重温经典，采取"普览"与"精读"相结合的方法，结合自己专长，对于重点篇章反复读、比较读，以博助专。对中医书籍、杂志和报纸，采用卡片积累资料的办法，边阅读边从中摘录笔记，并分类保存。临床上遇到难治的病症，则时时查阅。他是张仲景所倡导的"勤求古训，博采众长"的忠实实践者。早年他对《伤寒论》和《金匮要略》就有很深的研究，论文《从〈伤寒论〉谈辨证论治》体现了他对《伤寒论》辨证论治思想和方法的领悟。在临证中他活用经方，师古不泥。他也推崇张锡纯的《医学衷中参西录》，乐用张氏效方，其革新精神也受之影响。通过博览群书，唐老不断完善自己的知识结构，充实自己的知识储备，为临床实践打下坚实的理论基础。

二、善用经方亦重时方，疗效相得益彰

张仲景的巨著《伤寒杂病论》是中医发展的里程碑，其记载的经验效方不仅对急重症具有起死回生的疗效，而且也是治疗许多疑难杂病的实用专方。继经方之后，特别唐宋以来，集历代医家的经验延伸演变而创立的传世时方，起着承前启后的作用，中医治疗经验更为丰富。经方组合简练，配伍严密，药力专精；时方运用广泛，实用性强。经方是时方的基础，时方是经方的发展。唐老认为，不管是经方还是时方，两者都经历了临床的千锤百炼而沿用至今。我们既要重视经方原方的应用，又要根据病况，活用经方，或将经方与时方合用，取两者之长，相互促进，提高疗效。

唐老常将《伤寒论》的四逆散同《太平圣惠方》的金铃子散、《太平惠民和剂局方》的失笑散、《时方歌括》的百合乌药汤合用，治肝郁气滞型的脘腹痛；用《金匮要略》的泽泻汤合《医学心悟》的半夏白术天麻汤，治疗痰浊型眩晕证。他还活用《伤寒论》的小柴胡汤，抓住其解半表半里之邪、调阴阳升降之长的特性，加减治疗多种外感内伤疾病。凡外感风寒的感冒配《摄生众妙方》的荆防败毒散加减，外感风热的感冒配《温病条辨》银翘散加减，中焦湿热的胃脘痛合《简要卫生方》的平胃散，膀胱湿热的淋证合《太平惠民和剂局方》的八正散，等等。他认为经方与时方合用，其疗效相得益彰。

三、辨证与辨病相结合，探索新的效方

唐老十分重视辨证与辨病、宏观与微观相结合，来提高中医辨证论治的疗效，提高中医对疾病预后判断的精确性。如《伤寒论》的炙甘草汤原为治疗心之阴阳气血俱虚的脉结代、心动悸，已有上千年的应用历史，唐老在此基础上，吸收应用现代药理研究证实有定悸作用的郁金、延胡索、茶树根、灵芝、三七，辨证融入炙甘草汤组方中，治疗室性期前收缩、心房颤动等心律失常取得更为显著的疗效。他不仅善于采纳现代医学对中药药理研究的成果，而且还能辨证选用，以取得更好的疗效。对胃肠道疾病，唐老总结了以疏肝理胃法治疗反流性食管炎、以祛邪与通降相结合治疗急性胃炎、以调胃护膜法治疗慢性

胃炎、以抗萎平异法治疗慢性萎缩性胃炎、以健脾活血抑酸法治疗消化性溃疡、以调和肝脾法治疗肠易激综合征、以健脾敛疮法治疗溃疡性结肠炎、以运脾开胃法治疗小儿厌食症等辨证与辨病相结合的方法。唐老认为，辨证与辨病相结合不仅能提高中医诊治疾病的疗效，还能使中医与现代医学接轨，避免了中医只重视宏观而忽视微观之弊。唐老精勤不倦，博采众长，融古贯今，收集摘存了一千多个临床实用有效的验方，如复元固本汤治中风偏瘫，白及三七粉治疗上消化道出血。这些验方既采用现代中医研究的新成果，又遵循了中医的辨证论治原则，提高了中医诊治的疗效。

四、继承发扬脾胃学说，善治胃肠疾病

唐老继承了张机（仲景）"四季脾旺不受邪"、李杲（东垣）"内伤脾胃为主论"以及叶桂（天士）"养胃阴"等学说。他认为脾胃乃人体气机升降之枢纽，升降失常是脾胃病的根本病机。因此，他提出调畅气机是治疗脾胃病的关键，治疗应从通降入手。通即调畅气机，疏其壅塞，使脾气得升；降即导引食浊滞结下降，消其郁滞。通过升脾气、降胃气为主，兼疏肝气及宣肺气，从而恢复脾胃的正常功能，使气机调畅，升降得复。根据这个理论观点进行探索和实践，他对胃脘痛、泄泻、呕吐、便血、便秘、黄疸、鼓胀、胆胀等病症的治疗有了独特的见解，积累丰富的治疗经验。对胃脘痛，根据通降失司、气机郁滞的病理基础，他提出治疗应从通降入手，用药以轻灵流畅为主，气行则气、血、痰、火、湿、食等皆能消散，把理气止痛贯穿辨证论治的全过程；又提出通之法应随其因而异，创立胃脘痛按十种证型分别施治，抓住了"疼痛、痞满、泛酸、出血"四大症状，体现了共性和个性的结合，治疗用药别具一格。对泄泻，他认为病虽发于大肠，但其病理基础在脾，无论何种证型，始终掌握"健脾胃而固中洲"的总则，再分别配以燥湿、消导、分利、固涩诸法。在健脾胃中也常佐以风药，如防风、羌活、升麻、柴胡之类，取"风能胜湿""升阳助中气"之意，并提出"利小便当辨虚实""久泻未必纯虚""涩肠止泻审时度势"的辨证要点。对便秘，他认为病位虽在大肠，但其发病与肺、肝、脾、肾功能失调有密切关系。治秘之法，当辨虚实，切勿单纯追求攻下法，把导气

通降贯穿于各型治疗的全过程，引浊邪以出路，辨证选药必佐以枳实、莱菔子（炒）、槟榔（炒）、陈皮、沉香等行气之品，体现了动静结合，以导行舟，气导舟行，常取良好的疗效。即使用攻下法，也少用大黄，因大黄易导致习惯性便秘，而喜用瓜蒌、芒硝，取之润下软坚。对小儿厌食症，他提出了"健脾不补在运""贵在健运不息"的观点，以"运"的理论为指导，自制了"小儿厌食口服液"，长期应用于临床，治愈数万例儿童，历验不爽。

五、潜心研究急难重症，治疗独具匠心

唐老除了擅长诊治脾胃病外，因为长期在县级医院工作，服务于基层广大群众，各种疑难急重病症求诊者也甚多。因此，他也潜心于疑难急重症的研究和治疗。他的论文《救急挽危话中医》曾参加第二届世界传统医学大会，荣膺国际优秀成果论文奖，该论文曾发表在《中国中医急症》杂志。他还在《中国中医药现代远程教育》杂志上发表了《中医内科疑难急危症诊治》，论文以唐老在临床上诊治疑难急重症为例，展示了中医药在抢救急危症方面独特疗效。对冠心病心绞痛，唐老用人参、丹参、川芎、三七、冰片等制成"心痛散"，止痛效果良好。又如唐老辨证应用全蝎、蜈蚣治疗顽固性头痛。此外，唐老结合现代药理研究，根据金银花、鱼腥草对化脓性细菌感染有明显的抗菌作用，针对肺痈患者，以苇茎汤、桔梗汤为基础方加用金银花、鱼腥草，疗效明显提高。治疗阳痿，唐老不单纯追求用补肾法，提出用养血活血、疏肝通络的方法，体现了有补有通、寓通于补、经脏同治的特色，以疏通气血郁闭治阳痿。对消化道肿瘤，唐老主张"攻邪而不伤正，养正而不助邪"的治疗原则，选方用药不落于"以毒攻毒"的俗套。

六、吸取古今方药精华，用药别具一格

唐老认为用药如用兵，临床上必须明辨证候，详慎组方，灵活用药。他用药既继承中药的传统功效，又结合药理研究的新成果，用药以轻灵流畅见长，其配方多技巧、善发挥。他善用黄芪，既用于常见病，又用于疑难杂病。他常

用黄芪配白及、海螵蛸、浙贝母、丹参、延胡索、三七健脾活血、抑酸疗疡，辨证治疗胃及十二指肠溃疡，有效减少溃疡病复发；用黄芪配刺猬皮、莪术益气健脾、行气化瘀为主，治疗萎缩性胃炎；恒以黄芪补气为主，配伍丹参、地龙干、鸡血藤、川牛膝活血化瘀，治疗中风偏瘫；也常用具有调节血糖作用的黄芪，配以山茱萸、生地黄、葛根、苍术、丹参、玄参益气补肾、生津敛阴为主，治疗糖尿病；善用黄芪伍以白术、茯苓、巴戟天、山茱萸、大黄、蟋蟀等，辨证治疗慢性肾炎尿毒症，并善用牛蒡子、柿叶、五倍子抗肾脏病变，抑制蛋白尿；用黄芪配半边莲、大腹皮、猪苓，治疗肝硬化腹水；用黄芪配白花蛇舌草、半枝莲、莪术，治肝癌；重用黄芪配仙鹤草、生晒参、枸杞子、大枣，治疗疲劳综合征。唐老对大黄的应用也得心应手，既用于急腹症、上消化道出血、肝胆疾患、急慢性肾功能衰竭，又用于推陈致新、调节血脂、延缓衰老。如对肠梗阻、肠麻痹，唐老善用大黄配芒硝、枳实、厚朴、赤芍、延胡索、桃仁、木香、莱菔子（炒）、蒲公英以通腑开结、行滞活血，达到"通则不痛"的效果；用大黄配伍蒲公英、败酱草、栀子、郁金、赤芍治疗急性水肿型胰腺炎；对胆系疾病，在辨证基础上，配用大黄疏肝利胆、通下腑实，以达到消炎抗菌，促进胆汁排泄，解除胆系炎症。根据药理研究，大黄可以改善慢性肾功能衰竭的氮质血症，唐老治疗慢性肾功能衰竭，常用大黄配黄芪、巴戟天、山茱萸、丹参、冬虫夏草为主组成汤剂口服，或用大黄与牡蛎、蒲公英组成灌肠方。素有"疮家之最"的蒲公英，唐老经过多年探索，临证中配伍使用，别具手眼。他习用于痈疮肿毒、热淋湿痛、胃热作痛、肝胆郁热等，皆有效验。对乳痈肿痛，以大量蒲公英配赤芍、陈皮、甘草为基本方辨证论治；对扁桃体炎，恒以蒲公英配马勃、牛蒡子、浙贝母以清热散结消肿；对疔毒，常以蒲公英配紫花地丁、野菊花、金银花以清热解毒。蒲公英还具有清胃定痛作用，善疗胃热脘痛，唐老常以蒲公英配延胡索、丹参，治疗胃中有瘀热者。对湿热所致淋证，唐老习用蒲公英与白茅根、萹蓄、车前草、滑石配用，以清热利湿、利尿通淋。此外，唐老临床上还善用延胡索，不仅辨证应用治疗各种急慢性疼痛，而且还配伍用于治疗心房颤动及不寐等病症，其止痛作用以醋延胡索研末内服为佳。

七、博采广纳融汇创新，不断超越自我

唐老经常激励自己"活到老，学到老"。他常说求知是随着年龄的增长、群众的需求、工作的重负，而变得愈加强烈的。经过长期临床实践，他不仅擅长诊治内科、儿科疾病，特别精通脾胃病，还潜心于对急难重症的治疗研究。随着现代医学科学的快速发展，他认为自己不能停留在原来的水平上，要适应新常态，紧跟时代的发展节奏，善于博采广纳，包容兼蓄，在临床实践中融合古今，知常达变，在继承中延伸发展。对一些疑难重症，他深入探索其病理机制，努力从不知到渐知，转不治为可治，努力使自己的诊疗技术有所突破和创新。萎缩性胃炎在当代医学中尚属难题，唐老在慢性萎缩性胃炎的研究治疗中，综合古今医家的证治见解，认为慢性萎缩性胃炎及其相关胃黏膜病变（肠上皮化生、不典型增生）从中医角度讲，是由虚→滞→瘀→毒逐步演变加重的病理过程，其基本病机为脾胃气虚、气滞血瘀、热毒内蕴，治疗应以益气健脾、行气散瘀、清热解毒为主。经过长期反复的临床实践，唐老选用治疗脾虚气滞的枳术丸扩充，总结出以抗萎平异汤（黄芪、党参、白术、枳壳、莪术、刺猬皮、木蝴蝶、天花粉、蒲公英、白花蛇舌草）为基础方治疗慢性萎缩性胃炎。方中黄芪、党参、白术补其虚，提高机体免疫功能，增强胃黏膜屏障功能，促进胃黏膜局部病变的好转及萎缩腺体的恢复，以复正气治其本；配以木蝴蝶疏肝和胃，枳壳、莪术、刺猬皮理气消胀、活血化瘀，白花蛇舌草、蒲公英、天花粉清热解毒，以抗萎平异治其标。如偏湿热者，去木蝴蝶、天花粉，加薏苡仁、黄连、豆蔻、厚朴、茵陈；偏阴虚者，去党参、莪术，加沙参、麦冬、石斛；偏虚寒者，去天花粉、蒲公英，加乌药、九香虫、徐长卿；偏血瘀者，加五灵脂、延胡索。恢复期加制黄精、枸杞子、绞股蓝以巩固疗效。该方不仅能增强脾胃功能，促进萎缩腺体的恢复，而且对减轻或逆转肠上皮化生、胃上皮内瘤变及降低幽门螺杆菌阳性率等方面，均有一定治疗作用，达到了提升、创新的效果。

精勤临证显实效，融汇古今创新知
——唐江山学术经验集

◎周博文

一、医事传略

唐江山主任中医师（1939.4—　　），籍贯福建晋江。从小就对中医怀有敬仰之心，遂立志学医，于1960年如愿考入福建泉州医士学校（现泉州医学高等专科学校）中医专业，尤其加读一年对四大经典著作的学习，系统研读经旨，探索奥义，使中医专业基础知识更为扎实牢固。早期得著名老中医蔡友敬先生教诲，俭朴苦读，品学兼优，因而得到学校师长喜爱和器重，担任学校编辑部主任和班长。学业期满，即于福州罗源从事中医诊疗及教学工作。"精通脾胃学说""注重临证思维""辨证与辨病相结合""喜用经方，亦重时方"等成为其主要学术思想和临床实践的方法。唐师亦推崇张锡纯的《医学衷中参西录》，其顺应科学发展潮流与革新精神也受之影响。兹略述唐师二三医事如下。

（一）求知若渴，博览群书

庄子云："水之积也不厚，则其负大舟也无力。"研究学问亦如此。唐师深谙此理，在校期间，正是国家遭受自然灾害，经济尤为困难的时期，唐师仍求知若渴，心无旁骛地啃读医籍，被评为优秀学生。四年学业已满，唐师犹觉治病活人之事不可不慎，仍然坚持重温经典和各家学说，博采百家之长。"书山有路勤为径，学海无涯苦作舟"，正是这种持之以恒的刻苦求知精神，让唐师逐步打下了扎实的理论基础。时至今日，唐师仍能对中医方剂、汤头歌诀倒背如流。

15

唐师认为，"读经典，拜名师"，二者缺一不可。读经典是学习前辈的经验，拜名师是学习今贤的经验。为了提高理论水平和紧跟学术发展需要，唐师早期师从名老中医蔡友敬。蔡老少时就读于近代名医丁甘仁创办的上海中医专门学校，深受"丁氏学派"的影响。中年以后，蔡老加深了对经典著作、各家学说及现代医学的学习，可谓学贯古今，兼收并蓄。唐师深受蔡老影响，几十年如一日，坚持反复研读经典，深入钻研，同时对中医各家学说、近现代名医的代表性著作等进行通读理解，并结合专长，重点篇章反复读、比较读，以博助专，精专博通。此外，为了完善知识结构，提高理论水平和临证技能，唐师省吃俭用，购买了大量中医书籍，长期订阅中医杂志，1977年进修于福建省立医院中医科，1992年还赴京参加北京中医学院举办的"全国中医内科高级医师进修班"学习等，平素亦常参加各种学术会议，虚心向当代医学家、国医大师们学习临床经验。这些均为唐师临床实践打下了坚实的理论基础。

（二）辨证精准，巧思心细

中医学是一门实践性很强的学科，患者的症状往往不像书本记述的那样系统、规范，所以要想从容应对临床的各种病症，唐师认为除了"读经典，拜名师"外，还得"勤临床，多总结"，把学到的知识融会贯通，临证时以患者主诉为线索，细心琢磨，从错综复杂的诸多症状中，通过诊察、鉴别、分析，再结合舌苔、脉象等表现，以少知多，以点带面，化繁就简，抓准最能反映疾病根本的主要脉症，据证选准主方，再结合兼症灵活加减施治，如此才能做到辨证准确，遣方用药合乎法度。

唐师曾经治一例阴阳俱虚型哮喘病。病者吴某已咳嗽气喘20多年，病情反复发作，日渐加重，西医诊断为哮喘合伴肺源性心脏病。因外感调治不当，症见胸闷喘促，呼多吸少，动则喘甚，咳痰无力，烦躁不安，唇紫肢冷，下肢浮肿，舌暗少苔，脉沉细结代。初诊从肺肾虚衰入手，治以益气纳肾，用生脉散加菟丝子、山茱萸、核桃仁等，疗效并不显著。唐师细究病机，认为其阴虚已损及阳气，阴阳俱损，气血瘀滞，故以益气复脉，回阳救逆为法，佐以行气活血为法，守原方加附子、枳壳、葶苈子、桃仁、丹参，服二剂显效。可见疑难重症的治疗，需要经过反复临证、磨炼、探索，并进行细致入微的思考，认真总结成功的经验和失败的教训，才能不断提高疗效。

（三）继承融新，热心培育

唐师深受章次公先贤"发皇古义，融会新知"之治学理念的影响，在继承的基础上，又博采众长，不拘成见，虚心向同道们学习求教，取长补短，做到兼容并蓄，并在临床实践中运用他们独具特色、疗效显著的治疗方法。唐师善用经方，亦重时方，且对单方、验方，莫不广为采用，还吸收现代中药的药理研究结果为己所用。如《伤寒论》炙甘草汤治疗心之阴阳气血俱虚的脉结代、心动悸，已有上千年的应用历史，唐师在该方的基础上，加入现代药理研究证实有定悸转律作用的郁金、延胡索、茶树根、灵芝、三七等，临床疗效进一步增强。

唐师认为一个医生的价值除了治病救人，还有善于总结经验，再将它传给后人，使经验不流失，或得到进一步充实，从而不断超越自我。在半个多世纪的从医生涯中，唐师不但为继承和发扬中医药事业呕心沥血，笔耕不辍，著有《临证与用药心悟》《杏林撷英——唐江山中医传承实录》《唐江山内科临证传承录》《健康是最珍贵的财富——唐江山谈养生保健》等著作，发表了30多篇学术论文，还十分重视培养中医人才，将自己积累的知识与经验，毫无保留地传授给年轻一代。在临床带教中，唐师对学生真情实意地传授，深入浅出地诠释，认真细致地指点，常常先让学生诊断拟方，待学生说完后，再点评解惑，使学生们丰富学识，学以致用，从而提高临床技能。退休后，唐师还担任全国第三批老中医专家学术经验继承工作指导老师、全国名老中医药传承工作室建设项目专家，对学术继承人的跟师笔记、论文书稿等皆认真审阅，逐一批改，培养了陈霖、杜武霖、唐光春等大批优秀中青年中医人才，为中医后继有人作出了很大的贡献。

（四）秉性谦和，乐善好施

《医士论》曰："性存温雅，志必谦恭，动须礼节，举乃和柔，无自妄尊，不可矫饰。"唐师将此医论作为他的行医戒律而躬身力行，对待工作勤奋执着，一丝不苟，待人谦和，彬彬有礼，且为人宽厚，常怀悲悯之心，对患者一视同仁，体现出孙思邈在《大医精诚》中所强调的那样："先发大慈恻隐之心，誓愿普救含灵之苦，若有疾厄来求救者，不得问其贵贱贫富、长幼妍媸、怨亲善友、华夷愚智，普同一等，皆如至亲之想。"

退休十多年来，唐师仍然坚持每天上午门诊，总是提前半小时便开始迎诊。虽年事已高，诊号有所限，但他依然尽力满足病者需求，时常加号看诊至下午一两点。唐师医术高超，对患者常关怀备至，又乐善好施，因而广受病家好评。

二、学术思想

唐师好学，五十多年如一日反复温习经典，博取各家之长，又从现代医学中取长补短，吸取药理研究成果之精华，精专博通，形成了鲜明的学术特点：尊经典，崇经方，博众长，重时方，融古贯今创效方；升脾气，降胃气，疏肝气，宣肺气，重扶脾阳养胃阴；精辨证，明疾病，重整体，参微观，病证互参起痼疾；重食疗，摄心理，防治合一，药食并进促复康。

（一）尊经典，崇经方，博众长，重时方，融古贯今创效方

张仲景的巨著《伤寒杂病论》是中医发展的里程碑，其记载的经验效方不仅对急危重症有起死回生之效，而且也是治疗痼疾沉疴的实用专方。唐师常谓经方组织简练，配伍严密，药力专精，一定要结合经文反复研读、思考、磨炼、总结，用起来才能得心应手。集历代名医名家所长之时方，运用广泛，和经方一样历经千锤百炼，实用性极强。所以唐师认为在临床中应摒弃经方、时方之成见，凡符合辨证，即应将经方与时方合用，取两者之长，相互促进，提高疗效。唐师认为我们既要重视经方原方的应用，又要根据实际病况，活用经方、时方，疗效乃可相得益彰。

唐师学贯古今，博采众长，收集摘存了一千多个临床实用的单方、效方，如用固本复元汤治中风偏瘫，白及三七粉治上消化道出血，健脾调和汤配中药灌肠治溃疡性结肠炎，张氏"活络效灵丹"治气血瘀滞之心腹疼痛、跌打瘀肿及癥瘕积聚等。唐师还结合中药药理研究的新成果，在遵循中医辨证论治的基础上，辨证组方选药，创立了多首疗效肯定的效方。如对冠心病心绞痛，用人参、丹参、川芎、三七、冰片等制成"心痛散"，止痛效果良好。又如辨证应用全蝎、蜈蚣治疗顽固性头痛。对肝炎患者转氨酶升高，属阴虚型加五味子，属湿热型的用垂盆草。对幽门螺杆菌感染，根据不同证型辨证选用具有杀灭或

抑制幽门螺杆菌的中药，如脾虚型选党参，湿热型选黄连，实热型选虎杖，气滞型选厚朴，阴虚型选乌梅，阳虚型选桂枝等。

（二）升脾气，降胃气，疏肝气，宣肺气，重扶脾阳养胃阴

脾胃乃人体气机升降之枢纽，脾胃升降失常是脾胃病的根本病机。唐师认为治疗脾胃病的关键是调畅气机，复衡升降纳运，临证多采用升脾气、降胃气、疏肝气、宣肺气的方法，通过抓住调畅气机升降这一轴心，解决了临床诸多复杂的问题。临床上唐师喜用枳术丸（枳壳易枳实），枳壳下气降浊，白术升清健脾，脾气升则胃气自降，故升脾气能达到降胃气的目的。反之，降胃气亦能达到升脾气之效。二者相互为用，相辅相成。唐师认为调理脾胃气机升降时，除考虑脾胃本身的因素外，还要兼顾其他脏腑气机升降对脾胃的影响。正如《血证论》所云："木之性主于疏泄，食气入胃，全赖肝木之气以疏泄之，而水谷乃化。设肝不能疏泄水谷，渗泻中满之证在所难免"，故治疗脾胃病又必须结合调肝，而疏肝和胃时又需注意升清润燥。肺宣五谷味，通调水道，宣肺气能助脾气上升，降肺气能助胃气下降，肺之宣降，能协助调节脾胃气机。如治便秘，唐师常加入桔梗、枳壳、枇杷叶、苦杏仁等宣降肺气之品，有利于津液输布，大肠传导以行舟。唐师治疗脘腹胀闷常用桑叶与山楂配伍，取桑叶宣降肺气，利于脾气升清，配合山楂消食和胃，则脾升胃降，气机通畅，脘腹胀气随之消除。

唐师常谓脾气升主要靠脾阳鼓动，胃气降赖以胃阴滋养。脾为阴体而抱阳气，阳动则升；胃为阳体而含阴精，阴静则降。故唐师重扶脾阳以升脾气，善用升麻、柴胡、葛根、荷叶等药升脾气，用枳实、厚朴、旋覆花、代赭石等药降胃气，用黄芪、党参等补阳之品鼓动脾气上升，用麦冬、玄参等滋胃阴使胃气通降。可见升脾气与降胃气不单是用升清降浊之品，更重要的是补脾阳与滋胃阴，才能使脾胃气机通畅。唐师用药时主张升脾阳不宜过于温燥，滋养胃阴宜清淡不宜过于滋腻，体现了"忌刚用柔"的治法。在日常诊疗中，唐师亦常询问患者的脾胃功能状况，根据患者脾胃的寒、热、虚、实等性质的不同，分别配以相应的药物，且常考虑长期用药时对脾胃可能造成的损伤，时时以"顾护脾阳胃阴"为要。如在应用苦寒或破气药治疗时，常加扁豆、山药、大枣等，以防苦寒败胃，损伤脾阳；在用温热药或燥湿药治疗时，常加麦冬、沙参、

百合等，以防燥热耗伤胃阴等。

（三）精辨证，明疾病，重整体，参微观，病证互参起痼疾

辨证论治是中医临床诊治疾病的基本原则，辨证是论治的前提，证是疾病发展过程中某一阶段或某一类型的病理概括，所以证不能脱离病单独存在，临床应辨病与辨证相结合，如此才能更好地反映疾病的演变规律，提高辨证的准确性，进而更好地指导处方用药。整体观念是中医学的精髓，是明显有别于西医学的诊治方法，但在临床诊疗中，唐师亦常参考现代医学微观层面的检查结果为中医辨证服务。如对于慢性萎缩性胃炎，胃镜下见胃固有腺体萎缩，胃黏膜变薄，用黄芪、党参、白术益气健脾，促进萎缩腺体的恢复；见胃黏膜退行性改变，分泌物减少，白相增多，中医辨证可考虑有寒、有虚，治疗时加用党参、干姜、桂枝等温中补虚之品；见胃黏膜充血，辨证考虑湿热、热毒内蕴，可用蒲公英、白花蛇舌草等清热解毒之品；见胃黏膜炎症隆起糜烂或疣状胃炎，常用白及、马勃、木蝴蝶疗疮生肌；根据其胃黏膜肌层病变，酌用莪术、刺猬皮等行滞舒络、活血散瘀之品。胃黏膜病理见肠上皮化生或异型增生，提示病已趋癌，加用现代药理研究证实具有扶正抗癌功效的灵芝、红景天、白花蛇舌草等药物，以求病变的逆转。

唐师曾治患者林某，因寒战高热，咳吐大量脓血痰，味带腥臭，住院经拍片诊断为左肺脓肿，先后采用多种抗菌和抗痨药物治疗，高热始终无法退下。患者自动要求出院，请唐师用中药治疗。唐师病证结合，细心诊察，认为该病属中医肺痈，乃邪郁于肺，久蕴生热，热壅血瘀，蒸化成脓。脓既已成，排脓解毒是治疗的关键，脓除方能保全肺气与津液。证虽符合用苇茎汤，但病重药轻，难能奏效，故加桔梗汤增强化痰排脓，并用大量金银花、鱼腥草以清热解毒，配合百部以治肺气壅塞之咳嗽。因患者久病体虚，再加黄芪、黄芩、败酱草加强益气清肺排脓之力。以此为基础方调治后，病者呕吐大量脓血痰，痰的颜色逐渐由脓血转为黄稠，由稠黏转为稀白，脓去热痰也随之下降，继以养阴润肺，加以健脾"补土生金"而收功，经拍片复查，患者左肺脓肿已吸收。如此重疾得以痊愈，正是宏观与微观相合、辨证与辨病互参的结果。

（四）重食疗，摄心理，防治合一，药食并进促复康

唐师撰写《健康是最珍贵财富——唐江山谈养生保健》一书，为我们提供日常所需的许多保健常识，指导建立科学的生活方式，提倡选择药食同源的食物来滋养调补身体，达到固本培元、调理五脏六腑、祛病健身的目的。从古至今，流传民间的许多药膳、药粥等都有促进疾病康复、保健强身的双重作用，如大枣、莲子、枸杞子、龙眼、核桃、银耳、羊肉、虫草花等，既是富含营养的可口食品，又是具有良好治病疗效的中药。对于病已趋癌或已癌，正气不足、抗病能力低下的患者，唐师更加强调食疗的重要性，常用灵芝、山药粉、黄芪精、泥鳅、甲鱼以及各种豆类等食物以提高机体抗病、抗癌能力。此外，心理的调摄也非常关键。现代生活节奏加快，工作压力增大，患者或多或少都有情志疾病。如唐师在临床中发现不少患者对慢性萎缩性胃炎的认识不够，尤其是伴肠上皮化生、上皮内瘤变时，因为恐癌心理，思想负担极重。中医认为"思虑伤脾""惊恐伤肾"，养神调神尤为重要，如果情志不能调摄正常，则药食难效。所以唐师在临床诊治之余，经常耐心地跟患者解释病情，鼓励患者消除焦虑和恐惧心理，并嘱咐患者规律起居、作息等。唐师重视食疗及调摄心理，将未病先防及既病防变思想贯彻于临床诊治的全过程，从饮食调护到心理调摄等均纳入治疗体系之内，这些举措增强了治疗效果，对延缓患者病情进展及促进疾病康复起到了很大的作用。

三、临床经验

（一）自创"抗萎平异汤"，从"虚→滞→瘀→毒→损"论治慢性萎缩性胃炎

慢性萎缩性胃炎在现代医学中虽可明确诊断，但其治疗仍属难题，传统医学尽管没有萎缩性胃炎的相关记载，不过根据其上腹胀闷、疼痛等不适，可将其归属于"胃痞""胃脘痛"等病的范畴，针对患者的症状、体征进行辨证施治，常能取得较为满意的疗效。唐师认为慢性萎缩性胃炎是由浅表性胃炎或其他慢性胃炎经过比较漫长的时间进展而来，既有素体脾胃虚弱的一面，也有病情演变过程中正气逐渐亏虚的因素存在，加之饮食、情志、劳逸等调摄不当，均可

进一步损伤脾胃，所以脾胃亏虚贯穿该病始终。由于脾胃虚弱，气机升降动力不足，或肝失疏泄，肺失宣降，气阻不畅则滞；气滞日久及络，络阻则瘀；同时脾胃虚弱，纳运失司，湿浊内生，湿浊、瘀血等病理产物蕴久化热，郁结成毒，浊瘀热毒之邪损伤胃体则胃固有腺体减少，胃黏膜变薄，胃黏膜进一步退行性改变伴不完全性再生则会出现肠上皮化生和胃上皮内瘤变等病理改变，所以本病是"虚→滞→瘀→毒→损"逐步演变加重的过程。慢性萎缩性胃炎以脾胃气虚为本，气滞、浊瘀、热毒之邪阻碍气机升降为标，所以根据本病的病因病机，治疗时应以益气健脾为主，行气化瘀、清热解毒为辅，总以顾护脾胃、恢复脾胃气机升降，从而发挥胃"烂谷"和脾"运化"功能为要。

唐师经过长期反复临床实践，选用治疗脾虚气滞的枳术丸为主进行拓展，总结出以抗萎平异汤（黄芪、党参、白术、枳壳、莪术、刺猬皮、天花粉、蒲公英、白花蛇舌草）为基础方治疗萎缩性胃炎。用黄芪、党参、白术补其虚，以提高机体免疫功能，增强胃黏膜屏障功能，促进胃黏膜局部病变的好转及萎缩腺体的恢复，达到复正气治其本；配以枳壳、莪术、刺猬皮以理气消胀、活血散瘀，白花蛇舌草、蒲公英、天花粉清热解毒，以抗萎平异治其标。该方益气健脾与行气散瘀、清热解毒并用，既可增强脾胃功能，促进萎缩腺体的恢复，又可减轻或消除胃上皮内瘤变，对阻断癌前病变起到一定作用。

（二）自创"愈疡汤"，从健脾护膜、活血抑酸论治消化性溃疡

消化性溃疡是指发生在胃和十二指肠的慢性溃疡。本病属中医学"胃脘痛"范畴，主要由于脾胃本虚，加之饮食失调，情志所伤，邪气侵犯和药物刺激等所致。病位在胃，与肝、脾关系密切，病机变化由气到血，由实转虚，寒热互化。其病机特点是脾虚为本，虚实夹杂。本病虽也不乏气滞、湿热、血瘀等邪实夹并现象，然而标实终因中虚而生，必以脾虚为本，治疗以健脾助运为大法，或兼以行气、活血，或佐以清化、温中、养阴，随证辨治。虽证型有异，方各不同，但调补之法则一。自创经验方"愈疡汤"：黄芪 30 克，白及 10 克，海螵蛸 30 克，浙贝母 10 克，延胡索 10 克，丹参 15 克，三七粉 3 克（冲服），乌药 10 克，白芍 20 克，炙甘草 10 克。

方中黄芪补益中土，温养损伤的脾胃，可增强毛细血管抵抗力，对空腹时辄发胃痛，得食可缓，用之最宜；白及含有黏液质，能生肌，促进创面愈合；

海螵蛸、浙贝母中和胃酸，平复溃疡；延胡索疏肝理气，和胃止痛；丹参祛瘀止痛，破宿血，生新血；三七粉活血化瘀，消肿止痛；乌药行气止痛，对胃肠平滑肌有良好解痉作用，还能增加消化液的分泌；白芍解痉止痛，抑制胃液分泌，且可抗溃疡；甘草有缓急止痛，配白芍解痉止痛效果好。

寒凝气滞加桂枝、九香虫。脾胃虚寒加肉桂、高良姜。寒热夹杂加干姜、黄连。肝胃郁热加蒲公英。该药味微苦而性甘寒，清热而不伤胃，有清胃定痛作用，善疗胃脘热痛，疗效显著，素有"疮家之最"美称，药理研究显示有明显抑菌消炎作用，对幽门螺杆菌有明显杀灭作用，且可加速局部血液循环，促进上皮生长。肝火犯胃之呕吐吞酸加左金丸。肝郁气滞之痛连胸胁加柴胡、娑罗子。饮食积滞加焦三仙（焦山楂、焦神曲、焦麦芽）、鸡内金。脾胃阴虚加百合、麦冬。肝阴不足加枸杞子、绞股蓝。瘀血阻络呈刺痛样加五灵脂、制乳香。黏膜充血水肿加莪术、茯苓。黏膜糜烂加马勃、木蝴蝶。胃蠕动减弱加枳壳、厚朴。胃黏膜脱垂加升麻、党参。胃下垂加白术、枳壳。幽门关闭迟缓致胆汁反流加郁金、砂仁。舌苔厚白腻加薏苡仁、豆蔻、佩兰。瘀血阻络致呕血便黑，郁热迫血妄行者加马勃、生地榆。因马勃清肺利咽，解毒止血，用于溃疡病出血既能疗疮，又可止血；生地榆不但长于清热凉血、收敛止血，而且对溃疡病的壁龛有护膜疗疡之功。脾不统血加西洋参（兑服）、阿胶（烊服）。大便秘结属虚者加火麻仁、肉苁蓉；实热者加大黄（便通即止）。

（三）潜心研究急难重症，治疗癌症独具匠心

唐师长期服务于基层医院，所以基层广大群众的各种疑难急重病症求诊者甚多。唐师潜心于疑难急重症的研究和治疗，坚持继承先哲的传统精华和今贤的独特治疗经验，同时吸取应用现代科学技术新手段、新方法、新成果，所以在治疗急腹症的肠梗阻、肠麻痹、急性胰腺炎、急性胆囊炎、上消化道出血，以及心绞痛、肺脓肿、肺源性心脏病等疑难急重危症方面积累了丰富的临床经验。如根据"胃家实""以通为用"的理论，应用大承气汤加活血化瘀的赤芍、延胡索、桃仁，理气导滞的木香、莱菔子（炒）等，治疗肠梗阻、肠麻痹、急性胰腺炎、急性胆囊炎，取得了显著成效。根据阴阳皆虚，肾不纳气则喘息，用张氏参赭镇气汤治喘逆欲脱证。对前列腺增生所致的癃闭，用滋肾通关丸加赤芍、赤小豆、刘寄奴等治疗而取效。用黄蒲牡蛎汤灌肠治疗肾炎尿毒症。对于消化道肿瘤，

主张选方用药不能落于"以毒攻毒"的俗套，可适当加入经科学研究证实具有明显抗癌作用且毒副作用小的中草药，研制的芪莪菝蛇汤治疗消化道肿瘤，做到了"攻邪而不伤正，养正而不助邪"，所以取得了缓解症状、延长生命的效果。

（四）发挥独特的中药配伍专长，开拓方药新疗效

唐师临床用药既继承传统疗效，又结合药理研究的新成果，如善用黄芪，既用于常见病，又用于疑难杂病。对大黄既用于急腹症、上消化道出血、肝胆疾患、急慢性肾功能衰竭，又用于推陈致新、调节血脂、延缓衰老。

素有"疮家之最"的蒲公英，唐师经过多年探索，临证中配伍使用，习用于痈疮肿毒、热淋湿痛、胃热作痛、肝胆郁热等。

在开拓老药新用途中，唐师积累了丰富的经验。如葛根传统用于发表解肌，根据该药具有抗心肌缺血、扩张冠状血管、改善微循环、降低血压、血糖等作用，唐师将其用于治疗高血压引起的颈项疼痛，冠心病引起的胸憋闷、心前区疼痛，还用于胆固醇、血糖升高，以及神经性耳鸣、突发性耳聋等。土茯苓原用于杨梅毒疮，根据其除湿解毒作用，唐老将其用于治疗湿浊上蒙清窍的头痛，湿热瘀阻引起的痛风热痹，湿热蕴毒引起的乙型病毒性肝炎（简称"乙肝"）、口腔溃疡和湿浊带下、湿疹等。牛蒡子常用于风热感冒、咽喉肿痛，根据现代研究，其可明显抑制尿中蛋白的排量，故在辨证中配伍用于各类肾脏疾病引起的肾性蛋白尿等。在"老药新用"中，唐老既遵循中医本身的辨证论治原则，又结合新药作用，从而提高了临床疗效。

四、医案存真

◆ **病例一：益气健脾、行气化瘀、清热解毒治疗慢性萎缩性胃炎**

郑某，男，52岁，干部。主诉：胃脘胀痛反复18年。患者十多年来反复胃脘胀痛，时作时缓，每因精神忧郁、饮食不慎或劳累发作。胃镜检查提示十二指肠球部溃疡，慢性浅表－萎缩性胃炎伴糜烂。病理报告中度慢性萎缩性胃炎伴中度异型增生。诊见胃脘胀痛，时有烧灼刺痛，得食稍安，嗳气泛酸，纳少乏力，口黏口苦，舌暗紫，苔黄白相兼而厚腻，脉细滑。

辨证　气虚气滞，血瘀毒蕴，夹有湿热。

治则　益气行气，化瘀解毒，清热利湿。

方药　自拟抗萎平异汤加减。

黄芪 30 克　党参 15 克　白术 10 克（麸炒）　枳壳 10 克（麸炒）

莪术 10 克（醋制）　烫刺猬皮 10 克（炒）　蒲公英 15 克

白花蛇舌草 15 克　马勃 6 克（布包）　木蝴蝶 9 克　海螵蛸 30 克

浙贝母 6 克　茵陈 10 克　黄连 3 克　厚朴 9 克　薏苡仁 20 克

延胡索 15 克

连服 4 周，胃脘灼热消失，刺痛缓解。唯感胃脘痞闷，舌暗紫，舌下络脉瘀曲，苔转薄白，脉缓。湿热已清化，继续治以益气健脾、行气化瘀、清热解毒，取抗萎平异汤加减

黄芪 30 克　党参 15 克　白术 10 克（麸炒）　枳壳 10 克（麸炒）

莪术 10 克（醋制）　刺猬皮 10 克（烫）　木蝴蝶 9 克

蒲公英 15 克　白花蛇舌草 15 克　绞股蓝 15 克　炙甘草 3 克

调治半年，诸症消失，纳食正常。半年后复查胃镜提示慢性浅表性胃炎。病理报告未见萎缩及异型增生。

按语　本案发病日久，脾胃素虚，复加气滞血瘀，湿热中阻，既见胃脘胀痛、纳少乏力，又伴见烧灼刺痛、口黏口苦、舌暗紫、苔黄白相兼而厚腻的本虚标实之象。治以益气健脾，行气化瘀，清化湿热。方中黄芪、党参、白术治其本，复正气；枳壳、莪术、刺猬皮、延胡索理气化瘀；木蝴蝶、马勃疏肝护膜；蒲公英、白花蛇舌草、茵陈、黄连、薏苡仁、厚朴清化湿热。湿热除后，则纯用抗萎平异汤补中舒气，化瘀解毒，促进萎缩腺体的恢复和胃黏膜病变（异型增生）的逆转。

◆ **病例二：益气温中，护膜止血治疗十二指肠溃疡**

曾某，女，37 岁，干部。右上腹及小腹部疼痛伴咽痛反复 1 年余。经省、市级医院检查，诊断为十二指肠溃疡、慢性咽炎、尿道炎。中、西医治疗 1 年多，症状反复，其效不著。经审其证，面黄形寒，胃脘疼痛，饥时尤甚，烧心泛酸，进食痛减，咽干痛作咳，小便浑浊，溲后少腹灼痛，大便近日见棕黑色，隐血

检查 ++，舌质嫩红，苔前薄白，根厚浊，脉细缓。

辨证　阴阳两虚，血瘀伤络，湿热残留。

治则　益气温中，护膜止血，佐以清下焦湿热。

方药　自创"愈疡汤"加减。

黄芪 30 克　川桂枝 6 克　白芍 20 克　甘草 9 克　马勃 6 克（布包）

玄参 15 克　海螵蛸 30 克　浙贝母 10 克　生地榆 10 克

蒲公英 20 克　白及 10 克　三七 3 克（冲服）

服药 4 剂，胃脘痛减，大便色转黄，咽喉稍舒，小便仍浊痛。守前方继服 6 剂，大便隐血检查 3 次阴性，咽喉得舒，干咳止，小便正常。原方去玄参加生晒参 10 克，又服 20 剂，诸证悉除，食欲增进，体重由 44 千克增至 52 千克。

按语　本验案为本虚标实之证。脾虚为本，复因血络伤胃，下焦湿热。用黄芪固其本；用马勃、生地榆、白及护膜止血，且马勃又可清肺利咽；浙贝母散结消肿；取地榆配蒲公英，既能护膜治胃，又善入下焦除湿热，祛邪而无伤胃耗阴之弊，实为一举两得；海螵蛸、浙贝母中和胃酸；玄参滋阴清热，凉血止血；桂枝、甘草辛甘化阳，益气温中；白芍、甘草酸甘化阴，缓急止痛；三七化瘀止血止痛。临证以中医的整体观念和辨证论治为指导，结合西医对本病机理的认识，整体调节和局部治疗相结合，故能取效。

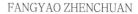

经方与时方在内科急难重症中的应用发挥

◎唐江山

中医的优势不但显示在治疗慢性病、疑难重症方面，也表现在抢救急症上，都有着独特的疗效。张仲景的巨著《伤寒杂病论》是中医发展的里程碑，他创立的经验效方不仅对急重症有着起死回生的疗效，而且更有许多广辨疑难杂病的实用专方，统被后世称为"经方"，是经典著作之方。继经方之后，特别是唐宋以来，许多著名医学家以经方为准绳，集历代医家的经验延伸演变而创立的传世时方，起着承前启后的作用，中医治疗急难重症的经验更为丰富。"道经千载更光辉。"随着中医诊疗技术的不断完善和提高，中医在抢救急难重症方面越来越显示出它的强大生命力和广泛的国际影响。本文以临证验例为导入，从五个方面论述经方与时方在内科急难重症中的应用发挥，具体如下。

一、运用经方抢救急重症有独到之处

经方是中医治疗急重症的典范，传承至今仍有许多抢救的方药，如治气分热盛证的白虎汤，治伤寒少阳证的小柴胡汤，治里热结实之热厥、痉病或发狂的承气汤类，治少阳阳明合病的大柴胡汤，治悬饮实水证的十枣汤，治下焦蓄血证的抵当丸，治阳气虚衰证的附子汤，治阳虚水泛证的真武汤，治心肾阳衰之寒厥证的四逆汤等，这些急救、猛峻之剂都是应急之用，施治有效。

◆ **病例一：腹痛（急性不完全性肠梗阻）**

陈某，男，28 岁，农民。1993 年 5 月 12 日初诊。因患剧烈腹痛急诊住院，用胃肠减压、输液、抗菌等治疗 3 日，症状未见缓和，请中医会诊。根据腹部胀痛拒按、大便不通、舌红苔燥黄、脉弦滑的症状表现，进行辨证论治。

辨证 阳明腑实，瘀结不通（实、结、瘀）。

治则 通腑攻下，行滞开结（攻、导、行）。

方药 《伤寒论》大承气汤加味。

生大黄 10 克（后下）　川厚朴 10 克　枳实 15 克（麸炒）

莱菔子 30 克（炒）　广木香 10 克（后入）　赤芍 15 克

延胡索 15 克（醋制）　桃仁 10 克　芒硝 10 克（溶服）

服药后腹中肠鸣，矢气频作，排稀便 3 次，肠道气滞得通，腹胀痛大减，诸症缓解。

按语 该方以大承气汤通里攻下为主，加理气消滞的木香、莱菔子，活血化瘀的赤芍、延胡索、桃仁，既可助其荡涤积滞，又可消除肠梗阻导致的肠管局部瘀血，防止并发组织坏死。这是运用攻下兼行滞祛瘀，达到"通则不痛"的效果。对于该病治疗，西医是采取"静"的治法，中医是以大承气汤为主攻下热结，运用"动"的治法，故起立竿见影之效。

◆ 病例二：便血（急性上消化道出血）

张某，男，42 岁，职员。1992 年 12 月 26 日初诊。患胃脘痛时发时止已 10 余年，每逢秋冬加剧，经胃镜和钡透检查确诊为十二指肠球部溃疡。3 天前因饮食不当，复受寒冷，胃脘暴痛，解黑便 2 次，昏倒于厕。急诊住院，即给 H_2 受体拮抗剂、止血剂静脉滴注等西药治疗 3 天，黑便仍不止，改用中药。刻下胃脘痞闷不舒，面色苍白，头晕心悸，神疲懒言，肢端欠温，舌淡苔白，脉细无力，粪便隐血 ++++，血红蛋白 50 克 / 升。

辨证 脾胃虚寒，统摄无权。

治则 健脾温中止血。

方药 《伤寒论》桃花汤加味。

赤石脂 30 克　生晒参 10 克　白及 30 克　海螵蛸 30 克　地榆 15 克

山药 30 克　炮姜炭 6 克　炙甘草 6 克　三七粉 6 克（冲服）

水煎频服，配合输血、补液。服 2 剂，胃脘痞闷减轻，大便黑色转为棕灰色，再进一剂，大便成黄色。经治疗，3 次大便隐血复查均为阴性，痊愈出院。

按语 桃花汤出自《伤寒论》："少阴病，下利，便脓血，桃花汤主之。"该方由赤石脂、干姜、粳米 3 味组成，用于虚寒性便脓血。根据临床观察，消化性溃疡，尤其是反复出血病者，多表现为素体虚弱，因劳倦过度，加以饮食不节损伤脾胃，气虚不能统血，气损及阳，导致脾肾阳虚，统摄无权。用桃花汤中的赤石脂，取其温涩之性，收敛止血，敛疮生肌；炮姜炭易干姜，温脾暖肾止血；山药易粳米，益脾肾而补虚；配人参益气固脱，三七、白及、地榆化瘀、收敛、止血；海螵蛸制酸止痛，收敛止血；炙甘草调和诸药。诸药合用，共奏益气温中、止血化瘀之功，对脾胃虚寒之便血疗效良好。

二、选准经方治疗疑难病多获良效

中医能治急重症，也可以治疑难病，更是无可非议的，它的显著疗效早被人们所信服。一些怪病痼疾、沉疴大病，往往能被中医征服。熟练而准确地精选经方治疗，一旦切中病情，疗效是显著的。

◆ 病例三：胆瘅（急性胆囊炎并败血症）

陈某，女，52 岁，家庭妇女。1986 年 3 月 5 日初诊。患胆囊炎急性发作住省某医院，诊断为胆囊炎合并金黄色葡萄球菌感染导致败血症。曾用西药抗菌治疗，病情好转，但停药后又复发。发作时症见寒战高热，右胁下胀痛，牵引肩背，大便干结，小便色深如浓茶，舌质红绛，苔粗黄，脉弦数。

辨证 湿热瘀结，气阴两伤。

治则 清热泻火，疏肝利胆，益气养阴。

方药 大柴胡汤加味。

北柴胡 24 克　枯黄芩 15 克　赤芍 15 克　枳实 9 克（麸炒）

绵茵陈 20 克　蒲公英 30 克　川郁金 15 克　西洋参 9 克

金钗石斛 15 克　大黄 6 克　甘草 3 克

大便通，去大黄。以该方为主辨证加减治疗半个月，寒热退，胁痛消，溲转清，终于转危为安。随访十年，未见复发。

按语 本例既有少阳证的往来寒热，又有阳明里实之心下满痛，是为少阳阳明合病之证，既需和解少阳，又要内泻热结，用大柴胡汤甚为合拍。鉴于瘀毒不解，热盛伤阴，所以配茵陈、蒲公英、郁金，加大清热解毒、利胆泻火之功；配用西洋参、金钗石斛益气养阴。据药理研究，金钗石斛有抑制葡萄球菌感染的作用，对急性胆囊炎高热有退热效果。

◆ **病例四：胸痹心痛（冠心病心绞痛）**

游某，男，63岁，干部。2011年1月24日初诊。反复胸痛2年余。就诊时左胸闷痛，甚则胸痛彻背，气短乏力，四肢欠温，近半年来下肢浮肿，咳嗽气喘，痰多口黏，胃脘胀闷，形体肥胖，面色苍白，舌体胖有齿痕，舌质淡紫，苔白浊腻，舌下脉络青紫迂曲，脉沉紧。曾在省某医院检查诊为冠心病心绞痛。

辨证 阳微阴弦，痰滞胸膈，气虚血瘀。（阳微阴弦：上焦阳虚，阴寒凝滞，阳气不通）。

治则 温振心阳，行滞祛痰，养心化瘀。

方药 取《金匮要略》枳实薤白桂枝汤和瓜蒌薤白半夏汤合人参汤。

枳实10克　厚朴10克　瓜蒌实15克　薤白15克　法半夏10克
桂枝10克　红参10克　茯苓15克　橘红6克　　淫羊藿15克
三七粉5克（分冲）

5剂。

复诊：胸痛缓，咳痰量明显减少，胃脘得舒，下肢肿消，上方去厚朴、法半夏，继服5剂，诸症续减，四肢回温。循前方加减调治1个月，症状消失，随访1年未见复发。

按语 本病属本虚标实。标实为寒凝、痰阻、气滞、血瘀，痹遏胸阳，阻滞心脉；本虚为心脾亏虚，心脉失养。枳实薤白桂枝汤治胸痹心痛系胸阳不振，气滞痰阻而见胸痛、喘息短气。方中用瓜蒌、薤白散胸中凝滞，化结聚之痰，宣胸中阳气；配枳实、厚朴下气除满，桂枝通阳平冲，半夏、橘红祛除痰浊，人参、茯苓益心气消肿，三七化瘀滞，淫羊藿温阳除湿。诸药合用，可使胸阳振，痰浊降，阴寒消，气机畅，心得养，则胸痹心痛可除。

三、时方在急症中的应用广泛又实效

时方是继先师仲景所创的经方之后，历代医家在长期实践中充实和完善了前人未备而实有疗效且包括临床各科的经验方剂。如《温病条辨》的清营汤和《备急千金要方》的犀角地黄汤治疗热入营血之证候；《医学启源》的生脉散为治疗气阴两伤之良方；《温病条辨》的安宫牛黄丸、《外台秘要》的紫雪丹、《苏沈良方》的至宝丹，合称"温病三宝"，治疗温热闭窍神昏证，为凉开代表方；《外台秘要》的苏合香丸主治寒邪或秽浊气郁闭阻之证，为温开代表方；《温疫论》的达原饮治疗温疫、疟疾、湿温属邪伏膜原的高热；《医学心悟》的启膈散治疗痰气交阻的噎膈等多种疾病；《外科全生集》的阳和汤善疗一切血虚寒凝痼疾等。这些时方治疗急难重症每能得心应手，出奇制胜。

◆ **病例五：乳蛾（急性扁桃体炎）**

陈某，男，32岁，职工。2017年5月22日初诊。发热，恶寒，无汗，身痛，鼻塞流涕，咽喉疼痛，口苦且渴，小便黄赤。口服头孢克洛，身热不退，咽痛加剧，就诊查体温39.5℃，血常规示：白细胞计数13.5×10^9/升，中性粒细胞百分数82%，双侧扁桃体红肿有脓点，舌红，苔黄，脉浮数。

辨证 表邪传里，热毒循经客咽。

治则 疏风散邪，清热解毒。

方药 《东垣试效方》普济消毒饮加减。

金银花20克　连翘15克　板蓝根15克　荆芥9克　防风9克

羌活9克　北柴胡15克　黄芩9克　马勃9克（布包）

牛蒡子9克　炒僵蚕9克　玄参15克　桔梗9克　石膏30克（先煎）

薄荷6克（后入）　甘草6克

服药2剂，汗出热退，恶寒身痛除，咽痛减轻，仍口渴引饮，上方去防风、柴胡、羌活、石膏，加芦根20克，继服3剂。脓点消失，咽痛止，诸症继缓，唯扁桃体稍大，前方去荆芥、薄荷、黄芩，继服2剂而告愈。

按语 表邪未解，热毒客咽，里热炽盛，为表寒里热，治以疏散风邪，清热解毒，用普济消毒饮加减。荆芥、防风、羌活、柴胡解表；金银花、连翘、板蓝根、牛蒡子、马勃清热解毒，利咽消肿；柴胡、黄芩、石膏解肌透热，表里双解而获效。

◆ **病例六：急性泄泻（秋泻）**

郭某，女，7个月。2009年11月5日初诊。病发深秋，感受寒邪，先吐乳食，继而泄泻水样便，日达七八次，急诊住院，西医诊断为轮状病毒感染，给蒙脱石散、金双歧等，结合静脉滴注，发病两日，病情如故。请中医治疗，症见肠鸣即泻，泻前哭闹，伴发热，体温38℃，口渴，鼻流清涕，小便少，舌淡红，苔薄白，指纹浮滞而青。

辨证　风寒食滞，肝脾不和。

治则　祛寒和胃，调和肝脾。

方药　《丹溪心法》痛泻要方加味。

苍术3克（麸炒）　白术6克（土炒）　白芍6克（炒）　稻香陈3克
软防风3克　藿香叶3克　粉葛根6克　北柴胡6克　焦神曲6克
炮姜2克　茯苓9克　炙甘草3克

配自制米汤加补液盐频服。

服2剂热退，鼻涕止，不啼哭，仍泄泻日2次，便质转稠，小便利。上方去葛根、柴胡、苍术，加金樱子3克、赤石脂6克、炒芡实9克。

嘱煎汤少量频服。继服2剂，大便成形，日一次，唯食欲欠佳，用加味香砂异功散调理脾胃而收功。

按语　由于小儿脾常不足、肝常有余的病理特点，泄泻病机多为脾虚肝旺。方中苍术、白术燥湿健脾，白芍敛肝缓急，陈皮利气调中，防风祛风胜湿。因感寒邪，配合藿香协防风散表寒，化湿浊；葛根、柴胡解肌退热，生津止泻；炮姜温中散寒；神曲消食和胃；茯苓健脾利水；炙甘草补脾益气，调和诸药。诸药合用，共达健脾敛肝、祛寒温中、燥湿止泻之功效。

四、经方与时方联合应用治疗急难症疗效相得益彰

经方组织简练，配伍严密，药力专精；时方运用广泛，实用性强。经方是

时方的基础，时方是经方的发展。如《太平惠民和剂局方》的四君子汤是由《伤寒论》的理中丸去干姜加茯苓而成，变温中祛寒为益气健脾之剂，成为治疗脾胃气虚病证的有效主方。《景岳全书》的柴胡疏肝汤，以四逆散为基础加香附、川芎、陈皮而成，既能疏肝行气，又可活血止痛。《太平惠民和剂局方》的逍遥散系四逆散与当归芍药散衍化而成。不管是经方，还是时方，两者都经历了临床的千锤百炼而沿用至今。既要重视经方的应用，又要从实际出发，因病因人而延伸经方的运用。凡符合辨证，将经方与时方合用，取两者之长，相互促进，提高疗效，是一条有效的途径。

◆ 病例七：腹痛（急性肠痉挛）

郑某，女，36岁，务农。1990年6月9日初诊。急发腹部绞痛，痛剧胸闷气塞，手足拘急厥冷，连用西药解痉、消炎治疗二日无效，深夜就诊。观其舌红苔薄黄，按之脉弦有力。

辨证 阳郁气滞，疏泄失常。

治则 疏肝理气，缓急止痛。

方药 《伤寒论》四逆散和《太平圣惠方》金铃子散及《太平惠民和剂局方》失笑散合用。

北柴胡10克 白芍30克 枳实10克（麸炒） 川楝子10克（炒）

延胡索15克（醋制） 炙甘草15克 木香10克（后入）

五灵脂10克（醋制）

仅1剂疼痛缓解，四肢回温。

按语 四逆散出自《伤寒论》，所治"四逆"系指肝郁气滞，气血运行不畅，阳气被郁于里，不得疏泄，不能外达四肢，而见手足不温的"阳郁"，与少阴病之阳气虚衰的"寒厥"有本质区别。方中北柴胡疏肝解郁，使阳气外达；枳实下气破结；白芍、炙甘草缓急止痛；川楝子、延胡索疏肝泄热，活血止痛；五灵脂通利血脉，散结止痛；配木香行气化滞。诸药合用，使肝气疏，郁得解，痛平息，达到阳伸肢温。

◆ **病例八：胃脘痛（十二指肠溃疡、结肠炎）**

林某，男，45岁。2015年6月22日初诊。患者素有胃脘痞闷不舒病史3年，饮食不节易发腹痛、便溏。经内窥镜检查提示慢性胃炎、十二指肠球部溃疡、结肠炎。经中西药治疗，症状时缓时作，久治不愈。因暴饮暴食，脘腹胀痛加甚，伴肠鸣泄泻。就诊症见形体消瘦，面色苍黄，体倦无力，脘腹胀痛，呃逆欲呕，嘈杂吞酸，肠鸣泄泻，黏滞不爽，有里急后重感，日行3~4次，舌红，苔黄白相兼、厚腻，脉左弦细滑、右关缓。

辨证 寒热错杂，虚实相兼，气机阻滞。

治则 辛开苦降，平调寒热，行气止痛。

方药 《伤寒论》半夏泻心汤合《太平惠民和剂局方》香连丸。

党参15克　白术12克（土炒）　姜半夏9克　干姜6克

黄连6克　黄芩6克　海螵蛸20克　木香10克（后入）

乌药6克　枳壳6克（麸炒）　野麻草30克　炙甘草6克

二诊：服3剂后，脘腹胀痛明显减轻，呕逆平，反酸缓，大便成形，日行1~2次，质偏软，胃痞闷，食纳差，舌苔微黄白而腻，脉左弦右缓。上方去半夏、枳壳，加茯苓15克、浙贝母9克、佛手10克。

三诊：服7剂后，诸症继缓，大便正常，饮食增进，唯胃脘隐痛，饥时尤甚，食后得缓，舌淡红，苔薄白，脉缓。继以黄芪建中汤加乌贝散、白及以益气补脾，抑酸疗疡，促进溃疡愈合。

按语 本例为脾虚寒热并存之证，用半夏泻心汤加白术健脾益胃，调和寒热，含理中丸补中之意，芩连以清积热，加木香行胃肠气滞（合香连丸之意），配乌药治胃脘胀痛，加枳壳以宽肠治滞下后重，用民间草药野麻草，味微苦涩，性平，收敛止泻。方中诸药互相为用，以取其效。

五、躬身实践中提升新疗效

在传承运用经方与时方的基础上，要躬身于临床探索，拓宽运用范围，提高临床新疗效。现在由于疾病谱不断发生变化，很多急重症和疑难病在应用经方与时方同时，还要吸取现代研究新成果，借助于医学科学检测手段加以结合运用，在临床融合古今，知常达变，在传承中延伸发展提高，才能在临证中有所突破和创新。

◆ **病例九：急重型肺痈证（肺脓肿）**

林某，男，54 岁，工人。1981 年 9 月 4 日初诊。因寒战高热，咳吐大量脓血痰 2 周，拍片和抽脓检查，提示左胸肺脓肿，住院先后采用多种抗菌药物治疗无效，自动出院改用中医药治疗。症见壮热面赤，体温 39.5℃，咳嗽气急，脓血相兼，味带腥臭，痰黏难出，咳而无力，胸胁引痛，烦躁不安，舌红绛，苔黄腻，脉滑数。

辨证　热壅血瘀，肺体损伤（邪郁于肺，久蕴生热，热壅血瘀，蒸化成脓，肺体损伤）。

治则　清热排脓，补气托毒。

方药　《伤寒论》的桔梗汤合苇茎汤加味。

　　　　桔梗 20 克　甘草 10 克　鲜苇茎 60 克　桃仁 10 克　金银花 60 克

　　　　鱼腥草 60 克　败酱草 15 克　黄芩 10 克　黄芪 15 克　薏苡仁 30 克

　　　　浙贝母 15 克　陈皮 10 克

连服 10 剂。

二诊：病者呕吐大量脓血痰，体温下降至 38℃左右。继服 10 剂。

三诊：痰的颜色由脓血转为黄稠，体温下降至 37.5℃，多于午后潮热，口燥咽干，纳呆体倦，舌红苔少，脉细数。取《小儿药证直诀》泻白散加味，清泻肺中伏火，养胃益肺，使金清气肃。

　　　　桑白皮 15 克　地骨皮 15 克　金银花 30 克　鱼腥草 30 克　黄芪 15 克

　　　　太子参 20 克　桔梗 10 克　百合 15 克　天花粉 15 克　蒸百部 15 克

　　　　陈皮 6 克　甘草 6 克

再进 12 剂。

四诊：体温降至正常，痰由黄稠转为稀白且日渐减少。继以养阴润肺，救治损伤肺气，加以健脾以"补土生金"。后拍片复查，左肺脓肿吸收。随访 20 余年，身体状况良好。

按语　肺痈成脓，排除脓毒是治病的关键，脓除方能保全肺气与津液。首选桔梗汤合苇茎汤清肺化痰，逐瘀排脓，配金银花、鱼腥草、黄芩、败酱草加大清热解毒。且据药理研究表明，鱼腥草、败酱草对化脓性细菌有明显抗菌作用。因久病体虚，再加黄芪有良好补气消肿排脓效果。经治疗后患者脓毒减轻，正虚显现，后期又给予清肺泻热，益气养阴，采用清补兼施的治疗方法而获效。

◆ **病例十：心悸（心律失常）**

潘某，女，73岁，退休教师。2012年7月10日初诊。病者出现胸闷气短、头晕口干、心悸失眠等症状3年。经心电图和超声心动图检查提示室性期前收缩，房性期前收缩。住省某医院治疗，做经皮冠状动脉腔内血管成形术加支架置入术，经过抗血小板聚集、扩血管、调脂、降压等治疗，先后用过拜阿司匹林、培哚普利叔丁胺片、氯吡格雷、阿托伐他汀钙片、硝苯地平控释片、美托洛尔缓释片、胺碘酮片等西药，常年服用复方丹参滴丸、稳心颗粒等中成药。历经4年治疗，心电图复查仍提示频发室性早搏，T波改变。

请求中医药治疗，就诊症见心慌悸动，胸闷气短，精神疲惫，舌暗红少苔，舌下静脉迂曲，脉结代。

初用炙甘草汤加减加郁金、丹参治疗2周，心律不齐有所改变，早搏间隔时间延长，胸闷气短有明显改善，但早搏仍未转律。经细心琢磨临床表现发现，患者胸憋闷甚时出现疼痛，而且观舌质及舌下紫黯，存在血脉瘀阻之象。

辨证 阴阳两虚，心脉瘀阻。

治则 益气养血，通阳复脉，活血行瘀。

方药 炙甘草汤加减。

生晒参10克　麦冬15克　川郁金12克　丹参20克

琥珀末3克（分冲）　茶树根30克　桂枝6克　生地黄20克

延胡索10克　炙甘草10克　三七粉3克（分冲）

继服2周，心悸、胸闷痛、气短继续明显好转，停搏从每分钟五六次减为每分钟仅一两次，症状出现口干、夜寐不安、舌暗红、少苔。原方去茶树根、桂枝。治以益气养阴、活血化瘀。

生晒参 10 克　麦冬 20 克　制黄精 15 克　百合 15 克　合欢皮 15 克
酸枣仁 15 克（微炒）　川郁金 12 克　灵芝 15 克　琥珀末 3 克（分冲）
延胡索 10 克（醋制）　炙甘草 10 克　三七粉 3 克（分冲）

按上方继服 40 天，临床症状消失，2 次心电图复查均提示转为窦性心律，随访 5 年未见复发。

按语　炙甘草汤，又名复脉汤，出自《伤寒论》177 条："伤寒，脉结代，心动悸，炙甘草汤主之。"该方主治心阴阳气血俱虚证，以补虚复脉擅长而沿用至今。近代运用心电图、超声心动图等检查诊断的心律不齐、期前收缩，用该方治疗疗效好，已成临床常规首选方。我们在该方基础上加郁金、琥珀、延胡索、茶树根、灵芝、三七，据现代药理研究，以上诸药对心律不齐有明显定悸转律作用，又符合本病的辨证施治，而取得进一步疗效。

在广收博采经方、时方治疗急难重症的基础上，吸收近代研究的新技术、新方法、新成果，参考中药的现代药理作用，将它融入组方思路之中，创立疗效确切又实用的新方，可使治疗急难重症的效果更胜一筹。这样，既传承经方、时方的辨证应用，又达到推进创新的效果。

参考文献

［1］唐江山，张峻芳，余光清. 杏林撷英：唐江山中医传承实录［M］.福州：福建科学技术出版社，2016.

治痛药对在脾胃病证中的配伍应用与验证

◎唐江山

一、解除病者疼痛是临床医生的当务之急

疼痛是脾胃病最常见的症状，往往是病者的第一主诉。解除疼痛是临床医生面临的首要问题。

脾胃病证是指在感受外邪、内伤饮食、情志不遂、脏腑失调等病因作用下，发生在食管、脾胃、肝胆、肠道的病证。其导致疼痛的病机是气机阻滞，升降失司，而形成气滞、湿阻、食积、郁热、瘀血等的病理产物。疼痛有急慢之辨：急性疼痛有发病急骤、疼痛剧烈、病变迅速、病程较短等特点，疼痛有攻撑作痛、刀割样痛、拧绞痛、急迫暴痛、撕裂作痛及灼热样痛等表现，多为邪气所犯；慢性疼痛有发病缓慢、疼痛渐发，或反复发作、病变较缓、病程较长等特点，其疼痛有隐隐作痛、痞闷胀痛、时痛时缓等表现，多为脏腑失调。中医治痛法，属肝郁气滞证以疏肝理气法，寒凝气滞证用散寒通阳法，湿热中阻证用清化舒络法，饮食停滞证用消导调气法，气郁化火证用解郁泄热法，瘀血阻络证用活血化瘀法，脾胃虚寒证用补虚温阳法，阴亏失养证用酸甘缓急法等。病因病机不一，治法各异。治则确立后，再选方用药，方剂有单味和多味配伍复方用药。从主症对应方剂切入到"药对"，选准方剂后，有意识地在处方中运用药对进行治疗，这是一种简洁、快速的用药方式。药对，又叫对药，是一种相对固定的配伍方式，把两种药合用能起到协同作用，专取其长，抑其所短，增强药效。现重点就治痛药对在脾胃病证的配伍应用，结合医家独到经验和临证验例谈个人体会。所列治痛药对都为大家所习用，而临床如何更精准配伍应用，值得进一步研讨。这就是"温故而知新"，但愿对同道们有所启发和帮助。

二、治痛药对的配伍应用、临证验例与医家经验

（一）木香、香附治肝胃气痛

行气止痛 { 木香：辛，温。偏于行胃肠气滞；主治脾胃气滞所致的脘腹胀痛、消化不良、腹痛泄泻等。

香附：辛、苦，平。以疏肝理气见长，兼入血分；主治肝胃气滞所致胸胁胀痛及月经不调、痛经。 } 肝胃气滞疼痛

二药配伍，疏肝理胃，行气止痛，治疗肝胃气滞所致胃肠的诸证疼痛。

◆ 病例一

兰某，男，36 岁，职工。2009 年 3 月 10 日初诊。胸骨后烧灼痛反复 1 年余，经胃镜检查为反流性食管炎。一周来，因饮食不节引起胃脘胀痛，食入胀甚，痛连两胁，伴烧灼感，嗳气稍舒，大便不畅，舌红，苔薄黄，脉弦实。

辨证 肝胃气滞证。

治则 疏肝理胃。

方药 四逆散加减。

木香 10 克（后入） 制香附 15 克 北柴胡 10 克 赤、白芍各 12 克

枳实 15 克（麸炒） 娑罗子 10 克 郁金 10 克 瓦楞子 30 克（煅）

蒲公英 15 克 厚朴 10 克 黄芩 10 克

水煎服，每日 1 剂。

服 3 剂后，大便通畅，胃脘胀痛减半，嗳气未平，上方加佛手 10 克，嘱服 7 剂，药尽症消。

按语 本例为肝气郁结，胃失和降所致。以木香、香附合四逆散疏肝理胃、行气止痛；娑罗子、厚朴宽中理气、下气除满；因肝郁化火，加蒲公英、瓦楞子、黄芩、郁金清解郁热。整方调和肝胃，疏畅气机，达到疏泄调和效果。

（二）佛手、香橼理肝胃气滞

调理脾胃气滞　舒肝解郁止痛 ｛

佛手：辛、苦，温。疏肝理气，和胃化痰；主治肝胃不和之脘腹胀痛，胁痛胸闷，咳嗽痰多。《本草便读》谓：佛手"理气快膈，唯肝脾气滞者宜之"。

香橼：辛、苦、酸，温。理气降逆，宽胸化痰；主治胸腹满闷，胁肋胀痛，咳嗽痰多。《医林纂要》谓：香橼"治胃脘痛，宽中顺气、开郁"。

｝ 脾胃气滞　肝郁气滞　疼痛

佛手是佛手柑的干燥果实，香橼是枸橼或香圆的成熟果实，二药功效相近，香气浓郁，温而不燥。二药配伍，主治脘腹胀痛，胸闷胁痛。佛手疏肝解郁力优，香橼燥湿化痰稍胜，切不可因其平淡而等闲视之。

◆ **病例二**

洪某，男，38岁。1985年3月7日初诊。患者胃脘堵闷，隐痛反复发作2年余。每因情志不遂，过食辛辣而症状加重，曾在某医院胃镜检查，提示为胆汁反流性胃炎。刻下症见胃脘隐痛痞满，喜温喜按，时有泛酸烧心，大便时干时软，舌质红，苔薄黄，脉弦细而滑。

辨证　寒热错杂，胃失和降。

治则　寒热并施，苦辛通降。

方药　胃苏饮加减。

香橼、大腹皮、清半夏、黄芩、枳壳各10克　佛手、马尾连、陈皮各6克　瓜蒌15克　桂枝5克　生姜2片

经服6剂后，症状好转，胃脘堵闷及隐痛减轻。再以前方加减，调治20余日，胃部症状及泛酸等均消除而愈。（梁亚奇、苏维霞主编：《胃病名医秘验绝技》，人民军医出版社，2005年版，第44-46页）

按语　著名医学家董建华治疗胃脘痛，建立了"通降论"，认为胃在生理上以降为顺，病理上因滞而痛，自创经验方胃苏饮（紫苏梗、香附、陈皮、佛手、香橼、枳壳、大腹皮、砂仁、鸡内金）。他就喜用佛手、香橼药对治疗胃气壅滞的胃脘胀痛者，笔者验证该方治疗取效甚佳。该方已制成"胃苏颗

粒"，深受患者欢迎。木香与香附性味辛温，治肝胃气滞较重证；佛手与香橼性温而不峻，治肝胃气滞较轻证。

（三）川楝子、延胡索疏肝泄热（出自《活法机要》）

疏肝泄热活血 {

川楝子：苦，寒；有小毒。长于疏肝泄热，解郁止痛；主治肝郁气滞，肝胆火旺所致的脘腹疼痛、两胁肋胀痛、小肠疝气、睾丸肿痛、虫积腹痛。

延胡索：辛、苦，温。擅长活血理气止痛；主治气滞血瘀引起的一身上下内外各种疼痛。《本草纲目》云："能行血中气滞，气中血滞，故专治一身上下诸痛。"

} 郁热疼痛 肝胃气滞

二药配伍，疏肝泄热，行气活血止痛甚效。

川楝子必须炒用，可降低毒性，缓和苦寒之性；延胡索必须醋制，易煎出有效成分，增强利气止痛作用。笔者临床多以娑罗子代替川楝子配延胡索行气又活血，治疗肝胃气滞疼痛多效。

延胡索止痛，笔者喜用醋炒制延胡索，炒干杵碎成粉末内服，现在多用颗粒剂，镇痛效果比煎剂好。胃热脘痛配伍蒲公英，胃寒脘痛配高良姜，气滞作痛配香附，血瘀刺痛配炒五灵脂，胃酸作痛配海螵蛸、煅瓦楞子，两臂气血痹阻痛配姜黄，上肢疼痛因于热配桑枝，因于寒配羌活，下肢痛且酸重配牛膝，经痛配当归，损伤痛配苏木，疝气痛配小茴香，等等。疼痛部位不同，配伍各异。《雷公炮制论》记载："心痛欲死，速觅延胡。"说明古人很早就用延胡索治痛。现代药理研究表明，延胡索的有效成分为延胡索乙素，有镇痛、抑制溃疡作用。

◆ 病例三

游某，男，54 岁，职工。2010 年 7 月 10 日初诊。素来忧愁寡欢，常饮酒遣闷，导致胃脘连胁肋作痛，时而刺痛，心烦少寐，手足心热，食欲不佳，口咽干燥，大便不畅。前医用柴胡疏肝汤治之，反使胃脘灼痛、烦躁不安加剧。就诊其舌暗红有瘀斑，苔面粗燥，脉弦细数。

辨证 肝郁化火，胃津亏损，阴虚夹瘀。

治则 滋阴养胃，疏肝化瘀。

方药 益胃汤加减。

北沙参 15 克　麦冬 20 克　百合 15 克　白芍 15 克　娑罗子 10 克

合欢皮 15 克　枳壳 10 克（麸炒）　绿萼梅 6 克　延胡索 15 克（醋制）

丹参 15 克　制香附 10 克　夜交藤 30 克　炙甘草 6 克

服用 5 剂，胃痛轻，食增，心舒能睡。继服原方 5 剂，诸症基本缓解，后以一贯煎调治而愈。

按语 患者原就有肝郁化火之象，又过用辛香温燥之品，导致肝郁化火，伤及胃阴，胃络失养，气机瘀阻，上不布津，而见胃脘灼痛，舌暗红少津有瘀斑；胃阴不足，虚火内扰则见心烦少寐，手足心热；气津不足则纳食不佳；阴虚液耗，无以下润肠道而大便不畅；脉弦细数乃肝郁化火，阴亏内热之象。治以制木养胃阴，于养阴药中疏肝理气。此乃胃阴得滋润，肝气自达，胃痛即已。

（四）乌药、香附疗肝胃肠气痛（出自《慎斋遗书》，名香附散）

疏肝理气　散寒止痛　{ 乌药：辛，温。理气止痛以治胸胁满闷、脘腹胀痛，温肾散寒以治寒疝疼痛、小便频数、经行腹痛。

香附：辛、苦，平，不寒不热。善于疏肝理气；主治胁肋胀痛、脘腹痞满疼痛、经行腹痛，疏肝解郁以调理脾胃。}　胸胁脘腹胀痛

◆ 病例四

王某，女，35 岁，干部。1988 年 4 月 15 日初诊。患者有胃脘痛病史，因饮食不慎，突发胃脘胀满疼痛，食后尤甚，伴有吞酸嘈杂。上消化道钡透显示胃蠕动弱，紧张度低，幽门开放迟缓，为胃痉挛。其舌苔薄白，脉沉细。

辨证 中焦虚寒证。

治则 理气温中，散寒止痛。

方药 香附 12 克　乌药 12 克　砂仁 3 克　檀香 6 克　白术 10 克

枳壳 10 克　丹参 20 克　党参 12 克　杭白芍 15 克　海螵蛸 15 克

炙甘草 6 克

水煎服。

上方服 4 剂胃脘痛消除。（何秀川主编：《中药配伍应用心得》，人民卫生出版社，2023 年版，第 100 页）

按语 现代研究表明，乌药与香附对胃肠道平滑肌都有抑制作用，并可促进消化液分泌，有助于消化，均对胃肠道的气机紊乱有调节作用。两药配伍具有协同作用，又能互补而扩大其作用范围，临床上可用于胃肠神经症、胃炎、胃痉挛等疼痛，胃肠功能紊乱，及术后肠粘连等。此配伍偏辛温，对寒性疼痛较适宜，若配以清热理肠和胃药物，属热者亦可用之，是取其调理胃肠的功能。

施今墨经验：香附行血中之气，乌药调下焦冷气，二药合用行气除胀之力增强。根据临床观察，各种原因引起的腹内积气，胀满不适，甚则疼痛，用之均易排出气体，消胀止痛。

国医大师朱良春经验：治疗肾及膀胱结石所致之绞痛，取乌药 30 克、金钱草 90 克煎服，有解痉排石之功，屡收显效。乌药常用量为 10 克左右，但治肾绞痛需用至 30 克始佳，轻则无效。

（五）百合、乌药养胃安中止痛（出自陈修园《时方歌括》）

养胃安中 理气止痛 {
百合：甘平而润。养胃生津，补中益气，清心安神；主治胃阴虚胃脘痛、阴虚咳嗽、虚烦惊悸等。
乌药：辛温香窜。上能理胸膈之气治胸胁满闷，中可调理脾胃元气治脘腹胀痛，下能通少阴肾经治寒疝疼痛。
} 胃脘疼痛 阴虚气滞

百合得乌药辛温之性，甘润而不呆滞；乌药得百合甘润，辛窜而不伤阴。百合养胃止痛，乌药顺气止痛，二药配伍治胃虚络滞引起的胃脘疼痛，多能取效。

◆ 病例五

李某，男，33 岁，干部。2012 年 9 月 7 日初诊。胃脘胀满疼痛已数日，伴纳差、两胁不适。经某医院上消化道内窥镜检查，诊断为十二指肠球部溃疡。舌红稍暗，苔白，脉弦细而滑。

辨证 阴虚气滞夹瘀证。

治则 养胃活血，理气止痛。

方药 百合24克 乌药10克 檀香8克 砂仁3克（后入） 丹参20克

海螵蛸15克 枳壳10克 白术12克 枸杞子15克 三棱6克

莪术6克 甘草6克

水煎，分早晚服，日一剂。

服6剂后，胃脘胀满疼痛均大减，饮食增加，唯大便稍干，上方加浙贝母10克继服。经22天调治，胃脘胀痛消失。

（六）白芍、甘草敛阴缓挛急（出自《伤寒论》）

柔肝缓急 解痉止痛 {

白芍：苦、酸，微寒。养血，柔肝，止痛，得木之气最纯；
主治胁痛，脘腹疼痛，肢体痉挛等。

甘草：甘平，甘缓。和中止痛，调和诸药，得土气最厚；
主治脘腹、四肢挛急疼痛，脾胃虚弱，痈疮肿毒等。

} 脘腹疼痛 四肢拘挛

二药合对，甘酸和中，养血敛阴，柔肝止痛更强，适用于各种脘腹疼痛，如胃肠痉挛及血虚筋脉拘挛的四肢作痛等症。

◆ **病例六**

邹某某，女，45岁。述左下腹阵发性隐痛或剧痛已4个月。其痛与情绪变化有关，痛剧之时，即欲大便，曾作消化道钡餐透视及纤维胃镜检查，肠胃均未发现异常。今诊尚见苔薄白，脉沉紧缓。

辨证 木旺乘土证。

治则 柔肝解痉，缓止急痛。

方药 白芍60克 木香20克 炙甘草15克

水煎，分2次服。2剂痛止，6剂诸症消失，继用柴芍五味异功散调理数剂而愈。（马有度主编：《方药妙用》，人民卫生出版社，2003年版，第127-129页）

按语 本例以大剂量白芍、甘草酸甘化阴，缓急止痛；配木香行气止痛。药少力宏，见效甚速。

《伤寒论》芍药、甘草用量都是4两（1两相当于现代的15.625克），现在临床用量多为2∶1、3∶1、5∶2，甘草用炙制。

（七）延胡索、白芷理气活血止痛

理气止痛 {
延胡索：辛、苦，温。既入气分又入血分，是行气活血良药。
白芷：辛，温。祛风散寒，理气止痛，消肿排脓；主治感冒头痛，鼻渊齿痛，脘腹疼痛，疮疡肿痛。
} 气滞血瘀诸痛

二者合用，可增强行气止痛之功，对各种内脏疼痛，如胸腹部、慢性胃炎、胃及十二指肠溃疡疼痛，以及头痛、神经痛、腰腿痛、月经痛均有较好的止痛效果，对外科性锐痛效果较差。试验研究表明，本药有镇痛、镇静、催眠、抗溃疡、抑制胃酸分泌等作用。

笔者多以二者合用于胃炎（如糜烂性胃炎）、胃及十二指肠溃疡、急性胃肠炎、溃疡性结肠炎、肿瘤等疼痛。

◆ 病例七

曹某，男，34 岁，干部。2010 年 8 月 5 日初诊。素有嗜烟饮酒爱好，常发胃脘灼热疼痛，嘈杂泛酸，食后胀痛尤甚。始以西药制酸剂有效，停药即复如初。观其脉症，除胃脘灼热疼痛外，并见口苦口黏，大便黏滞，舌质红，苔黄腻，脉细滑。

辨证 湿热中阻，气机郁滞证。

治则 清热除湿，理气止痛。

方药 黄连 6 克　蒲公英 30 克　白芷 10 克　延胡索 15 克　海螵蛸 15 克　浙贝母 10 克　厚朴 10 克　薏苡仁 20 克　砂仁 6 克　生扁豆 15 克　甘草 3 克

进服 4 剂，诸症大减。继以原方加减，调治 15 天，嘱其戒烟忌酒而愈。

（八）五灵脂、蒲黄活血化瘀滞（出自《太平惠民合剂局方》）

活血化瘀止痛 {
五灵脂：苦、甘，温。通利血脉，散瘀止痛；主治心腹血气诸痛，包括脘腹疼痛、疝气、胸痹心痛、胁肋诸痛以及痛经、经闭、产后疼痛等。
蒲黄：甘、微辛，平。祛瘀，止血，利尿；主治心腹绞痛、经闭腹痛、产后瘀痛、痛经、跌打肿痛、血淋涩痛及吐血、咯血、衄血、血痢、便血、崩漏等。
} 瘀血诸痛

五灵脂与蒲黄皆入血分，前者能通利血脉而散瘀，后者能行散滑利而行血消瘀，二味配伍，功专活血化瘀止痛，用于一切瘀血疼痛，如胃痛、腹痛、胸痹心痛、疝痛、痛经、产后腹痛及跌打肿痛等。

前人以二药为末冲服，每于不觉之中诸症悉除，不禁欣然失声而笑，故名"失笑散"。

施今墨经验：治胃寒而痛，与干姜炭、高良姜伍用；治妇科疾病多伍以当归、川芎、香附、艾叶；治冠心病心绞痛与丹参、三七、葛根、降香合用。

国医大师朱良春经验：疼痛甚者，应加用活血化瘀、散结止痛之失笑散，因其不仅善于止痛，而且能改善微循环、调节代谢失调和营养神经血管，从而促进肠上皮化生和增生性病变的转化和消退。

◆ **病例八**

成某，男，44岁。主诉上腹痛1年。病者患胆囊炎近10年，每次发作时都靠抗生素及止痛药缓解病情，一直未获根除。1年前因心有不顺而大量饮酒，当天即发腹痛，在医院经化验血、尿淀粉酶后，被诊断为急性胰腺炎。住院治疗一周痊愈，但此后经常有腹痛腹泻症状，有时恶心呕吐，去原来的医院复诊时，又被诊断为慢性胰腺炎。经抗炎、解痉等方法治疗效果不佳，遂求中医治疗。患者体瘦面黄，上腹疼痛时剧时缓，时有灼热感，厌油腻，惧辣食，严重时恶心欲呕，大便有油状物，气味奇臭，舌质红，苔厚黄，脉滑，关略涩。诊断慢性胰腺炎。

辨证 湿浊壅滞证。

治则 清热泄浊，化瘀止痛。

方药 蒲公英60克 栀子30克 红藤20克 败酱草20克 枳实10克
木香20克 柴胡15克 蒲黄15克 五灵脂20克 山楂30克

服药一周后大便基本恢复正常，腹痛几乎消失。上方蒲公英减至30克，栀子减至20克，加黄芪50克、白术30克（土炒），继服7日以巩固治疗。

按语 患者素患胆病，余邪留恋，因饮酒而助湿生热，又情志不遂而肝失疏泄，引触余邪。诸邪蔓延，侵及胰腺，使胰受损，脾失运，故见腹痛、恶心等症；湿热毒邪壅塞于胰，必有气机郁滞，瘀血停留，故腑气不通，饮食停滞，而见大便异常；瘀血停留，故疼痛剧烈，久治不愈故脉涩。方中蒲公英、栀子、红藤、败酱草清湿热，化瘀毒；柴胡、木香、枳实疏利气机，行气导滞；蒲黄、五灵脂、山楂活血化瘀，降浊消脂。诸药合用，使湿热、浊毒、瘀血等邪尽去而脏气宣通，所谓邪去则正安，故诸症消失。然先有诸邪滞留为病，再用祛邪之法攻逐，中气必然受累，故用黄芪、白术补脾运中以善后。（汪庆安：《用药杂谈》，中国中医药出版社，2010年版，第51-52页）

五灵脂必须醋炒制，既能去除腥臭味，又能增强止痛效果。

（九）乳香、没药祛瘀止痛（出自《证治准绳》乳香止痛散）

消肿止痛 活血化瘀 {

乳香：辛、苦，温。宣通经络，活血化瘀，消肿止痛；主治瘀血阻滞引起的心腹诸痛（包括胃痛、腹痛、心绞痛、痛经、产后腹痛等）。

没药：苦、辛，平。通滞散血止痛，生肌排毒敛疮；主治气血凝滞所致的胸胁脘腹痛、经行腹痛等。

} 气滞瘀痛 多种血瘀

乳香与没药，气皆芳香，善行走窜，内能宣通脏腑，外可通达经络，均以活血止痛为用。乳香以行气活血为主，没药以活血散瘀为要，二药配伍，用于多种血瘀气滞之疼痛。

《本草纲目》谓："乳香活血，没药散血，皆能止痛、消肿生肌，故二药相兼而用。"

◆ **病例九**

田某，男，42岁。1972年12月15日入院。患者因上腹部疼痛并排黑便3日入院，大便隐血实验强阳性，胃钡透诊断为十二指肠球部溃疡伴胃黏膜脱垂。入院后先予白及粉3克，一日3次，以塞流止血；继用溃灵散，以澄源治本。

辨证 肝胃不和，气滞血瘀证。

治则 制酸止血，解痉止痛，补托生肌。

方药 海螵蛸120克（去硬壳）　白及60克　黄芪50克　当归30克
浙贝母30克　延胡索40克　醋炙乳香20克　醋炙没药20克
黄连20克　甘草20克

研细末，过100目筛。每次3克，饭前半小时至1小时空腹，开水送服。如半夜发胃痛，可于临睡前加服一次。

治疗28天，诸症皆消，胃钡餐透视显示十二指肠球部溃疡已愈合。以后凡觉胃痛不适时，即配服溃灵散，症状即可缓解。后因上腹部不适做胃镜，示慢性浅表性胃炎，未见溃疡复发。

按语 该溃灵散制酸止血，解痉止痛，补托生肌；配用炙乳香、炙没药行瘀止痛，改善微循环。总结胃及十二指肠球部溃疡合并上消化道出血148例，均获良效，无一例因止血失败手术或死亡。（隋殿军、王迪主编：《国家级名医秘验方》，吉林科学技术出版社，2008年版，第100页）。

乳香、没药生品气味辛烈，对胃有刺激性，易引起呕吐，需经醋制后，纠味祛臭，缓和药性，又易于粉碎，可增强疗效。处方应写明醋制乳香、醋制没药。

张锡纯《医学衷中参西录》云："乳香、没药，二药并用，为宣通脏腑、疏通经络之要药，故凡心胃、胁腹、肢体、关节诸疼痛，皆能治之。"创有名方活络效灵丹。

笔者善用活络效灵丹（乳香、没药、丹参、当归）治疗气血凝滞引起的脘腹疼痛、胸痹心痛、臂痛、腿痛等，疗效满意。

五灵脂、蒲黄、乳香、没药皆为活血化瘀药，均治内脏瘀滞疼痛，而乳香、没药还能疏通经络，治肢体关节疼痛。

（十）三棱、莪术破血消坚散结（出自《经验良方》三棱丸）

破血行气 ｛ 消积止痛 ｛
三棱：辛、苦，平。破血行气，消积止痛，入肝脾血分，为血中气药，长于破血中之气；主治胸腹胀满疼痛，饮食停滞及腹中包块、产后瘀滞腹痛。

莪术：辛、苦，温。行气破血，散瘀通经，消积化食，入肝脾气分，为气中血药，善破气中之血；主治气滞血瘀引起的脘腹疼痛（萎缩性胃炎气虚血瘀型）、胁下胀痛（类似肝硬化的肝脾肿大以及癥瘕积聚、腹中包块）。
｝ 血瘀气滞脘腹胀痛 ｝ 癥瘕积聚诸症

二药配伍，气血双施，活血化瘀，行气止痛，化积消块，有抗癌作用；用于脘腹疼痛、肝脾肿大、癌肿诸症。尤其莪术用于血瘀气滞型胃炎、肠炎、胃癌、肠癌，效果明显，无不良反应，是消化系统癌症长期使用药。

笔者用黄芪配莪术为主，治疗气虚血瘀的慢性萎缩性胃炎、肝脾肿大、各种癌肿、妇女子宫肌瘤等。

◆ 病例十

孙某，男，50岁。1986年5月23日住院。症见腹胀，右胁下及腰背疼痛2周，伴食少纳呆，倦怠嗜卧，头晕目眩，舌质暗红，舌苔薄白，脉弦细。右胁下肝大5厘米、剑突下4厘米，质硬。经B超检查示右叶肝癌声像，肝核素扫描示肝右叶占位，乙型肝炎表面抗原（HBsAg）阳性，甲胎蛋白（AFP）阳性。证为正气不足，邪毒乘虚而入，致脏腑功能失调，气滞血瘀，痰结湿聚，阻塞经络，不通则痛，瘀久成积块。

辨证 肝郁脾虚型。

治则 养血疏肝，益气健脾，消肿散结。

方药 当归、白芍、柴胡、茯苓、白术、生姜、三棱、莪术各15克

薄荷10克 七叶一枝花、白花蛇舌草各50克 炙甘草8克

连服90余剂，症状明显好转，肝右胁下1厘米、剑突下3厘米，右胁下及腰背疼痛减轻，生存4年余。（李成卫、吴洁、李泉旺主编：《恶性肿瘤名家传世灵验药对》，中国医药科技出版社，2010年版，第164页）

按语 本病例采取"辨证与辨病""扶正与祛邪"相结合的治疗原则，而取得一定疗效。

张锡纯谓："三棱气味俱淡，微有辛意；莪术微苦，气微香，亦有辛意。性皆微温，为化瘀之要药。"治心腹疼痛，胁下胀痛，一切血凝气滞之症。若与参、术、芪诸药并用，大能开胃增食，调气和血。

（十一）三七、丹参活血化瘀消肿止痛

活血化瘀 消肿止痛 {

三七：甘、苦，温。祛瘀止血，行瘀止痛，为理血妙品；既能强心通络止痛，用于胸痹心痛（冠心病、心绞痛），又治多种瘀血疼痛（胃炎、胃及十二指肠溃疡、溃疡性结肠炎疼痛与出血）。

丹参：苦，微寒。活血化瘀，行气止痛；主治气滞血瘀所致的胃脘痛、溃疡病，又用于治疗心脉瘀阻引起的冠心病心绞痛。

} 瘀血诸症疼痛

二药配伍，通络止痛，对各种瘀血疼痛颇有疗效。

◆ **病例十一**

游某，男，34 岁。2014 年 6 月 5 日初诊。胃脘疼痛，日渐消瘦 1 年余，经胃镜检查提示胃小弯溃疡。先以西药治疗半年多，时缓时发，效果不佳。细审其证，面黄肌瘦，纳呆食减，疲乏无力，胃脘疼痛不已，食后胀闷，饥时尤甚，口苦口酸，舌质暗红，苔黄腻，脉细滑。

辨证 肝郁脾虚，化火夹瘀证。

治则 补气健脾，化瘀止痛。

方药 黄芪 30 克　太子参 15 克　延胡索 15 克　三七粉 5 克（分冲）

丹参 15 克　海螵蛸 30 克　浙贝母 10 克　黄连 6 克

吴茱萸 1 克（盐制）　炙甘草 6 克

服 7 剂，胃脘疼痛减轻，泛酸好转，食欲增进。原方去黄连、吴茱萸，继服 28 剂，诸症消失。

按语 本例为本虚标实之证，以脾虚为本，肝胃不和、瘀滞未化为标，用黄芪、太子参固其本，三七、丹参、延胡索、五灵脂化瘀止痛，配乌贝散、左金丸中和胃酸，达到整体调节与局部治疗相结合的目的，故能取效。

笔者认为三七配丹参药性平和，化瘀而不伤气血，相辅相成，活血化瘀、通络止痛效果好，临床多用于胸痹心痛、脘腹疼痛。现已制成丹七片，具有活血化瘀、通脉止痛的作用，用于治疗瘀血闭阻所致的胸痹心痛、眩晕头痛、经期腹痛等。

（十二）高良姜、香附温中行气（出自《良方集腋》立应散）

$$
\text{温中散寒} \left\{ \text{理气止痛} \left\{ \begin{array}{l} \text{高良姜：辛热、辛散之极。温胃，散寒，止痛；主治胃脘寒痛，} \\ \text{凡胃及十二指肠溃疡、慢性萎缩性胃炎表现为胃} \\ \text{脘疼痛、口吐清涎、喜温喜按者及食积不消、绞} \\ \text{痛殊甚、呃逆呕吐、噎膈反胃等属胃寒凝气滞者。} \\ \\ \text{香附：辛开苦降，善以疏肝气以解郁，功擅理气止痛。} \end{array} \right. \right\} \text{胃寒气滞痛}
$$

两味配伍，治慢性胃炎、胃溃疡、十二指肠溃疡属寒凝气滞作痛者均有效。

◆ 病例十二

张某，男，51 岁，农民。2015 年 11 月 12 日初诊。胃脘痛反复 5 年，素体偏寒，平素喜热饮，疼痛饥饿时尤甚，得食稍缓，经某医院胃镜检查诊断为十二指肠球部溃疡、浅表性胃炎。3 日前感受风寒，突发胃脘暴痛，泛吐清水，热敷心窝部，剧痛减轻，但其痛不止，舌淡苔薄白，脉弦紧。

辨证 胃阳不足，寒凝气滞证。

治则 温中散寒，理气止痛。

方药 良附汤合厚朴温中汤加减。

高良姜 8 克　香附 15 克（制）　姜厚朴 10 克　草豆蔻 6 克

乌药 6 克　海螵蛸 30 克　延胡索 15 克（醋制）　潞党参 10 克

白术 10 克（土炒）　九香虫 10 克　白芍 15 克（炒）　炙甘草 6 克

服 1 剂，胃痛大减，2 剂痛止。唯感饥时痞闷不舒，后以黄芪建中汤调治而愈。

高良姜用量一般 6~10 克，取舍多少应随证加减，寒甚者多取高良姜，寒凝气滞者高良姜、香附各半。

（十三）海螵蛸、瓦楞子制酸止痛

制酸止痛
血散结

{
海螵蛸：咸、涩，温。制酸止痛，收敛止血，固涩；主治胃及十二指肠溃疡之吞酸烧心、胃脘疼痛及各种出血，久病泻痢。

瓦楞子：咸、甘，平。反胃吐酸，软坚散结；主治胃及十二指肠溃疡反酸疼痛及胸膈痰积、癥瘕痞块。
}
胃酸过多胃痛

两者配伍，相须为用，治疗各种胃痛，尤宜治疗胃及十二指肠溃疡胃酸过多症，具有吸附胃蛋白酶、中和胃酸、保护溃疡面的作用。

◆ 病例十三

雷某，男，42 岁，工人。2018 年 7 月 4 日初诊。主诉胃脘灼热疼痛 1 周。患者嗜酒多年，于 3 年前开始胃脘痛，症状时轻时重，间断用药，1 周前饮食不慎，胃脘痛加剧。就诊症见胃脘灼热疼痛，反酸，空腹尤甚，心烦口苦，舌红苔薄黄，

脉弦细滑。

辨证 肝胃郁热证。

治则 疏肝和胃，泄热制酸。

方药 海螵蛸 20 克（去壳）　瓦楞子 30 克（煅）　延胡索 15 克（醋制）

　　　　白芍 15 克　娑罗子 10 克　甘草 6 克

服药 7 剂后，胃脘灼热痛减轻七成，口苦反酸消失，原方去娑罗子，继续调治 1 个月，临床症状平息。

按语 笔者凡见胃及十二指肠溃疡反酸疼痛者，常以海螵蛸配瓦楞子，加白及、延胡索、白芷、蒲公英或败酱草，制酸止痛效果好。

三、应用治痛药对存在的问题与对策

治痛药对在临床应用时，自我感觉辨证准确，配伍亦合乎诊断，但有时取效不理想，达不到止痛目的，这是为何呢？这里存在 3 个问题：一是对药物四气五味、归经、功效、主治与药对之间的配伍异同点掌握不够熟练，适应证的诊断不准确。二是药物的加工炮制达不到治疗要求。有效治痛药应该经过炮制，才能取得应有疗效，如制香附、炒川楝子、醋制延胡索、炙乳香、炙没药、煅瓦楞子等。三是剂型改革问题。中药止痛药仍以口服给药为主，存在给药途径单一的问题，止痛效果不迅速，还没有发展到多剂型给药，如合剂、片剂、注射剂等。特别是中药止痛，发展到针剂和输液剂才能解决急痛、暴痛的救急问题。

药物之间配伍的研究，是一个非常复杂、艰难，但又是非常重要、非常有意义的课题，其研究的目的总离不开提高疗效，降低毒性，保证临床有效、合理、安全地用药。要用现代的科技手段，从临床、动物实验、化学实验等方面，探究古人配伍用药的经验。因此在未来的配伍研究中，只有严格遵循科学、认真的原则，才能真正使中医配伍理论及内容得到长足发展。

参考文献

［1］高学敏 . 中药学［M］. 北京：人民卫生出版社，2000.

［2］南京中医药大学 . 中药大辞典［M］. 上海：上海科学技术出版社，2010.

抗萎平异汤治疗慢性萎缩性胃炎的临床体会

◎唐江山

慢性萎缩性胃炎是以胃固有腺体数量减少，胃黏膜变薄为特征的慢性消化系统疾病，可进一步发生肠上皮化生或胃上皮内瘤变等癌前状态[1]，由于其病情迁延难愈，且肠上皮化生与胃上皮内瘤变难以逆转，故其治疗仍属难题。笔者从医 50 余年，在诊治慢性萎缩性胃炎中，深入探索其中医病因病机、发展规律，并结合古今医家的学术观点及现代药理学研究成果等，自拟"抗萎平异汤"用之于临床，取得了较为满意的疗效。现不揣浅陋，总结以下几点体会，不当之处，望诸位前贤、同仁斧正。

一、处方沿革

慢性萎缩性胃炎以胃脘痞闷或胀痛为主要症状，在 1989 年 10 月江西九江召开的全国第五届脾胃病学术交流会议上，通过了其归属于中医"胃痞"的共识[2]，因其证治与治疗胃脘痞满、脾虚气滞证的枳术丸相吻合，故早期笔者喜用枳术丸为主方加减治之，但在后来的临床实践中，考虑到慢性萎缩性胃炎多由浅表性胃炎或其他慢性胃炎经过比较漫长的时间进展而来，而且在病情演变过程中也存在正气逐渐亏虚的因素，加之饮食、情志、劳逸等调摄不当，均可进一步损伤脾胃，所谓"久病必虚"，故其病应以脾胃气虚为本，所以在枳术丸的基础上加黄芪、党参，配合白术以益气健脾，复其正气。由于脾胃气虚，运化升降失常，气机郁滞，日久及络，脉络瘀阻，故临床常见舌质紫暗，或暗红，或暗淡，或舌底脉络瘀曲；胃镜下见黏膜血管显露，黏膜颗粒或结节形成等。"初病在气，久病入络"，"气虚则血瘀"，"久病必瘀"。可见，由

53

脾胃气虚导致气滞血瘀，最终形成虚实夹杂、本虚标实的病理改变。对此，笔者喜用具有行气消滞、活血化瘀的莪术，并配合黄芪起益气、消胀、散瘀等作用，发现能明显消除慢性萎缩性胃炎较顽固的胀满症状。对于慢性萎缩性胃炎出现的肠上皮化生或胃上皮内瘤变等癌前状态，中医认为此乃毒邪乘虚而入，瘀毒互结所致，笔者选用蒲公英、白花蛇舌草以清热解毒、抗萎平异。这便组成了以黄芪、党参、白术、莪术、枳壳、蒲公英、白花蛇舌草为主的治疗慢性萎缩性胃炎的早期基础方。

在后期临证过程中，收集到民间烤吃刺猬肉以治疗萎缩性胃炎的经验。经查证相关资料发现，《本草纲目》《食疗本草》《普济方》等文献记载刺猬肉主治胃逆、反胃吐食等，其皮性平、味苦，入胃、大肠、肾经，具有散瘀、止痛、止血、涩精等功效，能疗腹痛疝积、肠风泄泻，多用于胃脘疼痛、反胃呕吐，尤其适用于日久气血瘀滞的胃痛，还能治痔疮出血、遗精遗尿等症。现代药理研究亦证实，刺猬皮由角蛋白、胶原、弹性硬蛋白及脂肪等组成，既补益又治病；其肉是富含高蛋白的上等佳肴，有降逆和胃、生肌敛疮之功效，主治反胃、胃痛、食少、痔瘘等[3]。笔者查阅现代名医名家之处方用药，发现董建华、朱良春、李玉奇等国医大师亦有使用刺猬皮治疗萎缩性胃炎的经验，因此，在原基础方中加入刺猬皮。但考虑刺猬皮味腥难咽，故多用烫炒过的刺猬皮，以矫正其腥味，发现确有增强散瘀止痛、敛疮生肌之效。又考虑肝气疏泄有助于脾胃之气的升降，即疏肝可以和胃，故在组方中配以木蝴蝶疏肝和胃、敛疮生肌。由于瘀毒互结，郁久化热，易灼伤胃阴，故配以天花粉、石斛养阴益胃，使阳明燥土得以滋润，胃气得降，并可防辛温理气之药伤及胃阴。在临床实践中，处方经过不断充实和完善，最后确立由黄芪、党参、白术（土炒）、枳壳、莪术、刺猬皮（烫制）、白花蛇舌草、蒲公英、木蝴蝶、天花粉、石斛组成的治疗慢性萎缩性胃炎的主方，因其具有益气、消滞、化瘀、解毒等功效，可抗胃黏膜腺体萎缩、逆转肠上皮化生或胃上皮内瘤变，故定名为"抗萎平异汤"。

二、用方依据

慢性萎缩性胃炎缘于饮食、情志、劳倦等诸多因素，均可损伤脾胃，久病致虚，胃络失养，血运不畅，导致胃黏膜固有腺体萎缩。脾胃气虚则运化失司，胃失和降，脾失升清，中焦气机阻滞，易出现胃脘痞闷或胀痛等症状。可见，"虚"是慢性萎缩性胃炎发病和转归的病理基础。气为血之帅，气虚日久，则血运不畅，易壅滞成瘀，瘀阻胃络；或正气亏虚，毒邪乘虚而入，湿浊内生，郁久化热，瘀毒互结，损伤胃体，进而形成肠上皮化生或胃上皮内瘤变等，故"滞""瘀""毒"乃慢性萎缩性胃炎的病理结果[4]。

总之，慢性萎缩性胃炎是"虚→滞→瘀→毒"逐步演变加重的病理过程，其病机为脾胃气虚，气滞血瘀，热毒内蕴，以脾胃气虚为本，气滞、血瘀、热毒为标，形成本虚标实、虚实夹杂的证候。本病的治疗以益气健脾为主，用黄芪、党参、白术补其虚，复其正，治其本。同时针对气滞、血瘀、热毒之标，用枳壳、莪术、刺猬皮以理气消胀、散瘀，用白花蛇舌草、蒲公英、天花粉、石斛清热解毒、养阴益胃。诸药合用，共奏益气、消滞、化瘀、解毒等功效。现代药理研究证实，党参、黄芪、白术可增强胃黏膜的屏障功能，促进胃黏膜病变的好转及萎缩腺体的恢复；莪术、刺猬皮活血化瘀，能改善微循环，使病变恢复、炎症吸收，促进癌前状态的逆转；蒲公英对胃黏膜有保护作用，还能抑制幽门螺杆菌；白花蛇舌草有防癌抗癌作用；莪术对多种癌细胞有直接破坏作用。这样就形成益气健脾与行气化瘀、清热解毒并用，达到补虚泻实之功效，使气滞解、血瘀消、热毒清，而中气恢复，进而使治疗既可达增强脾胃之功，促进萎缩腺体恢复之要，又可减轻或消除肠上皮化生或胃上皮内瘤变。

三、随证加减

中药治疗慢性萎缩性胃炎必须遵循辨证论治的原则，这是取得疗效的关键。同时又要随其病因、病机及结合辨病进行对症处理。只要药证符合，不必频繁更方改药，坚持服药方可有疗效。结合辨病能起到直接针对性的治疗作用。胃镜复查和病理检验是鉴定疗效的重要手段，所以可以结合胃镜检查结果和黏膜的病理变化来指导用药，达到辨证与辨病相结合的目的[5]。治疗用药主要分以下两个阶段。

（一）病证结合，标本同治

根据患者临床症状、体征及胃镜、病理等检查情况，慢性萎缩性胃炎治以抗萎平异汤为主，并结合患者的兼夹证候随证加减。如辨证夹有脾胃湿热、口苦、苔黄腻者，去木蝴蝶、石斛、天花粉，加茵陈、白豆蔻、厚朴、黄连；湿盛者，加草果、苍术、石菖蒲；胃胀痛者，加徐长卿；兼瘀血作痛者，加九香虫、延胡索；偏阴虚，症见口干、舌红、少苔者，去白术、莪术，加北沙参、麦冬；偏里寒者，去天花粉、石斛，加高良姜、乌药；合并溃疡者，加地榆、海螵蛸；兼糜烂者，加白及、马勃；胃黏膜红相为主加用蒲公英、赤芍，白相为主加重黄芪用量，配以炮姜；兼胆汁反流者，加郁金；纳差者，加鸡内金（炒）；兼便秘者，加瓜蒌、决明子、莱菔子；胃有出血者，加三七、仙鹤草、地榆；胃酸过多者，加海螵蛸、煅瓦楞子、浙贝母；胃酸缺乏者，加山楂、乌梅。

（二）无证从病，逆转病机

大部分患者临床症状消失，处于无症可辨状态，此时，应无证从病，参考胃镜检查和黏膜病理变化，治疗的关键是促进萎缩腺体的恢复和消除肠上皮化生或胃上皮内瘤变，以益气健脾扶正为主，行气化瘀解毒为辅，可继以抗萎平异汤加紫河车、红景天、枸杞子、绞股蓝调治，以逆转萎缩的胃黏膜腺体，改善病灶处的血液运行，消除炎症细胞浸润等，以促进病理性组织向正常功能逆转。

四、结语展望

慢性萎缩性胃炎的治疗，在中医同道们的共同努力下，打破了以往认为的胃黏膜萎缩腺体不可逆转的束缚，探索并总结出了不少行之有效的中医证治规律和学术经验，充分显示出中医药的优势和实用价值。在这方面我们取得了一定的成效。如陈霖主任等在《新中医》发表了《唐江山主任医师治疗慢性萎缩性胃炎癌前病变经验介绍》（2014年第46卷第6期），在《中国中医药现代远程教育》发表了《抗萎平异方治疗慢性萎缩性胃炎30例》（2017年第15卷第6期）；郑立升主任等在《福建中医药》发表了《唐江山主任抗萎平异汤治疗慢性萎缩性胃炎35例》（2018年第49卷第3期）。今后我们还将继续在病因、病机、辨证、方药、疗效标准、生化实验等方面，更加深入、细致、系统地观察及研究，争取在理论和实践上均有新的突破。

目前尚无明确可以阻断胃癌前状态的西药，而中医药具有扶正祛邪的功效，在治疗慢性萎缩性胃炎方面具有广阔的应用前景[6]。不过现在文献报道的临床验案多为近期疗效，因此，提高中医药的远期疗效，防止萎缩性胃炎的复发，维护其正常黏膜功能，对减少胃癌的发生是一条有效途径。

参考文献

［1］葛均波，徐永健，王辰.内科学［M］.9版.北京：人民卫生出版社，2018：355.

［2］梁方信.胃癌与慢性萎缩性胃炎：全国第五届脾胃病学术会侧析［J］.山东中医杂志，1990（4）：58-60.

［3］南京中医药大学.中药大辞典［M］.上海：上海科学技术出版社，2010：1841-1843，3375.

［4］张声生，陈誩.名中医脾胃科绝技良方［M］.北京：科学技术文献出版社，2009：52-103.

［5］中国中西医结合学会消化系统疾病专业委员会.第十七次全国中西医结合消化系统疾病学术研讨会纪要［J］.中国中西医结合消化杂志，2006，14（2）：139.

［6］罗云坚，余绍源.消化科专病中医临床诊治［M］.北京：人民卫生出版社，2000：72.

黄芪配莪术治疗慢性萎缩性胃炎的疗效考证

◎唐江山

慢性萎缩性胃炎皆诸多因素伤及脾胃，久则脾胃虚弱，生化失司，胃络失养，血运瘀阻，渐成胃黏膜腺体萎缩之疾。早期我们按慢性萎缩性胃炎归属于中医"胃痞"，其主症是胃脘痞闷或胀痛的共识，从脾虚气滞论治，选用枳术丸扩充治疗。通过临床实践，我们诊察到患者舌质紫暗，或有瘀斑，或暗红，或暗淡，或舌下脉络瘀曲，胃镜下见血管显露，认识到慢性萎缩性胃炎是从脾胃气虚，气机郁滞，日久及络，发展到脉络瘀阻，是一个逐渐加重的病理过程，形成脾胃气虚、气滞血瘀的病理基础，所以选用益气健脾的黄芪，配具有行气消滞、活血化瘀双重作用的莪术。临床实践证实，其功效比单纯用健脾行气的枳术丸疗效更为显著。因此黄芪配莪术成为治疗慢性萎缩性胃炎的主药。下面就基于中医对慢性萎缩性胃炎病因病机的认识，以黄芪配莪术为主药治疗慢性萎缩性胃炎的疗效作回顾性考证，并在重视以益气化瘀为主的同时，根据其病因病机以及临床寒热虚实的变化，辨证加味配伍运用，达到主药与配药、共性与个性相结合，发挥整体治疗作用方面进行阐述。

一、中医对慢性萎缩性胃炎病因病机的认识

慢性萎缩性胃炎以痞、胀、痛为三大临床主症。多由于脾胃功能失调所致，而临床上导致脾胃病的原因很多，主要有禀赋不足、六淫犯胃、饮食不节、情志失调、劳倦过度、他病传变等[1]。其发病机制是各种因素损伤脾胃，使脾之清阳不升，胃之浊阴不降，气机阻滞而成痞满或胀痛；中焦气机不通，胃失和

降则上逆，而常作嗳气、呃逆等症状。气为血帅，气虚日久易壅滞成瘀，瘀阻胃络。宏观上既有面色无华、形瘦神疲、头晕乏力等脾胃气虚之候；又有胃脘痞满、胀痛，舌质暗或紫，舌下脉络瘀紫、迂曲等血瘀之征。就其胃黏膜的微观辨证，胃镜下可见胃黏膜红白相兼，以白或灰白为主，胃黏膜变薄等，类似中医"痿者萎也"之征，形成脾胃气虚、胃络失常之象。另一方面，正气亏虚，毒邪乘虚而入，湿浊内生，郁久化热，瘀与毒互结，损伤胃体，如此恶性循环，导致"慢性萎缩性胃炎→肠上皮化生和（或）胃上皮内瘤变→胃癌"多步骤转化[2]。可见慢性萎缩性胃炎是一个从"虚→滞→瘀→毒"逐渐演变加重的病理过程。本病以"脾胃气虚"为其本，"气滞、血瘀、热毒"为其标，形成本虚标实、虚实夹杂的证候。

二、黄芪配莪术符合慢性萎缩性胃炎以气虚血瘀为主要病机

气虚血瘀是慢性萎缩性胃炎的主要病机，治疗当以益气化瘀为主。益气首选黄芪，其有"补气诸药之最"的美称，具有补益中土、温养脾胃、扶正固本之功，可增强胃黏膜的屏障功能，促进胃黏膜病变的好转及萎缩腺体的恢复。化瘀恒用莪术，其既可行气消滞，又可活血化瘀，改善微循环，使病变恢复、炎症吸收，其挥发油对多种癌细胞有直接破坏作用。二者合用起益气、消胀、散瘀等作用，有明显的消除慢性萎缩性胃炎顽固性胀满症状的作用。国医大师朱良春指出：黄芪能补五脏之虚，莪术善行气、破瘀、消积。黄芪与莪术同用可奏益气化瘀之功，病变往往可以消弭于无形。因为黄芪得莪术，补气而不壅中，攻破并不伤正，两药相伍，行中有补，补中有行，相得益彰。再细深究，《神农本草经》首言生黄芪善医痈疽久败，能排脓止痛，次言大风癞疾、五痔鼠瘘，皆可用之。性虽温补，而能疏调血脉，通行经络，祛风运毒，生肌长肉，以其伍蓬莪术，有祛瘀生新之功。故临床运用可使器质性病变之病理性变化获得逆转[3]。

三、黄芪配莪术治疗慢性萎缩性胃炎的疗效选载

国医大师朱良春[3]常以生黄芪20~30克、莪术6~10克为主，治疗慢性萎缩性胃炎、消化性溃疡、肝脾肿大及肝脏或胰脏癌肿者，颇能改善病灶的血液循环和新陈代谢，以使某些溃疡、炎性病灶消失，肝脾缩小，甚至使癌症患者病情好转，寿命延长。凡胃气虚衰，瘀阻作痛者，以二味为主，随证加减，如以益气为主，佐以党参或太子参；化瘀为主加入当归、桃仁、红花、地鳖虫等。临床实践证实，胃痛多趋缓解或消失，食欲显著增进，病理变化随之改善或恢复正常。

单文龙等[4]用温润健中汤（黄芪、党参、莪术、丹参、仙茅、百合、蒲公英、淫羊藿、炒白术、白芍、乌药、炙甘草）主治慢性萎缩性胃炎属脾胃虚弱，瘀阻胃络型者。治疗124例，结果105例显效，占84.68%，13例有效占10.48%，6例无效占4.84%，总有效率为95.16%。

蔡锦莲等[5]用萎胃散（黄芪、党参、白术、莪术、枳壳、白花蛇舌草、枸杞子、黄精、山楂、天花粉、三七、鸡内金）主治慢性萎缩性胃炎及胃癌前病变。治疗135例慢性萎缩性胃炎，近期临床治愈69例，显效24例，有效11例，无效31例，总有效率77.04%。治疗肠上皮化生与不典型增生72例，近期临床治愈28例，显效11例，有效11例，无效22例，总有效率69.44%。

华燕[6]用健中化瘀汤（黄芪、莪术、桂枝、白芍、丹参、檀香、砂仁、五灵脂、蒲公英）主治慢性萎缩性胃炎属脾胃虚弱（寒）及瘀阻胃脘型者，症见胃脘痞胀，隐痛或刺痛，嗳气少食，神疲倦怠，胃寒肢冷，舌质淡或有瘀斑，脉弦细。观察病例32例，显效8例（占25%），有效11例（占34.38%），无效13例（占40.63%），总有效率为59.38%。

郑为超等[7]用胃康汤（黄芪、党参、莪术、丹参、炒白术、茯苓、白芍、当归、白花蛇舌草、生山楂、甘草）主治慢性萎缩性胃炎属气虚血瘀型者，症见胃脘疼痛或钝痛，痛有定处，神疲乏力，面色无华，食少纳呆，大便溏薄，舌质紫暗或有瘀点、瘀斑，舌体胖大或有齿印，舌下静脉粗张，脉细弱。治疗36例，显效13例，有效18例，无效5例，有效率86.1%。

陈霖等[8]用抗萎平异汤（黄芪、党参、白术、莪术、枳壳、刺猬皮、白

花蛇舌草、蒲公英、天花粉）主治慢性萎缩性胃炎及胃癌前病变属气虚气滞血瘀型者各 30 例。治疗组临床症状总有效率 93.3%，病理总有效率 76.7%；对照组临床症状总有效率 73.3%，病理总有效率为 46.7%。两组比较差异有统计学意义（$P < 0.05$）。

牛兴东等[9]用消痞萎胃康（生黄芪、太子参、白术、莪术、炒白芍、白及、生薏苡仁、炒枳实、丹参、黄连、半枝莲、姜半夏、九香虫、生甘草）主治慢性萎缩性胃炎及肠上皮增生属气虚血瘀型者。治疗 134 例，临床治愈 58 例，显效 36 例，有效 27 例，无效 13 例，总有效率 90.30%。

郑立升等[10]用抗萎平异汤（黄芪、党参、炒白术、莪术、炒枳壳、徐长卿、刺猬皮、蒲公英、白花蛇舌草、木蝴蝶、天花粉、石斛、甘草）主治慢性萎缩性胃炎 35 例。观察组总有效率 88.57%，对照组总有效率 68.57%，两组比较差异有统计学意义（$P < 0.05$）。

四、以黄芪配莪术为主组合的抗萎平异汤治疗慢性萎缩性胃炎

慢性萎缩性胃炎多由浅表性胃炎或其他慢性胃炎经过比较长的时间发展而来，由于脾胃虚弱，生化乏源，气血皆虚，形体失于充养，表现有面色无华、形体消瘦、神疲乏力等，治疗上重用黄芪，配以党参（或太子参）、白术加强益气健脾而复其正气，促进萎缩腺体的恢复。胃络瘀阻用莪术，配以枳壳、烫刺猬皮加强理气消胀，行滞化瘀，改善微循环，促进病变恢复、炎症吸收以及病变组织逆转。

正气亏虚，胃络瘀阻，毒邪乘虚而入，湿浊内生，郁久化热，瘀与毒互结，损伤胃体，导致慢性萎缩性胃炎伴见肠上皮化生或胃上皮内瘤变等癌前状态，选用蒲公英、白花蛇舌草以清热解毒，抗萎平异。

肝气疏泄有助于脾胃之气的升降。《素问·六元正纪大论篇》指出："木郁之发……民病胃脘当心而痛。"本病患者多数有担心癌变的心理，存在精神忧虑，常有肝气郁结，而疏肝可以和胃，故在组方中配以木蝴蝶疏肝和胃，同时又可敛疮生肌。

瘀毒互结，郁久化热，易灼伤胃阴，故配天花粉、石斛养阴益胃，使阳明燥土得以滋润，胃气得降，并可防辛温理气药伤及胃阴。

在综合古今医家证治见解基础上，结合自身临床实践，处方不断充实和改善，最终确立由黄芪、党参、白术、莪术、烫刺猬皮、枳壳、蒲公英、白花蛇舌草、木蝴蝶、天花粉、石斛组成的治疗慢性萎缩性胃炎的基础方。因其具有益气、消滞、化瘀、解毒等功效，可抗胃黏膜腺体萎缩，逆转肠上皮化生及胃上皮内瘤变，故定名为"抗萎平异汤"。

五、治疗以益气化瘀为主，注意寒热虚实转化

中医治疗慢性萎缩性胃炎，必须遵循辨证论治的总则，观察整个病程中寒热并见、虚实夹杂及兼夹各种证型的病变，辨证佐以他法，分型论治，做到随证加减，灵活变通。

（1）脾胃湿热：脾胃运化失司，湿热中阻，胃腑气滞血瘀，症见胃脘痞满疼痛，兼有口苦纳呆或恶心欲呕，便溏且臭秽，舌质红深紫而赤，苔黄腻，脉滑数，应佐以清化湿热，原方去党参、天花粉、石斛，配茵陈、豆蔻、厚朴、黄连、薏苡仁，即杨春波国医大师"清化饮"之意。

（2）湿浊阻胃：湿滞中焦，症见胃脘痞闷，兼有口中黏腻，肢重倦怠，大便溏薄，舌质淡红有瘀斑，苔白厚腻，脉濡缓，应佐以化湿和中，本方去党参、石斛、天花粉，配厚朴、苍术、石菖蒲、草果。

（3）肝郁气滞：情志失调，土虚木乘，症见胃脘闷痛连及胸胁，伴嗳气痛减，胸闷喜叹息，排便不畅，舌边红有紫斑，舌下脉络扭曲而青紫，苔薄白，脉左关弦、右关缓，应佐以疏肝理胃，配柴胡、白芍、香附。胃胀痛甚加徐长卿，瘀血作痛甚加九香虫、延胡索、失笑散等。

（4）胃阴亏虚：气郁日久化火伤津或过用温燥之品，症见胃脘灼热而痛，似饥欲食，口干舌燥，手足心热，便干难排，舌质干红有瘀斑，舌下脉络细而紫滞，脉细数，佐以养阴益胃，配沙参、麦冬。气阴两伤去党参，用西洋参；阴亏作痛配百合乌药汤、芍药甘草汤。

（5）肝胃郁热：肝火犯胃，中焦郁热，症见胃脘灼痛，心烦口苦，嘈杂

反酸，舌红瘀斑深紫，苔黄，脉弦数，应佐以疏肝泻热，配丹参、赤芍、左金丸、煅瓦楞子。

（6）寒凝气滞：风寒犯胃或脾胃寒湿，症见胃脘暴痛，遇寒痛甚，口淡喜暖，泛吐清水痰涎，大便稀溏，或兼有风寒表证，舌质淡而紫，舌下络脉紫滞，苔白润，脉浮紧或弦紧，应佐以散寒温胃。兼风寒表证合香苏饮；脾胃寒湿，本方去天花粉、石斛，配良附汤或厚朴温中汤；痛甚合失笑散、九香虫。

（7）脾胃虚寒：气虚日久及阳，或过用苦寒之剂而致脾胃阳虚，失去温煦，症见胃脘隐痛，喜温喜按，面色㿠白，口淡纳差，倦怠乏力，甚则形寒肢冷，食少便溏，舌质淡而紫暗或瘀点，舌下脉络淡紫，苔薄白，脉沉细而弱，应佐以温中暖胃，本方去天花粉、石斛，配小建中汤或理中汤。形寒肢冷属脾肾两虚者加炮附子。

（8）寒热错杂：寒热互结于心下，症见胃脘痞满，恶心欲呕，腹痛或肠鸣泄泻，舌红有瘀斑，苔白腻而黄，脉滑数，应佐以平调寒热，消痞散结，本方去天花粉、石斛，配半夏泻心汤、黄连汤或仅用黄连、干姜两味药[11]。

在辨证用药的同时，结合辨病论治，则针对性更强。如检测有幽门螺杆菌感染者，辨证为脾虚加党参，湿热加黄连，郁热加蒲公英，气滞加厚朴，血瘀加三七，阴虚加乌梅，阳虚加桂枝。以上药物均有抑制幽门螺杆菌作用，又达辨病与辨证相结合。胃脘嘈杂反酸加海螵蛸、煅瓦楞子和胃制酸；见胆汁返流者，多为肝胃不和，胆失通降，合四逆散、郁金疏肝和胃；胃镜见胃黏膜紫暗呈颗粒状或结节状，病理检查有肠上皮化生、胃上皮内瘤变，癌胚抗原阳性，重用莪术，加白花蛇舌草、薏苡仁、刺猬皮消瘤抗癌，祛疣化瘀；胃镜见黏膜糜烂加马勃、白及护膜敛疮；溃疡伴出血加三七、地榆、仙鹤草收敛止血[12]。

由于寒热虚实转化不同，各分型临床症状、舌苔变化亦不同。而不管哪个证型都存在胃脘痞闷或胀痛、嗳气纳呆、面色少华、大便不调等脾胃气虚之相同症状，都有舌质暗或紫、舌下脉络瘀曲的血瘀之像，说明气虚血瘀伴存于慢性萎缩性胃炎整个疾病发展过程中，为其本；而不同证型的症状表现、舌苔变化为其标。治疗慢性萎缩性胃炎始终在益气化瘀的同时，应对不同证型的病变进行综合分析，结合治疗，或佐以解表，或佐以清化湿热，或佐以化湿和中，或佐以疏肝理气，或佐以养阴益胃，或佐以散寒温胃，或佐以疏肝泻热和胃，或佐以温中暖胃，或佐以寒热并调等，从而达到标本同治的目的。必要时还应优先治其标，排除干扰，再治其本，从而确保病变的恢复，最终达到慢性萎缩性胃炎病变组织的根本逆转。

参考文献

［1］孟静岩.慢性萎缩性胃炎［M］.北京：中国医药科技出版社，2003.

［2］单兆伟.中医临证与方药应用心得［M］.北京：人民卫生出版社，2000.

［3］朱良春，张肖敏.方药拾贝（十一）［J］.上海中医药杂志，1983（11）：38-39.

［4］单文龙，毛喜龙.温润建中汤治疗慢性萎缩性胃炎124例疗效观察［J］.浙江中医杂志，1995（3）：101-102.

［5］蔡锦莲，黄明河，陈秀凤，等.萎胃散治疗慢性萎缩性胃炎及胃癌前病变的研究［J］.中国中西医结合消化杂志，2002，10（1）：14-17.

［6］华燕.建中化瘀汤治疗慢性萎缩性胃炎32例［J］.北京中医，1998（1）：24-25.

［7］郑为超，王文章.胃康汤治疗气虚血瘀型慢性萎缩性胃炎36例疗效观察［J］.安徽中医学院学报，1998，17（4）：13-15.

［8］陈霖，张启连，邓慎韬，等.抗萎平异方治疗慢性萎缩性胃炎30例［J］.中国中医药现代远程教育，2017，15（6）：78-80.

［9］牛兴东，徐敏和，牛克梅.消痞萎胃康治疗慢性萎缩性胃炎134例临床观察［J］.内蒙古中医药，2001（4）：3-4.

［10］郑立升，程珠琴，肖辉煌，等.唐江山主任抗萎平异汤治疗慢性萎缩性胃炎35例［J］.福建中医药，2018，49（3）：54-56.

［11］李乾构，周学文，单兆伟.实用中医消化病学［M］.北京：人民卫生出版社，2001.

［12］单兆伟.中医临证与方药应用心得［M］.北京：人民卫生出版社，2000.

刺猬皮治疗慢性萎缩性胃炎的考证

◎唐江山

一、刺猬皮药用的历史与现代记载

刺猬皮最早出自《神农本草经》，称为"猬皮"，此后在《名医别录》《食疗本草》《普济方》《本草纲目》《医学入门》《本草备要》《医林改错》等古代著作，及近代国家药典委员会编写的《中华人民共和国药典》、王国强等编写的《全国中草药汇编》、南京中医药大学编著的《中药大辞典》、中国动物志编委会编写的《中国动物志》等都有记载刺猬皮的中药应用。《普济方》记载："反胃吐食，猬皮烧炭，酒服或煮汁，或五味淹炙食。"《全国中草药汇编》记载其"性味苦、甘、平，功用行瘀止痛、止血固精，用于胃脘疼痛、子宫出血、便血、痔疮、遗精、遗尿"。《中药大辞典》记载其"药性苦平，功用散瘀、止痛、止血、涩精，主治胃脘疼痛、反胃吐食、疝气腹痛、肠风、痔漏、遗精、遗尿、脱肛、烧烫伤"；"猬肉甘平，功用降逆和胃、生肌敛疮，主治反胃、胃痛、食少、痔瘘"。

二、刺猬皮的药理研究

刺猬皮上层刺主要含角蛋白，下层真皮层主要由胶质、弹性硬蛋白，脂肪等组成。①上层刺猬皮主要有角蛋白组成，是一类具有结缔和保护功能的纤维状蛋白，角蛋白中的胱氨酸有护肝作用，可以有效防止脂肪肝、肝硬化以及其他肝病，在治膀胱炎、脱发、中毒性病症等方面也有显著疗效。②下层刺猬皮含有胶原，它是细胞外最重要的水不溶性纤维蛋白，胶质给细胞提供张力和弹性，并在细胞的迁移和发育中起作用。③刺猬皮含有硬蛋白，这类蛋白在动物体内作为结缔组织的重要成分而存在，是保护机体的功能蛋白。

三、刺猬皮炮制方法

邓来送、刘荣禄著的《实用中药炮制学》一书中制定刺猬皮的炮制方法：将原药日晒夜露 5 天，去其腥味，然后将锅用武火烧热，随即取刺猬皮将刺面朝下，烫去刺尖，又翻一面去其油质，取出用 50~60℃热水洗去泥污和油脂，再用清水洗净，捞起晒干，切去头、足和无刺边皮，再切 6 分见方小块，将锅烧热，用砂与刺猬皮同炒，炒至焦黄，取出筛去砂，又投入锅内用醋淬（每斤药醋 3 两），吸匀炒干即得，装铁箱内，加盖，防虫、鼠。

刺猬皮按规定经过烫制，去刺尖、污泥、油脂，既能矫正其腥味，提高疗效，又能清洁消毒，达到用药有效安全。刺猬皮炮制不合格，不宜做药用。刺猬皮无货，可用丹参、三七或红景天替代，也能起到活血行气、通络止痛的作用。

四、现代国医大师、著名中医学家应用刺猬皮治疗慢性萎缩性胃炎的经验

1. 董建华（中国工程院院士、著名的中医学家、教授）

从胃之生理、病理出发，创立了"通降论"，即生理上以降为顺，病理上因滞而病。主张治疗慢性胃炎除强调一个"降"字，以疏其壅塞、消其郁滞外，还应注意调理气血，以达到气行血畅。他创立的猬皮香虫汤（炙刺猬皮 5 克，炒九香虫 5 克，炒五灵脂 5 克，延胡索 5 克，金铃子 10 克，制乳香、制没药各 3 克，香橼 10 克，佛手 5 克，香附 10 克），用于胃病之血瘀入络型，症见胃痛不胀，刺痛难忍，食后为甚，呕血或便血。

2. 朱良春（全国第一届国医大师、著名的中医学家、教授）

朱老治疗慢性萎缩性胃炎专方：生黄芪 90 克，莪术 50 克，潞党参、怀

山药、蒲公英、枸杞子各90克，鸡内金、刺猬皮、生蒲黄、五灵脂、徐长卿各60克，玉蝴蝶、凤凰衣各45克，甘草30克。此为基本方，偏阴虚者加北沙参、麦冬各60克，生白芍90克；偏阳虚者加高良姜、炒白术各60克、毕茇30克。上药共研极细末，每服4克，每日3次，餐前半小时服。

朱老认为：凡病理切片报告见有肠上皮化生或胃上皮内瘤变者，均应加用刺猬皮以软坚散结，消息肉，化瘀滞。舌质红、脉弦者，可再加白花蛇舌草、白英等。黄芪配莪术，能益气化瘀，剂量宜视症情而增减，有祛瘀生新之功，坚持服用，对病变往往可消弥于无形[1]。

3.李玉奇（全国第一届国医大师，医学泰斗，终身教授，博士生导师）

李玉奇（辽宁）认为，本病与胃脘痛很相似，可以痛论治。著有《萎缩性胃炎临床六法》，其中胃阴虚、酒胃癖、胃血瘀都有用刺猬皮15~20克。他认为慢性萎缩性胃炎是由郁变瘀，由瘀变腐，由腐而成痈。治本以扶正补脾，祛腐生新，治标知犯何逆，随证治之。

4.沈舒文（陕西中医药大学附属医院主任医师，教授，硕士生导师）

沈舒文的益胃化瘀汤：太子参20克，麦冬10克，石斛12克，半夏10克，黄连6克，枳实15克，刺猬皮15克，没药10克，徐长卿15克，佛手10克，砂仁5克（后下）。功用益气养阴，理气化瘀。主治慢性萎缩性胃炎伴胃上皮内瘤变，证属脾胃气阴两虚，气滞络瘀。

本方临床应用已近20年，经临床观察慢性萎缩性胃炎服3个月，伴胃上皮内瘤变服用6个月，疗效显著，未见不良反应[2]。

参考文献

［1］朱良春.朱良春医论集［M］.北京：人民卫生出版社，2009：110-111.

［2］王捷虹，沈舒文，许永攀，等.益胃化瘀汤治疗慢性萎缩性胃炎的临床研究［J］.中国中医药现代远程教育，2015，13（13）：13-15.

脾胃病四味良药

◎唐江山

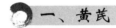 一、黄芪

（一）用于胃肠道疾病

黄芪有"补气诸药之最"的美称。治疗脾胃虚弱，能培土健胃。药理研究表明，黄芪能防治溃疡，还有抑制胃液分泌的作用。黄芪配白及、地榆、海螵蛸，补脾抑酸疗疡，可辨证治疗胃及十二指肠溃疡；配绞股蓝、枸杞子固胃护膜，可治疗萎缩性胃炎；配苍术、枳壳，益气治萎与兴奋胃肠平滑肌相结合，可治疗胃下垂；配野麻草，益气与清湿热并用，扶正祛邪，收敛止泻，可治疗慢性非特异性溃疡性结肠炎。

（二）用于糖尿病

糖尿病的病机大多由于气阴两虚，阴虚内热，肾气不固，收摄无权，而中气的不足则贯穿始终。治以益气补肾、生津敛阴为主，常用有调节血糖作用的黄芪为主药，配以山茱萸、生地黄、天花粉、白芍生津敛阴，葛根生津除热而止渴。初起见肺胃热盛者，选加石膏、知母、牛蒡子清热泄火，除烦止渴；肾虚夜尿频数者，选加覆盆子、桑螵蛸、淫羊藿补命门，益精气。

（三）用于慢性肝炎、肝硬化

慢性肝炎、肝硬化是由于多种因素对肝细胞的损害为主要表现的慢性疾病，气虚是本。黄芪扶正固本，且具有增强肝脏解毒能力，提高机体免疫力，保护肝细胞，防止肝糖原减少的作用。慢性肝炎者常配以蒲公英、泽兰、丹参等疏肝解毒、活血化瘀之品；肝功能异常，谷丙转氨酶高者加垂盆草、五味子；乙

型肝炎久不转阴者，加叶下珠、菟丝子、灵芝；早期肝硬化者，加鳖甲、当归、赤芍；蛋白倒置，或白蛋白偏低者，加鸡血藤、枸杞子、制黄精；肝硬化伴腹水者，加半边莲、大腹皮、猪苓；肝癌者加白花蛇舌草、半枝莲、莪术。

（四）用于慢性疲劳综合征

慢性疲劳综合征乃因正气耗伤，肺脾之气不能布达周身四肢，治当益气养阴，重用黄芪，配仙鹤草、生晒参、大枣补益中气，麦冬、枸杞子养阴健脾，少佐甘松调胃醒脾，以使上药补而不滞。

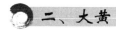

二、大黄

（一）用于急腹症

因肠腑气机阻滞，瘀结不通引起的肠梗阻、肠麻痹，笔者习用攻积泻火的大承气汤加活血化瘀的赤芍、延胡索、桃仁，配理气导滞的木香、莱菔子，清热解毒的蒲公英，组成通腑开结、行滞活血的方子，达到"通则不痛"的效果。此方不仅能加强胃肠蠕动，增加肠管血流量，改善肠管的缺血、瘀血状态，使炎症水肿得以吸收和消散，而且有抗菌消炎作用，从而避免了手术给患者来的痛苦。

（二）用于胃肠疾病

胃炎及消化性溃疡属肝胃郁热或湿热中阻证，见胃脘灼痛、心烦口苦、嘈杂吐酸、大便黏滞不畅、舌苔黄腻、脉弦或滑数者，常取小量大黄配蒲公英、黄连、枳壳、海螵蛸、延胡索清肝胃实火，导胃肠实热积滞，具有中和胃酸，促进溃疡面愈合，消除幽门螺杆菌的作用。若胃络瘀滞伴吐血便黑，属郁热迫血妄行者，常取熟大黄、白及、地榆各等量研末，每次 3 克，每日 3 次，凉开水送服，或白及、熟大黄按 2∶1 的比例研粉，调成糊剂内服；属脾胃虚寒性出血，配用熟大黄与赤石脂、炮姜炭、海螵蛸、白及、三七温中止血。对里急腹痛泻下不爽或夹有赤白黏冻属肠道湿热蕴结而致的痢疾、肠炎，笔者也习用生大黄、熟大黄各半，配仙鹤草、木香、黄连、槟榔、桔梗、枳壳、桂枝、白芍、甘草，消补兼施，寓通于补，行中有止。

（三）用于黄疸性肝炎

大黄既能清化湿热，又能泻热逐瘀，使湿热从大便而去。笔者治疗黄疸性肝炎，辨证属湿热蕴结，阻滞肝胆者，常用大黄配茵陈、蒲公英、郁金、赤芍、泽兰、栀子、猪苓、甘草等。诸药合用，能使湿热之邪得以疏解，胶结之机得以宣泄，有助于清利分消，使黄疸悉退。

（四）用于胆系疾病

急慢性胆囊炎、急性胆管炎、胆石症，多因肝失疏泄，胆失通降或脾胃升降失司，胆汁瘀结，胆腑壅滞，日久由气及血而致肝胆气滞血瘀，复因湿热蕴结，而致热毒内炽之候。治疗多以疏肝利胆、理气通降为主。大黄具有泻热散结的作用，能达到疏肝利胆、通下腑实的功效。且大黄有较强的消炎抗菌作用，能促进胆汁排泄、胆囊收缩，使胆系炎症消除，因此笔者治疗胆系疾病在辨证论治指导下，经常配用大黄。

（五）用于急慢性肾衰竭

急慢性肾衰竭多属于中医"关格"范畴，主要是由于肾气衰惫，致使气化失常，关门不利，浊毒内蕴，损伤脾胃，升降失司，胃气上逆所致，以浊毒、瘀血相因为患，可致五脏俱伤而正虚邪实，寒热错杂，变证多端。治疗以降浊、开通、疏利为主。笔者常用大黄治疗慢性肾炎伴有腹胀、便秘及肾衰竭致血肌酐、血尿素氮升高者，既用于内服，又用于灌肠，屡用有效。汤剂方习用大黄配黄芪、巴戟天、山茱萸、丹参、冬虫夏草为主方。灌肠方以生大黄、牡蛎、蒲公英为基本方。

三、蒲公英

（一）用于急慢性肝炎

急慢性肝炎初始多为湿热蕴结或肝经郁热。蒲公英得初春少阳之气，既能清肝去火，又能散气滞，和胃气，条达肝郁。笔者在临床之际习于发挥本品之特长，凡急慢性肝炎属肝经郁热者，恒以蒲公英为主，辅以茵陈、土茯苓、赤芍、泽兰、柴胡、枳壳、白术、茯苓、猪苓等组成疏肝解毒、活血化瘀、健脾和中的方子。方中蒲公英既能清热解毒，又有保肝利胆降酶的功效。

（二）用于胆囊炎

胆囊炎属中医"胆胀病"范畴，初期多为肝胆疏泄失职而致肝胆气滞，郁久化热而致肝胆郁热，克犯脾土，又可导致湿热内阻，胆腑壅滞，通降失司。笔者认为蒲公英善利胆之湿热，常伍以金银花、虎杖根、生栀子、大黄、郁金等药为主方治疗胆囊炎。

（三）用于胃炎、十二指肠溃疡

胃炎从中医角度审因析机，由于感受外邪、饮食不节等多种原因而影响胃络的气血运行，形成气滞血瘀或湿热内郁，热灼胃体等情况。蒲公英具有清胃定痛作用，善疗胃脘热痛。笔者在辨证组方中习用清热解毒、祛腐生新的蒲公英，配通络解郁、活血化瘀的延胡索、丹参，用于胃及十二指肠疾病有瘀热见症者；配海螵蛸、砂仁、茯苓和少量大黄，用于慢性浅表性胃炎有灼热感者；配黄芪、莪术用于慢性萎缩性胃炎；合并幽门螺杆菌感染者，辨证选用黄连、厚朴等具有杀菌作用的药物；合并异型增生者，辨证选用蒲公英、白花蛇舌草、天花粉、莪术（据研究以上诸药都有抗肿瘤作用）。治疗脾胃虚寒型胃及十二指肠溃疡，也常在运用黄芪建中汤时，加入蒲公英 15~30 克，疗效甚佳。这是辨证与辨病相结合，既重视整体，又着眼于局部溃疡病灶。

四、延胡索

（一）用于心血管疾病

心绞痛、心肌梗死属中医"胸痹""真心痛"范畴，多因瘀阻脉络，症见胸部刺痛，固定不移，甚则痛彻肩背，舌质紫暗，脉沉涩。笔者习用延胡索配红参、葛根、川芎、三七、红花、冰片益气活血，理气止痛。若夹痰浊者，加瓜蒌、薤白、半夏等，能使胸痛得以缓解。心律失常（包括频发房性、室性早搏，心房颤动）也屡用延胡索，以炙甘草汤配延胡索、郁金、黄连；快速性心律不齐，用苦参、太子参等合延胡索。临床观察，延胡索能够控制阵发性心房颤动的发作，并能减慢心房颤动的心室率，使一些持续性心房颤动转复为窦性心律。对高血压头痛，属肝阳上亢者，常用延胡索配天麻、钩藤、全蝎、蔓荆子、菊花；属瘀血头痛者，配以川芎、丹参、川牛膝，能使头晕、头痛改善或消失，而后血压也随之下降。

（二）用于内脏疼痛

胆囊炎疼痛，配柴胡、黄芩等；胆结石疼痛，配金钱草、鸡内金等；泌尿系统结石，配石韦、冬葵子等；肠炎、痢疾腹痛滞下后重者，配伍木香、桔梗、枳壳；寒疝腹痛，配小茴香、乌药；癥瘕作痛，配以三棱、莪术消之。用延胡索时习以醋泡后，炒干碎为末内服，据临床观察其止痛效果比水煎服佳，现在也可选用颗粒剂。延胡索内服一般 6~10 克，大剂量可用至 20 克；研末服，每次 2~3 克。

摘自《福建现代中医医案医话》，福建科学技术出版社 2021 年出版

遣方用药五要

◎唐江山

一、重辨证，抓主症

例1：因居住潮湿加过食生冷，而见胃脘冷痛暴作，畏寒喜暖，遇寒痛甚，泛吐清水，口腻不渴，头身困重，便溏稀薄，舌体胖大，舌淡苔白滑，脉弦紧。

例2：因常食肥甘油腻，嗜好饮酒，而见胃脘灼热疼痛，口黏而苦，身重肢倦，大便黏滞不畅，小便黄，舌质红，苔黄腻，脉滑数。

以上两例诊断同为胃脘痛，其证型一为寒湿凝滞，一为湿热中阻。只有精确细致辨证，才能科学遣方用药，准确施治。

辨证的核心是抓主症。每一种病证都有它特殊的主症，一个病证可以是一个症状，也可以由若干症状组成。病者就诊时，会讲述许多症状，这里包含有新病、旧疾，还会提供前后检查报告，医者应以主诉为线索，从众多的症状和检查中，有目的地通过诊察、检查、分析，以少知多、以点带面、抓准主要症状，再结合舌苔、脉象的表现，形成主要脉症。如寒湿凝滞型胃脘痛，以胃脘冷痛暴作、舌苔白滑、脉弦紧为主要脉症；湿热中阻型胃脘痛以胃脘灼热疼痛、舌苔黄腻、脉滑数为主要脉症。而病症表现往往不像书本记述的那样规范，医者必须从错综复杂的症状中抓住能反映疾病本质的主要脉症，分析病机而确定诊断。所以说抓主症是辨证的关键，是最可靠的临床依据。

二、选主方，善发挥

如宋代《太平惠民和剂局方》的平胃散由苍术、厚朴、陈皮、甘草四味加姜、枣组成，综合全方的作用是燥湿运脾、利气和胃，主治脾胃不和，症见脘腹胀满，或大便溏薄，舌苔白腻而厚，脉滑或缓者，其病机是湿滞脾胃。凡有湿有滞而影响脾胃升降功能者，应以本方为基础，进行临床发挥。如兼外感风寒，配藿香、防风、紫苏叶以解表；兼食积，配焦三仙、鸡内金以消食；属湿热者，加黄连、茵陈、栀子以清热燥湿；属寒湿者，加干姜、草豆蔻温化寒湿；气滞甚，加木香、砂仁行气宽中；湿胜泄泻，加白术、茯苓、泽泻健脾利湿；兼肝郁气滞，加娑罗子、柴胡、香附疏肝理气；痛甚，加延胡索、九香虫行气止痛；兼嗳气频作，加丁香、柿蒂降逆止呃；兼泛酸，加吴茱萸、黄连、海螵蛸；兼邪郁少阳，合小柴胡汤和解少阳；脾虚明显，加党参、白术、茯苓补益脾胃；兼大便秘结，加莱菔子、枳实、制大黄导滞通便。

又如《伤寒论》的四逆散（柴胡、白芍、枳实、甘草）为调和肝脾的基础方，配合《和剂局方》的四君子汤增强健脾益气之功，自拟名为二四汤，作为治疗肠易激综合征的基础方，共奏疏肝补脾、调畅气机的作用，笔者习用于腹痛、泄泻，也用于便秘。以腹痛为主，加木香、香附、延胡索。以泄泻为主，去枳壳，加炒防风、陈皮，白术用土炒，白芍用炒制，配民间草药野麻草（该药味微苦涩性平，能抑制肠道致病菌繁殖，有收敛止泻作用）。湿热泄泻，加黄连、木香；寒湿水泻，加苍术、炮姜；脾肾阳虚，加肉豆蔻、补骨脂。以便秘为主去茯苓，而白芍、白术生用量大（生白芍 30 克、生白术 60~90 克），炙甘草 10 克。兼气滞，加莱菔子、槟榔；阴血亏虚，加玄参、当归；阳虚精损，加肉苁蓉、锁阳；热结肠燥，加决明子、郁李仁。只要抓住肝脾不调的病机，就能把方用活了。因此，辨证准确，又契合病机，抓住基本代表方，灵活遣方用药，往往可收到预期的疗效。

三、用对药，巧配伍

功效相似的药物配合应用，可起协同作用，如用行气活血的川芎配活血通脉的丹参，共奏活血散瘀、行气止痛之功，适用于心脉瘀阻之胸闷刺痛（冠心病心绞痛）；用补气健脾、养血生津的大枣配强壮补虚的仙鹤草，治气血虚弱，脱力劳伤。功效不同的药物配合应用可起促进作用。如大补元气的人参配回阳救逆的附子，补温并投，治心肾阳虚、阳气欲脱、脉微欲绝的危证，是中医救命方；辛开温通的干姜配苦寒清降的黄连，寒热并调，治寒热结聚或寒热格拒的腹痛呕吐泻痢证；苦温燥湿的苍术配咸寒滋阴的玄参，润燥互用，治疗舌红苔腻的消渴证、血糖增高者；补中益气的黄芪配行气散瘀的莪术，动静结合，益气消胀，能明显消除慢性萎缩性胃炎胀满，使萎缩的病理变化获得逆转；补血益津的当归配泄热润肠的决明子，补泻兼施，治疗血虚燥热便秘；甘淡清热利湿的土茯苓配甘酸益气生津的五味子，清敛同用，利湿解毒，保肝降酶，用于乙型肝炎转氨酶升高偏于湿等。这里有历代医家积累的配伍经验，也有新疗效产生的新的配伍，为临床遣药组方提供了可靠的依据。

药物之间配伍除相互作用，增进原有疗效外，有的配伍却会消除或减弱原有的功效。如大补元气的人参配消食导滞的莱菔子，就会降低人参的补益作用。近代研究表明钩藤有降压作用，配有升压作用的甘草，降压作用就削弱了。也有的合用可以产生毒副作用。如川乌、草乌合用祛风散寒、逐湿止痛力强，但因两者都有毒性，合用时，二味药各自用量虽然没有超量，合用就存在隐形超量，容易产生毒性反应。

四、审药量，宜适当

《伤寒论》的小柴胡汤主治往来寒热，许多人用来清热退烧却不尽理想，问题就在柴胡剂量上。在治往来寒热时，一定要重用柴胡（一般在 24~30 克），而且要用北柴胡，方能退其寒热；若无往来寒热，仅有胸胁苦满，口苦咽干，此时柴胡应为小量；原方半夏剂量为"半升"，主要针对"喜呕"，如果没有呕吐也应减去，且不能用大量。大家都知道，酸枣仁为安神药，用量小无效，酸枣仁用至 30 克以上才见效果；仙鹤草为止血补虚之良药，治血痢、咯血、眩晕、肿瘤在 30 克以上才能起效，量少则无济于事。土炒白术少量能健脾止泻，大剂量单味生用有通便作用，每剂轻者 60 克，重者 100 克，方可生津液润肠道。

中药用量一定要根据病情，不能一味追求大量，主要在于适当。对有毒性的药物应使用规定的安全用量，且严格控制疗程，做到"中病即止"，以免对患者身体造成伤害。在用量上还要因人因证而异，年龄、体质不同，对药物耐受程度不同，药物用量也就有差别。

五、勤实践，创新方

我们在慢性萎缩性胃炎癌前病变的研究治疗中，根据其主要症状表现为"胃脘痞闷或胀痛"，认为本病的基本病机为脾胃气虚，气滞血瘀，热毒内蕴，制定抗萎平异汤，选用《内外伤辨惑论》的枳术丸为主拓展，加黄芪、党参补其虚，以提高机体免疫功能，增强胃黏膜屏障功能，促进胃黏膜局部病变的逆转及萎缩腺体的恢复，达到复其正气。同时针对气滞、血瘀、热毒之标实，配以徐长卿、莪术、刺猬皮、木蝴蝶以理气消胀，活血散瘀，改善微循环，促进病变恢复与炎症吸收；用白花蛇舌草、蒲公英、天花粉清热解毒，抗化平异，防肿瘤，抗肿瘤；佐以石斛益胃护阴。上药组成新方，通过 42 例临床观察，在促进萎缩腺体的恢复，减轻或消除异型增生，阻断癌前病变取得临床逆转方面有一定的疗效。

《伤寒论》的炙甘草汤原为治疗心之阴阳气血两虚的脉结代，心动悸而设，我们根据心电图、超声心动图等检查诊断的心律不齐、期外收缩，选用炙甘草汤为基础方，加郁金、琥珀、延胡索、茶树根、灵芝、三七组成定心转律汤新方，治疗室性期前收缩等心律失常取得进一步疗效。

上述例子说明遣方用药，在广收博采经典用方基础上，吸收近代研究新技术、新方法，参考中药的现代药理研究成果，将它融入组方思路之中，创立疗效确切便于实用的新方，既遵循中医本身的辨证论治，又达到推进创新，把疗效提高到一个新的高度。

摘自《福建现代中医医案医话》，福建科学技术出版社 2021 年出版

方药应用专长撷萃

◎唐晓宏　肖辉煌

一、临床心得录

（一）脾胃病证

1. 运用调畅气机、复衡纳运之法治疗脾胃病

胃脘痛是由于胃气痹阻，通降失司所致，治疗以通调复衡为纲。

凡属肝胃气滞，脘腹胀痛，习用香苏散加味。方中紫苏叶改用紫苏梗，意在理气疏郁，宽中和胃。肝郁不疏，连胸胁胀痛，合四逆散；气滞胀甚，加徐长卿、佛手、香橼；食滞难消，加焦三仙、炒鸡内金；偏热痛，合金铃子散；偏寒痛，加高良姜、荜澄茄；肝郁日久化火犯胃，嗳气泛酸，合左金丸、煅瓦楞子。

气郁日久伤阴所致心胃作痛，合《时方歌括》百合汤（百合、乌药）。久痛不止，用止痛妙品九香虫；偏属肝胃气滞，配香附、延胡索；偏属寒凝腹痛，配木香、乌药。

2. 辨病与辨证相结合

慢性浅表性胃炎表现为上腹部痞闷或胀痛，属脾虚气滞证，以枳术汤为主拓展，制定调胃护膜汤（白术、枳壳、香附、佛手、黄芪、莪术、丹参、白及、蒲公英、甘草）调畅气机，和胃护膜。

慢性糜烂性胃炎，属脾胃湿热，主以痈论治，常用蒲公英、薏苡仁、海螵蛸、浙贝母、白及、延胡索为主清热和胃，利湿祛瘀。

慢性萎缩性胃炎，其病机为脾胃气虚，气滞血瘀，热毒内蕴，每以黄芪、莪术、刺猬皮、蒲公英、白花蛇舌草为主益气健脾与行气散瘀、清热解毒并用，既能促进萎缩腺体的恢复，又可消除或减轻肠上皮化生或瘤变。

肠易激综合征，其病机主要是肝脾功能失调，主张以抑肝补脾、调中复衡为主，取痛泻要方为主加减灵活变化，以泄泻为主配野麻草，以便秘为主加大白术、白芍用量，且生用。

消化性溃疡病，属胃络失养或受损，主张从健脾活血抑酸着手，自创溃疡愈合汤（黄芪、紫河车、白及、海螵蛸、浙贝母、延胡索、丹参、三七），从根本上促进溃疡面愈合、壁龛的消失。

溃疡性结肠炎，在健脾胃、固中洲的基础上，采用民间青草药野麻草内服与保留灌肠相结合起着协同促效的作用。

结肠癌出现腹痛、便脓血，用大量仙鹤草 50~100 克，加白槿花、地榆、白及、白头翁、三七、党参、赤石脂、煨诃子、旱莲草。腹痛甚加失笑散。

习惯性便秘应辨虚实。虚证以大量生白术（60 克以上），配以桑椹子、黑芝麻、肉苁蓉、蜂蜜为主；实证以决明子为主，配以全瓜蒌、郁李仁、莱菔子、玄明粉。

复发性口腔溃疡属阴虚火旺兼脾经湿热证，用土茯苓封髓丹（土茯苓、黄柏、砂仁、甘草）。

（二）肺系病证

1. 感冒

《景岳全书·伤寒典》说："伤寒为患，多系乘虚而入者。"说明感冒是由于风邪趁人体御邪能力差，侵袭卫阳，邪正相争，而出现以恶寒、发热、头痛、肌肉酸痛、流涕为主的表卫症状，其恶寒、发热是主要矛盾，寒热解除，诸症也得以缓解。根据感冒病因、病机，结合现代药理，自拟柴荆羌板汤（北柴胡、川羌活、荆芥穗、板蓝根）为主方治疗。该方由辛温与辛凉药组成方剂，温凉同用，能起解表退热，迅速缓解症状，缩短疗程的目的。临床可在此基础上再根据寒、热、虚、实、暑、湿、燥之偏重而加减运用。如外感风寒，轻症用正柴胡饮，重症用荆防败毒散；风寒渐退，郁而化热而见寒战、高热、头痛、口苦且渴、舌苔黄腻、脉浮而洪的邪在三阳经之病，用柴葛解肌汤（北柴胡、葛根、黄芩、白芍、羌活、白芷、桔梗、石膏）治疗，高热不退加大石膏用量，并配青蒿清透，退热效果显著；风热感冒用银翘散加减。对素有阳气虚弱而外感风寒，见热轻寒重、无力作汗、舌淡苔白、脉浮大无力或沉无力的阳虚感冒却用再造散（黄芪、党参、桂枝、羌活、防风、熟附子、细辛、川芎、生姜），助阳益气与解表散寒兼顾；素有阴虚体质，外感风热，见发热、微恶风寒、咳嗽、心烦口渴、舌红少苔、脉浮数，用加减葳蕤汤滋阴解表。

2. 外感新久咳嗽

概以止嗽散为基本方（百部、紫菀、桔梗、白前、陈皮、荆芥、甘草）。该方温润和平，具有散寒不助热、解表不伤正的配伍特点。

偏风寒咳嗽痰白，加紫苏叶、防风、生姜；咳喘，去荆芥，合三拗汤；外寒肺热，合麻杏石甘汤，加桑白皮、地龙干、鱼腥草；湿聚生痰，痰涎稠黏，配二陈汤，甚者合三子养亲汤；或取晁恩祥治风咳专方（炙麻黄、紫苏叶、紫苏子、杏仁、紫菀、前胡、枇杷叶、牛蒡子、五味子、地龙干、蝉蜕）疏风宣肺，缓急解痉，止咳利咽。

风热咳嗽痰黄，加桑白皮、黄芩、前胡、瓜蒌、浙贝母。或取岳美中锄云止咳汤（即止嗽散加前胡、杏仁、浙贝母、连翘、芦根）治外寒内热兼痰多而黏，胸闷咽痒，甚效。痰多加海浮石，喘加紫苏子，寒喘去芦根加麻黄。或用连花清瘟胶囊消瘟解毒，宣肺泄热。

咽源性咳嗽，加蝉蜕、木蝴蝶；燥气伤金，干咳无痰，减荆芥、陈皮，加沙参、麦冬、枇杷叶、知母、川贝母。久咳不止用炙紫菀、炙款冬，甚者加罂粟壳。

3. 肺痈（肺脓肿）

用自拟肺痈汤，由鱼腥草、金银花、败酱草、薏苡仁、百部、黄芪、桃仁、黄芩、苇茎、甘草等为主组成，具有清热排脓、补气托毒之效。

4. 急性扁桃体炎咽喉肿痛

以锦灯笼、卤地菊、射干、牛蒡子、连翘、桔梗、甘草为主方。风寒加荆芥、防风；风热加金银花、黄芩；痰涎多、苔浊腻加僵蚕、瓜蒌、法半夏；阴虚舌红少苔加生地黄、玄参、麦冬；咽喉红肿瘀血加赤芍、牡丹皮；便秘加大黄。

5. 肺结节

用夏枯草、莪术、三棱、王不留行、猫爪草、丹参、赤芍、浙贝母、炒僵蚕、薏苡仁、白芥子、黄芪、牡蛎为主方，具有消痰化瘀、软坚散结的功效。

（三）心脑病证

1. 阳虚欲脱证

见心悸、四肢厥冷、出虚汗、血压下降、脉微细欲绝，以高丽参、熟附子为主，阴阳皆脱加山茱萸、龙骨、牡蛎、炙甘草，作为危重患者急救用方。

2. 胸痹（冠心病、心绞痛、心力衰竭）

辨证属气虚血瘀所致的胸闷胸痛，气短乏力，心悸自汗，面色少华，舌胖有齿痕，舌质暗或有瘀斑，用参芪益气滴丸，或改用汤剂为主方（黄芪、丹参、三七、降香）。辨证属气阴两虚，加生脉散（人参、麦冬、五味子）；偏痰浊壅盛，胸闷憋气，去五味子，合瓜蒌薤白半夏汤，加海藻、陈皮；瘀血阻心偏重，加赤芍、红花、川芎；心阳不振，胸痛肢冷，脉迟微细，加制附子、桂枝；心肺阴亏甚，加玉竹；伴高血压，加钩藤、川牛膝、炒杜仲。

3. 心律不齐，各种早搏

辨证属气虚血瘀，以人参、麦冬、三七、甘松、郁金、延胡索、琥珀为基本方。心动过缓加桂枝、黄芪；肝肾阴虚加制黄精、枸杞子；心烦口苦加黄连；室上性心动过速加苦参、牡蛎；兼肾阳虚加鹿茸、淫羊藿。

4. 高血压

该病早期多为肾虚阳亢，常用杜仲、钩藤、车前子为基本方。肝阳风火升动，面红头眩晕，加石决明、罗布麻、白芍潜降敛肝；阴虚明显，加龟甲、山茱萸补肾填精；身体肥胖、血脂黏稠，加炒决明子、山楂、海藻、荷叶、泽泻调之；清气不升，浊阴不降，加葛根、怀牛膝升清降浊；兼瘀血内停，选用丹参、地龙干等活血化瘀。

5. 低血压

多因先天不足或后天失养，或多病、久病缠身，导致气血亏虚不能上荣，多为虚证，用党参、刺五加、枳壳、升麻、柴胡、炙甘草为基本方。精血亏虚加枸杞子、制黄精；肾阳虚加鹿角、巴戟天、菟丝子；因疲劳过度引发加仙鹤草、大枣。药理学研究表明，枳壳或枳实有升压之功，在诸多补虚药的基础上加枳壳10克，配升麻、柴胡可升压。

6. 中风偏瘫恢复期

多见气虚血瘀，常以固本复元汤加味（黄芪、丹参、黄精、海藻、鸡血藤、地龙干、川牛膝）为基本方，坚持服用，可逐渐康复。

7. 失眠症

习以宁心安眠汤治疗，药用百合、合欢花（或合欢皮）、酸枣仁（微炒）、夜交藤、灵芝、延胡索为主，治心神失舍者。若痰热内扰，选用温胆汤，加黄连、远志、石菖蒲、珍珠母；心虚胆怯，加太子参、龙齿、琥珀、石菖蒲、远志；阴虚火旺，合黄连阿胶汤；心脾两虚，合归脾汤加减。

8. 心动过缓

属阳虚心悸，以桂枝、黄芪、党参、当归、肉苁蓉、淫羊藿、炙甘草为基本方。气滞血瘀加三七、川芎；心阴阳两虚加麦冬、玉竹、五味子。

9. 心胃综合征

胸痛又有胃痛，用丹参饮（丹参、檀香、砂仁）合百合乌药汤（百合、乌药）加瓜蒌、薤白、三七、延胡索。气阴两虚加太子参、麦冬；泛酸加海螵蛸、浙贝母；血压偏高加钩藤。

（四）肝胆病证

1. 各种急慢性肝炎

乙型肝炎病毒携带者或单纯乙型肝炎表面抗原（HBsAg）阳性、乙型肝炎大三阳，属湿热郁毒者，以叶下珠、白花蛇舌草、蒲公英、土茯苓为主，清湿热、解毒邪、疏肝郁、散瘀滞。黄疸明显加茵陈、郁金；转氨酸升高加垂盆草、五味子；久不转阴加黄芪、灵芝；胃胀厌食加麦芽、炒鸡内金。据临床观察，以上方药有利于肝炎的恢复和病毒的清除。

2. 胆系疾病（胆囊炎、胆石症）

多因肝失疏泄，胆腑壅滞，湿热蕴结所致。胆囊炎习用柴胡、黄芩、赤白芍、枳壳、蒲公英、郁金、虎杖、甘草；胆道结石加金钱草、海金沙、鸡内金；腹胀加厚朴、大腹皮；黄疸色深加绵茵陈；胁痛加娑罗子、延胡索。

3. 治肝癌

常以太子参、黄芪、半枝莲、白花蛇舌草、菝葜、夏枯草、莪术、薏苡仁、猪苓为主，健脾疏肝，解毒化瘀。癌症通用方，半枝莲、白花蛇舌草、铁树叶、大枣，煎汤代茶饮。

4. 湿热头痛

用大量土茯苓（30克）加蔓荆子、川芎、杭菊花、麸炒僵蚕，应以头痛、口苦、舌红、苔黄腻、脉弦细滑为辨证要点。

5. 肝阳头痛

其病机为肝肾阴亏，肝阳上亢，上扰清空，取天麻、钩藤、白芍、川芎、杭菊花、怀牛膝、延胡索为主。肝阳化风上旋加羚羊角、石决明；夹痰浊加法半夏、胆南星；血虚加当归、熟地黄；肾虚水不涵木加龟甲、女贞子；肝火盛加龙胆草、山栀子。头痛难忍呈痉挛性抽痛加蜈蚣、全蝎和大剂量芍药甘草汤。前人有"头痛不离川芎"之说，临床要注意辨别寒、热、虚、实。风寒头痛常配羌活、细辛，风热头痛可配菊花、蔓荆子，风湿头痛配白芷、僵蚕，血虚血瘀配丹参、当归，久痛不愈加蜈蚣、全蝎搜风解痉。

6.肝脾肿大

以鳖甲、丹参、郁金、马鞭草、茜草、蒲公英、白蒺藜、麦芽、山楂为主。胸胁痛加香附、八月扎；心烦失眠加炒酸枣仁、牡丹皮、炒山栀；血瘀重加莪术、三棱；脾虚加白术、太子参；血虚加阿胶；肾阴亏虚加枸杞子、女贞子。坚持服用，有清瘀软坚的作用。

（五）肾、膀胱病证

1.淋证（肾盂肾炎、尿道疾病）

患病早期，湿热客于膀胱，继而及肾，开阖失司而见尿急、尿频、尿痛，尿常规有白细胞、红细胞者，常用连翘、石韦、土茯苓、萹蓄控制感染。兼有血瘀加琥珀、川牛膝；血尿加大蓟根、小蓟根、白茅根，能使尿路刺激症状缓解，尿常规转阴。此时应尽量避用木通、泽泻等清泄峻利之品。后期症状消失，以清补肾阴为主，可用二至丸（旱莲草、女贞子）加味。

2.肾炎水肿

在辨证选方用药时，配合用鲤鱼1条（约250克）、赤小豆50克、茯苓30克，生姜3片，煮熟后配合食用，不加食盐，治肾炎水肿，也用于肝硬化腹水辅助食疗。

3.慢性肾功能衰竭

用冬虫夏草、黄芪、山茱萸、巴戟天、丹参、玉米须内服，也可用黄蒲牡蛎灌肠方（蒲公英、大黄、牡蛎）直肠滴注。肾病综合征水肿者，用柿叶30克加入鲜胎盘1个中煮熟，鹿茸6克研成粉末冲服，具有补肾利尿消肿的作用。慢性肾功能衰竭水肿也有用蟋蟀或蝼蛄（去头、足、翼）10只研末分10包，一次1/3包，每日3次，有利尿消肿作用。

4.石淋（泌尿系统结石）

用金钱草、海金沙、石韦、王不留行、鸡内金为基本方加减，对辨证属湿热型尿路结石有效。

5. 癃闭（前列腺炎、前列腺增生引起的排尿困难）

用黄芪、刘寄奴、萹蓄、冬葵子、丹参、泽兰、王不留行、琥珀、川牛膝为主。气滞甚加沉香，尿路阻塞不通加炮山甲、桃仁、肉桂；湿热下注加瞿麦、苍术、黄柏。

（六）气血津液病证

1. 虚劳证（慢性疲劳综合征）

因正气耗伤而致气血阴阳亏损。根据"虚者补之，损者益之"，常用黄芪、人参、红景天、仙鹤草、大枣为基本方。仙鹤草，俗称脱力草，配合参、芪、枣治脱力劳伤有效，配红景天对人体脏腑、气血等具有良好的整体调节作用。脾虚加山药、莲子；血虚加当归、熟地黄；阴虚加黄精、枸杞子；阳虚加鹿角、淫羊藿。以上方药治一切虚劳症，有促进康复、提高机能的功效。

2. 白细胞减少症

辨证属脾肾两虚，选用黄芪、党参、女贞子、刺五加、制黄精、鸡血藤、核桃仁、大枣，可增加白细胞数量，尤以肿瘤化疗后引起的白细胞减少者疗效佳。

3. 紫斑（血小板减少性紫癜、过敏性紫癜）

以仙鹤草、花生衣、大枣为主药。血热合犀角地黄汤（无犀角用水牛角代）；阴虚火旺合大补阴丸、二至丸；心脾两虚，脾不统血合归脾汤。

4. 消渴（糖尿病）

辨证属气阴两虚，以黄芪、葛根、西洋参、苍术、绞股蓝、玄参为基本方。血热加生地黄，血瘀加丹参，肺胃燥热加石膏、知母、苦瓜、桑叶，湿热中阻加黄连、薏苡仁、茵陈，肝肾阴亏合六味地黄丸，阴阳两虚合金匮肾气丸，阳虚畏寒加鹿茸、淫羊藿。由于脾为后天之本，且滋阴之品大多碍胃，故常在方中加苍术，醒脾健胃又可降糖。

5. 风疹、湿疹，皮肤瘙痒等各种皮肤病

常用过敏煎（防风、银柴胡、乌梅、五味子）加炒荆芥、白蒺藜、丹参、赤芍为主。瘙痒加徐长卿、地肤子、白鲜皮，痒甚再加夜交藤、全蝎。属风寒加荆芥、麻黄；风热加金银花、连翘、蝉蜕、薄荷叶；血热加生地黄、牡丹皮、紫草根；热毒合五味清毒饮；过敏性鼻炎合苍耳子散；湿热重加苦参根、黄柏、苍术。配外洗方（苦参、蛇床子、百部、野菊花、地肤子各 30 克，煎水洗）有抗过敏、消疹斑、止瘙痒的效果。

6. 减肥茶

玫瑰花 5 克，代代花 5 克，荷叶 10 克，山楂 15 克，炒决明子 10 克，玉米须 15 克，代茶常服，有降脂、消肿、利尿、减肥作用。

7. 痹证

（1）颈椎病：以葛根、骨碎补、白芍、当归、威灵仙、延胡索、木瓜、炙甘草为主药。兼肩痛加羌活、姜黄、桑枝；头痛加川芎、蔓荆子。

（2）腰腿、关节痛：以桑寄生、独活、狗脊、骨碎补、续断、鸡血藤、淫羊藿、鹿衔草、熟地黄、延胡索、制乳香、制没药、牡蛎、木香为主药。口渴加石斛，跌打损伤加地鳖虫。以上方药主治肝肾不足，气滞血瘀，经络痹阻所致的骨关节痛、骨质增生、跌打损伤、腰腿疼痛。

（3）痹证：以活络效灵丹（丹参、当归、制乳没）为基本方。颈椎病加羌活、狗脊、葛根、骨碎补；坐骨神经痛加独活、桑寄生、延胡索、木瓜；风湿痹痛加伸筋草、鸡血藤、海风藤、络石藤；腰扭伤加续断、丝瓜络、地鳖虫。

（4）痛风：四妙散加土茯苓、萆薢、车前子、威灵仙、延胡索、防己、忍冬藤、猫须草、鸡血藤，用于痛风性关节炎属湿热浊瘀证者。

（七）小儿病证

1. 小儿支气管哮喘

常用麻黄、杏仁、地龙干、僵蚕、蝉蜕、前胡、白前、稻香陈、甘草为基本方。肺热加石膏、黄芩、鱼腥草；痰多而白加橘红、紫苏子；痰多色黄加瓜蒌、桑白皮；汗多加五味子、太子参。

2. 小儿泄泻

根据小儿"脾常不足""肝常有余"的病理特点，小儿泄泻的病机多为脾虚肝旺，脾失健运，肝木乘脾，常取痛泻要方（土炒白术、白芍、防风、陈皮）补脾柔肝、祛湿止泻。食积加焦三仙；外感风寒加紫苏叶、藿香；外感风热加薄荷、金银花；发热加葛根、北柴胡；湿热加黄连、野麻草；腹痛加木香、延胡索；腹胀加厚朴；惊跳加蝉蜕、珍珠母；肠鸣水泻加苍术、炒升麻、炮姜；小便不利加茯苓、车前子；久泻伤脾加炒扁豆、炒芡实、党参；胃阴不足加乌梅、石斛、山药；肾阳虚不固加补骨脂；久泻不止，滑脱不禁加赤石脂、煨诃子。用痛泻要方加苍术、炮姜、野麻草治小儿秋泻属虚寒型者。

3. 小儿厌食症

主张以"脾健不在补，贵在运"为原则，概以自制运脾开胃汤（苍术、佛手、山药、炒鸡内金、炒山楂、炒麦芽、砂仁、稻香陈、余甘果）振食欲，开胃口，促消化。

4. 小儿遗尿

在辨证用药时，常嘱家长用鹿御草12克、覆盆子15克、瘦肉1小片水煮熟，食肉喝汤。外用五倍子6克研粉，温开水或醋调成糊状，每晚临睡前调敷脐部，纱布覆盖，胶布固定。

5. 小儿夜啼

以蝉蜕、薄荷、珍珠母为基本方。心热型加竹叶、灯心草；惊恐型加钩藤、小春花；食积型加麦芽、山楂、茯神。

（八）男科、女科病证

1. 男性阳痿

善用五子衍宗丸加黄芪、淫羊藿、巴戟天、肉苁蓉、熟地黄、阳起石等为基本方，有振痿作用。

2. 男性遗精

属心肾不交，多取三才封髓丹（熟地黄、天冬、太子参、黄柏、砂仁、炙甘草），合水陆二仙丹（芡实、金樱子）加龙骨、牡蛎、莲须，以滋肾火，降心火，固精液。

3. 女性不孕症

恒以熟地黄、当归、紫河车、菟丝子、甘枸杞、制黄精、党参、山药为基本方。气虚加黄芪；阳虚加巴戟天、淫羊藿；阴虚加旱莲草、女贞子；输卵管不通加王不留行、路路通。

4. 痛经

多为气血运行不畅，以气滞血瘀为基本病机，用痛经通效方（香附、郁金、乌药、柴胡、延胡索、三七、川芎、当归、白芍、赤芍、炙甘草），以行气活血，祛瘀止痛，治各种证型的痛经。经血多加茜草，经血少加益母草。

5. 湿热带下

取二妙散加土茯苓、蒲公英、椿皮、鸡冠花、芡实、车前子。脾虚带下用完带汤，为常规用药。

6. 习惯性流产

喜用寿胎丸（菟丝子、桑寄生、续断、阿胶）为主方。脾虚加白术、莲子、山药，有热象加黄芩，出血加苎麻根、椿皮。嘱咐按主方以1个月3旬前3天各服3剂，坚持服用3个月，并注意卧床休息，有保胎效果。

7. 乳腺小叶增生症

用柴胡、当归、赤芍、浙贝母、僵蚕、橘核、莪术、王不留行、牡蛎为基本方。妇人产后缺乳用生黄芪20克，党参15克，当归10克，王不留行20克，路路通15克，川芎6克，纱布包，与猪蹄1对或鲫鱼1条，加少许盐，冷水同煮，吃肉喝汤，有益气养血、疏络催乳作用。断乳回乳用炒麦芽100克，牛肉250克，吃肉喝汤，有回乳作用。

8. 乳痈

以蒲公英、白芷、陈皮、甘草为基本方。红肿疼痛加栀子、连翘；乳汁排泄不畅加王不留行、通草；局部硬结较甚加皂刺尖。另用葱管 10 个，在锅内微火稍炒，调蜜外敷患处，可消痈肿。

9. 痤疮

喜用白花蛇舌草、野菊花、蒲公英、黄连、茵陈、丹参、决明子或制大黄为基本方。兼风寒加荆芥、防风；皮脂溢出多加薏苡仁、山楂；有脓疱加金银花、连翘；结节、囊肿难消加夏枯草、莪术；阴亏加二至丸；阳虚加淫羊藿。配合消痤方（苦参、芦荟、紫草根、连翘、地肤子、赤芍、赤小豆、生山楂）外洗疮面。

10. 妇人更年期

出现虚烦、烘热、汗出、失眠，属阴阳两虚，喜用稆豆为主，配知母、当归、白芍、山茱萸、百合、酸枣仁、淫羊藿、夜交藤、合欢花等调之。

二、善用的方剂

斟酌古今临证用方，结合笔者实践效果，善于应用 30 余首常用方剂。

（一）胃脘痛方剂

疏肝理胃汤治疗肝气犯胃证：柴胡、白芍、枳壳、娑罗子、香附、郁金、甘草。

化瘀活胃汤治疗胃络瘀滞证：丹参、檀香、五灵脂、生蒲黄、延胡索、三七。

散寒温胃汤治疗寒凝气滞证：高良姜、制香附、桂枝、炒白芍、九香虫、炙甘草。

疏肝清胃汤治疗肝胃郁热证：蒲公英、炒川楝子、延胡索、郁金、香附、白芍、黄连、栀子、甘草。

消导悦胃汤治疗饮食停滞证：山楂、麦芽、炒鸡内金、白术、枳实、木香、延胡索。

化湿和中汤治疗湿浊阻胃证：苍术、厚朴、陈皮、藿香、茯苓、薏苡仁、香附、延胡索、砂仁、炙甘草。

益气温胃汤治疗脾胃虚寒证：炙黄芪、桂枝、炒白芍、干姜、大枣、乌药、延胡索、九香虫、海螵蛸、浙贝母、炙甘草。

养阴益胃汤治疗胃阴亏虚证：沙参、麦冬、石斛、百合、乌药、延胡索、白芍、炙甘草。

寒热调胃汤治疗寒热错杂证：党参、黄连、干姜、海螵蛸、木香、香附、延胡索、炙甘草。

（二）呕血、便血方剂

清胃止血汤治疗热伤胃络出血证：侧柏叶、白及、生地榆、紫珠草、黄连、熟大黄。

补中摄血汤治疗脾胃虚弱出血证：赤石脂、仙鹤草、白及、三七、炙黄芪、党参、山药、炙甘草。

（三）泄泻方剂

温散寒湿止泻汤治疗寒湿困脾证：藿香、紫苏叶、苍术、白术、厚朴、陈皮、干姜、茯苓、草豆蔻、炙甘草。

清热利湿止泻汤治疗肠道湿热证：葛根、野麻草、黄连、木香、滑石、甘草。

健脾化湿止泻汤治疗脾虚湿阻证：党参、苍术、白术、藿香、茯苓、木香、扁豆、煨葛根、仙鹤草、炙甘草。

抑肝扶脾止泻汤治疗肝脾失调证：柴胡、炒白术、炒白芍、炒防风、陈皮、香附、炙甘草。

健脾温肾止泻汤治疗脾肾阳虚证：党参、焦白术、炮姜、煨肉豆蔻、赤石脂、补骨脂、仙鹤草、炙甘草。

（四）便秘（习惯性便秘）

基础方：生白术 60 克，枳实 10~20 克，虚热配瓜蒌仁或决明子 30 克，阳虚配肉苁蓉 30 克。

加减法：肺实宜降，加紫菀、紫苏子、杏仁；肺阴虚加百合、玄参；脾虚不运加黄芪；肝郁气滞合四磨汤、莱菔子；肾阴虚合增液汤；肾阳虚加锁阳、核桃仁、黑芝麻。

（五）其他

抗萎平异汤治疗萎缩性胃炎：黄芪、党参、白术、枳实、莪术、烫刺猬皮、木蝴蝶、蒲公英、天花粉、石斛。

健脾调和汤治疗溃疡性结肠炎：党参、土炒白术、茯苓、桔梗、麸炒枳壳、白芍、木香、白槿花、白及、野麻草、仙鹤草、乌梅炭、炙甘草。可结合野麻草保留灌肠。

二四汤治疗肠易激综合征：柴胡、白芍、枳壳、党参、白术、茯苓、炙甘草。

运脾开胃汤治疗小儿厌食症：苍术、佛手、麦芽、山楂、山药、砂仁、稻香陈、余甘果。

白及三七粉治疗上消化道出血：白及、三七粉，按 3∶1 的比例研末，每次 5 克，温开水调糊状冷后频服。

散结化痰汤治结节：肺结节用猫爪草、夏枯草、薏苡仁、浙贝母、僵蚕、石见穿、莪术、三棱、黄芪，甲状腺结节在前方基础上加海藻、王不留行，乳腺结节在前方基础上加路路通、牡蛎。

复方承气汤治疗急腹症：大黄、莱菔子、厚朴、枳实、木香、赤芍、桃仁、红花、延胡索、芒硝。

健脾调气汤治疗冠心病：党参、黄芪、葛根、丹参、降香、三七粉。

加味止痉散治疗顽固性头痛：白芍、蜈蚣、全蝎、川芎、炙甘草。

柴荆羌板汤治疗外感疾病：柴胡、荆芥、羌活、板蓝根。

加减止嗽散治疗各型咳嗽：桔梗、紫菀、百部、白前、橘红、前胡、杏仁、甘草。

黄蒲牡蛎灌肠方治疗肾炎尿毒症：蒲公英、生牡蛎、生大黄。

芪莪菝蛇汤治疗消化道癌症：黄芪、莪术、菝葜、白花蛇舌草。

三、妙用的中药

用药既继承中药的传统功效，又参考现代药理学研究成果，辨证融入组方中，经过数年反复实践探索，掌握了中药应用的规律和技巧。

（一）脾胃病

香附、乌药、徐长卿、娑罗子——肝胃气滞型胃痛和脘腹气滞疼痛之要药。

延胡索——辨证配伍治疗脘腹疼痛及一身上下内外各种疼痛。

大剂量芍药甘草汤——取养血益阴、缓急止痛的作用，治疗各种痉挛性疼痛和习惯性便秘。

佛手、稻香陈、余甘果——醒脾开胃，治疗功能性消化不良、厌食症。

九香虫、白芷——治疗寒凝气滞型胃痛。

丹参、蒲公英——治疗肝胃郁热型胃痛。

黄芪、莪术、五灵脂——治疗气虚瘀阻型胃痛。

地榆——根据本品敛疮生肌之效能，妙用于胃炎与溃疡病，促进炎症清除、溃疡愈合。

瓦楞子、海螵蛸、败酱草——治疗胃及十二指肠溃疡病泛酸。

党参、黄连、虎杖、厚朴、丹参、乌梅、桂枝——分别辨证用于脾虚、湿热、实热、气滞、血瘀、阴虚、阳虚型的幽门螺杆菌感染。

白花蛇舌草、天花粉、莪术、刺猬皮——临床扩大应用于肠上皮化生或胃上皮内瘤变。

白及、三七、地榆、马勃、熟大黄——辨证配伍治疗上消化道出血。

野麻草、仙鹤草内服或保留灌肠——善用于溃疡性结肠炎、痢疾、结肠癌。

黄芪、白花蛇舌草、叶下珠、蒲公英、灵芝——辨证用于乙型肝炎病毒携带、乙型肝炎大三阳久不转阴者。

土茯苓、垂盆草、五味子——治疗肝功能异常，谷丙转氨酶升高。

急性子、肿节风、菝葜、鹅血——治疗食管癌、胃癌。

壁虎（守宫）——治疗晚期食管癌。

半枝莲——治疗肝癌。

（二）急难重症

黄芪——既广泛用于气虚证，又善治沉疴痼疾。在气虚外感、胃肠道疾病、冠心病、中风偏瘫、糖尿病、肝脏疾患、疮疡不敛、风湿与类风湿关节炎、慢性肾炎、白细胞减少症、前列腺增生等疾病治疗中颇多发挥。

大黄——辨证妙用于急腹症的肠梗阻、肠麻痹、急性胰腺炎、急性胆囊炎、各种感染性疾病、癌症、尿毒症、高脂血症，也用于推陈致新、延年益寿等。

青蒿、白薇——治阴虚内热、病后余热，也惯用于时病壮热。

蒲公英——治疗热灼胃体的胃炎、十二指肠溃疡，又用于多种感染性疾病、急慢性肝炎、胆囊炎、急性结膜炎、乳腺炎、尿路感染等属于热毒蕴结证者。

葛根、丹参、三七、黄芪、降香——辨证用于冠心病、心绞痛、心肌梗死。

郁金、茶树根、延胡索、苦参、灵芝——老药新用，治疗各种早搏、心房颤动等心律失常。

地龙干——既能通络，又可平喘，常用于脑梗死引起的中风偏瘫或支气管哮喘。

绞股蓝——味苦微甘，性凉，功用清热、补虚、解毒，主治冠心病、高血脂、白细胞减少症、肝炎、胃炎、体虚乏力、神经衰弱等疾病辨证属气虚阴伤者。

红景天——味甘涩，性寒，补气清肺，益智养心，主治气虚体弱、肺热咳嗽、萎缩性胃炎、病后乏力、高原反应，具有提高应激能力和自身免疫力等作用。

土茯苓合封髓丹——湿热蕴毒引起的顽固性、反复性口腔溃疡。

土茯苓、萆薢——湿浊留滞经脉的浊瘀痹（痛风）。

冰片——外涂治疗晚期肿瘤疼痛。冰片、延胡索各3克，研细末内服，治冠心病心绞痛。

葶苈子——配以生脉散或参附汤治疗心力衰竭。

仙鹤草——其性平柔和，针对其补虚、止咳、止汗、止血、止泻、止带、解毒、杀虫等作用，广泛用于脱力劳伤、眩晕、咳嗽、盗汗、紫癜、肠炎、痢疾、阴蚀阴痒、赤白带下、疮疖痈肿及各种出血症等。

水蛭——根据其破血祛瘀、散结消癥之功效，治疗子宫肌瘤、卵巢囊肿，也用于前列腺增生症。

蟋蟀、蝼蛄——单味治疗各种水肿。偏体虚者用蟋蟀，体实者用蝼蛄。

菝葜、白花蛇舌草、半枝莲、灵芝、天冬、莪术、红景天——单味或复方治疗多种肿瘤。

青黛——治疗慢性粒细胞白血症。

黄芪、青蒿——老药新用，治疗红斑性狼疮。

黄芪、仙鹤草、大枣、紫草根、水牛角——辨证治疗原发性血小板减少性紫癜。

参考文献

［1］唐江山，张峻芳，余光清.杏林撷英：唐江山中医传承录［M］.福州：福建科学技术出版社，2016.

博采众方，存心济世
——《俞长荣论医集》读后

◎唐江山

20 世纪 90 年代，笔者又细细研读了《俞长荣论医集》。该书反映了俞老的学术思想、经验结晶、崇高医德和治学精神。他在"论保持和发扬中医的特色"一文中，把中医特色概括为"宏观的思维、系统的方法、辨证的手段、久长的源流、广泛的存在、多向性的疗效机制"六个方面，并对传统的医德提出了独特见解。他指出"中医特色经过千百年实践验证，是不可否认的客观存在"。保持中医特色，首先是继承。在科学领域里，继承是永远存在的，继承与发展"是相辅相成，不是对立的"。还告诉我们对"中医传统理论和诊疗技术的可信性、可用性应该承认，这是基本的科学态度""作为当代中医，我们不但要进一步提高本身的学术水平，还要努力学习现代科学知识，兼取多种学科之长，促进中医特色不断完善"。他在"中医辨证论治精神实质的探讨"一文中强调："中医辨证论治必须根据祖国医学传统理论，进行精详的调查研究，从而审证求因，得出准确的诊断，定出治则治法，然后依法立方，依方用药。从辨证到治疗，理法方药是不可分割的有机综合体"。

"临床研究"一章是该书的精华，俞老继承和发扬中医理论和实践应用，对益火生土法、引火归原法、既济法、木郁达之等法进行系统总结、阐明发挥。这里值得一提的是，俞老发掘与实践了"既济法"。他指出："中医方书有关既济法的专题论述不多，但临床却是常用。由于水火分别具有寒热特性，又是阴阳的征兆，所以既济法的具体应用是以辛温、辛热药与苦寒或甘寒配伍，使水火相交而达到阴阳调和的目的。""既济法具有寒热并用内容，但不等于所有的寒热并用方法。它有其特定的适应范围。"他常用玉女煎加肉桂心，或用金匮肾气丸（改汤）治疗阴虚燥热又有气化失调的消渴证；用金匮肾气丸治疗肾阴先亏，命门之火失济，虚火浮越上迫所致的口疮、舌疮；用自创验方汤（生石膏、知母、细辛、白芷、高良姜）治疗郁火而致的牙痛，疗效颇佳；用清心滋肾（熟地黄、玄参、莲子、玉竹、天冬、知母、淡竹叶、盐水炒黄柏），佐肉桂引火归原而调气化，治心热下陷于小肠，龙火妄动于水府而致膀胱失司，精关不固的尿失禁；用春泽、肾着、交泰三方为一方治疗水湿内停，阳气不布，寒热错杂的脾肾不交证。俞老认为既济法"对某些复杂疑难病症，用之得当，常可收到出奇制胜之妙"。既济法的具体应用是寒热药配伍或反佐，其治疗作用是交通阴阳，调理气机升降，因而它是针对上下脏腑器官之间水（阴）火（阳）失济，表现上寒下热或上热下寒或寒热交错，气化（升降）失调的病证而设。

俞老是张仲景所倡导的"勤求古训、博采众方"的忠实实践者，他善用张仲景的经验效方，对急重症常能起死回生。如用大剂人参四逆汤加葱白，治寒邪直中少阴的厥逆证；用栀子豉、小陷胸、小柴胡（去参、枣）三方并用治疗持续高热的寒邪外受，入里化热证，仅服1剂，热退，诸症随之解除。同时俞老对《伤寒论》方的应用非常灵活。既可用一方治多病，如半夏泻心汤除用于痞证，还用于治寒热兼杂而致的胃脘痛、呃逆、反胃、腹泻、失眠等；又可治一病有多方，如同为胃脘痛，归纳为5个主方，脾虚气滞用香砂六君子汤，脾胃虚寒用桂附理中汤，营卫不和用小建中汤，肝胃不和用一贯煎，虚实寒热夹杂用半夏泻心汤。此外，俞老还擅长经方与时方合用，如理中汤合四神丸治脾肾两虚泄泻，四逆散合痛泻要方治疗肝脾不和腹痛，真武汤合生脉散治阳虚于下、阴亏于上的心悸，栀子豉合温胆汤治肝经郁热失眠，五苓散合五皮饮治水湿内停的肿胀等。这都是俞老在继承前人理论和实践的基础上，与自己长期的临床实践相结合的产物，蕴涵着丰富的实践元素，有创造性，且又疗效确切，对指导临床有实用价值。

俞老的学术成就还表现在立法严谨，用药精练。他用药"力求精简，有的放矢"，如用栀子豉汤及其衍方治疗胃脘痛、失眠、暑热及外感高热，用荠菜汤治疗血尿，用白虎汤治高热烦渴等，都体现了他"用药不在多，贵在中病"

的遣方用药原则。

俞老不但身怀精湛医术，还有着崇高的德行修养。他的学术思想和临证经验是留给后人的珍贵财富。对其论著要认真熟读，深入钻研，精细领悟，结合自己的专长，重点篇章反复读，比较读，以博助专，启迪和开拓我们的临床思维，使俞老的学术经验得以薪火传承。

摘自《福建现代中医医案医话》，福建科学技术出版社 2021 年出版

中医膏方在老年病防治中的应用

◎唐江山

随着进入人口老龄化社会，老年病的防治已经成为医学领域研究的重要课题。中医药在我国老年病的防治中起着重要作用，而膏方在老年病防治中的应用更是深受青睐。笔者谨就膏方在老年病防治中的应用，浅谈点滴体会。

一、膏方应用适合老年病的病证特点

老年人随着年龄的增长，组织器官逐渐老化，脏腑功能衰退加速，容易造成阴阳、气血失衡，抗病能力降低，机体各方面出现亏虚状态，而病邪乘虚而入，形成多病并存、虚实夹杂、复杂多变的证候。

老年病主要包括两个方面：一是老年特发病，如脑动脉硬化、阿尔茨海默病、原发性骨质疏松、前列腺增生、老年白内障、老年性耳聋等；二是老年常见病，如慢性支气管炎、慢性阻塞性肺炎，肺源性心脏病、2型糖尿病、原发性高血压、高脂血症、冠心病、骨关节病，颈椎病等。还有一部分老年病是由中青年时期所患疾病迁延而来，大部分都是属于慢性病、缠绵难治病或不可治愈病。

老年病由于多证相兼、虚实夹杂的复杂病证特点，多是病程较长的顽固性慢性病。而膏方的功效能有效促进虚弱病者恢复健康，增强体质，提高抗病能力，改善生活质量，延长生命，所以对老年病非常实用和有效[1]。膏方对老年病调治，需从整体出发，全面考虑，综合分析，从复杂的病症中找出需要干预的主要矛盾，采用整体的防治方法，才能照顾到所有病症，避免顾此失彼，有助于从整体上恢复机体的阴阳、气血平衡的状态。膏方药味比较多，有综合全面调整作用，制剂方法简单，适合长期服用，这就是膏方调治老年病的优势所在。

二、肾虚是老年人发病之根，补虚重在调和阴阳

肾为先天之根基，内藏真阴真阳，与人体的生长、发育、衰老有密切的关系。《素问·上古天真论篇》关于天癸的变化规律表述为："女子七岁，肾气盛，齿更发长；……五七，阳明脉衰，面始焦，发始堕；六七，三阳脉衰于上，面皆焦，发始白；七七，任脉虚，太冲脉衰少，天癸竭，地道不通，故形坏而无子也。"又曰："丈夫八岁，肾气实，发长齿更；……五八，肾气衰，发堕齿槁；六八，阳气衰竭于上，面焦，发鬓颁白；七八，肝气衰，筋不能动，天癸竭，精少，肾脏衰，形体皆极；八八，则齿发去。"明代虞抟在《医学正传》中曰："肾气盛则寿延，肾气衰则寿夭。"这些著名论述说明肾气直接影响人的生长、衰老。老年人衰老程度、寿命长短与肾气强弱具有直接关系。老年人由于肾虚精亏，常出现面色㿠白、头晕眼花、行动迟钝、记忆力减退、多言善误、懒动好卧、腰腿酸软、遗精阳痿等症状。

根据阴阳互根的理论，调补肾之阴阳是治疗老年病关键所在[2]。治疗时首先要分清疾病的性质是属阴虚或阳虚或阴阳俱虚。根据"阴中求阳、阳中求阴、阴阳互补"的治疗法则。临床上，笔者常以张景岳的左归丸（补阴主方）与右归丸（补阳主方）为基础方。真阴不足宜滋阴补肾，育阴而潜阳，用生地黄、熟地黄、山药、山茱萸、女贞子、枸杞子等滋补肾阴，填精补髓。方中佐以菟丝子、巴戟天补阳之品，以阳中求阴；阴虚阳亢配钩藤、天麻、白芍、石决明潜阳。肾阳不足，选用菟丝子、巴戟天、肉苁蓉、淫羊藿等补阳之品，辅以熟地黄、枸杞子、女贞子、山药等养阴药，以阴中求阳，同时分别选用龟甲胶、鹿角胶等血肉有情之品峻补阴阳、填精生髓，从而达到"阴平阳秘，精神乃治"的状态，这是中医的平衡观。笔者认为，老年人膏方用药时间长，要力避桂、附等大辛大热之品，以免耗损真精之虞。

三、脾虚是老年人发病之本，健脾不忘疏肝和胃

人身之阴阳、气血、脏腑之斡旋升降，全赖脾胃之气的滋养运化。李杲（东垣）在《脾胃论》中指出："阴精所奉，谓脾胃既和，谷气上升……故其人寿；阳精所降，谓脾胃不和，谷气下流，……故其人夭。"说明脾胃精气的奉养，在人体寿命中的重要性。老年人脾胃功能日趋衰退，出现食少纳呆、脘腹痞闷、肢倦乏力、便溏或便秘等脾胃亏虚或不运症状。张景岳在《景岳全书》中提倡："养生家必当以脾胃为先，……善养脾胃之道，所以便能致寿。"笔者临床补脾常以四君子汤，养胃阴以益胃汤为主，用党参或太子参、炒白术、茯苓、莲子、山药、石斛甘平之剂补益脾气，补后天之本，以充先天之根。膏方慎用木香、厚朴、半夏辛温燥热之剂以免理气伤津。若用只能短期少量使用，当以"土得木而达之"之意，选用香橼、佛手、绿萼梅、玫瑰花、娑罗子、麦芽等药性平和、气薄之品，疏肝和胃以运脾路。

四、老年病补虚应兼顾祛邪，注重祛瘀化痰

老年人发病多因脏气虚损，代谢无力，阴阳失衡，而呈现虚实夹杂的病理状态。虚者膏方用药既要"形不足者温之以气，精不足者补之以味"，还要根据患者症状，针对邪实的病理状态，适当辅以祛邪之品，或活血化瘀，或祛痰化浊，或理气解郁，补中寓泻，泻中寓补，从本而治，兼顾标证。

年老者真元之气渐衰，无力推动血行，致使血液运行涩滞不畅，形成瘀血内潜的状态，这些老年患者在临床上多表现为面色晦暗、巩膜混浊、皮肤色素沉着、舌唇紫暗、舌下脉络迂曲等血瘀征象。引起老年人血瘀的主要原因有阳虚寒凝致瘀、阴虚熬血成瘀、气虚血涩致瘀、血虚不盈成瘀等。致瘀原因不同，选药应有所侧重，但扶正化瘀是始终遵循的法则。活血化瘀药物有丹参、三七、川芎、当归、赤芍、红花、莪术、水蛭等，与益气、温阳、滋阴、养血、行气之法结合起来，从而达到活血而不伤正、补虚以助活血的目的。

老年人可因肺、脾、肾亏虚而生痰。肺虚气不化津而成痰，脾虚不运聚湿而生痰，肾虚津不归正而为痰。痰浊是老年病的病理产物，不仅表现在肺部，

还可表现在人体其他脏器、经络之间。现代对痰的实质进行研究，认为痰浊与脂肪代谢紊乱、能量代谢障碍、血液流变学异常、免疫功能紊乱及基因表达异常等有关。故对痰的治疗，不能单纯见痰治痰，应从痰的本源入手，益肺以祛痰、健脾以杜痰源、补肾以导其归藏，脏气强而痰自不生。而且治痰必治气，气顺则一身津液亦随之顺也。笔者常以二陈汤为主灵活化裁治疗痰证，临床常用的化痰祛痰中药有竹茹、天竺黄、全瓜蒌、薤白、法半夏、制胆星、浙贝母、桔梗、海藻、昆布、石菖蒲、郁金、陈皮、莱菔子、香橼、白芥子等。根据停痰部位、痰之寒热及兼夹证选择应用。

五、集精、气、神为一体，以达祛病益寿

调治老年病应该以恢复人体精、气、神为根本。"精"是人体生命活动的本源及物质基础，"气"是人体生命活动根本动力，"神"是精神意识及生命的外在征象。有精才有气，有气才有神，三者之间有内在联系。精盛，气足，神旺；精亏，气虚，神衰。三者是人身之三宝，是人体生命存在的关键，也是老年人保持健康长寿的根本。在膏方中应该特别注意精、气、神的调补。临床补精以厚味药物如熟地黄、山茱萸、枸杞子、菟丝子、巴戟天养精补髓，取其补而不滞、温而不燥。用熟地黄补髓生精时，可佐用砂仁行气调中，以免过腻滞中。补气以黄芪、人参或党参、白术、山药补中益气，平补脾土，佐以佛手、陈皮、甘松、麦芽等醒脾理气和胃，也可加用苍术，取其气味辛香，运脾化滞，既消膏方中补品的滋腻之性，又助脾胃运化吸收。以酸枣仁、远志、茯神、合欢花等养心安神。还要根据患者现有的症状，针对原有宿疾，做到"损有余而补不足"，调补兼施，寓治于补。在总体膏方的布局中，做到补中有泻、补中有消、补中有通、补中有调、补虚不恋邪、补虚不碍胃，形成聚精、养气、有神之效果，达到祛病益寿之目的。

总之膏方阴阳同调，气血并补，有补有治，适用于脏腑、阴阳、气血亏损，尤其是脾肾亏损严重以及虚实夹杂的患者[3]。只要我们掌握老年病的主要病证特点，立足中医药防治老年病的主要优势进行调理，合理应用膏方，就能达到预期效果。

六、阿尔茨海默病膏方医案举例

陈某，男，78岁，退休干部。2020年12月10日初诊。以神情呆滞，步履不稳3年多为主诉。患者既往有冠心病、脑动脉硬化、腔隙性脑梗死病史。近半年来常诉头晕耳鸣，遇事多忘，肢端麻木，服西药无明显改善。就诊症见面色晦暗，静默寡言，反应迟钝，口齿含糊，纳呆食少，偏右侧上下肢活动无力，腰膝酸软，舌质暗淡边有瘀斑，脉沉缓而涩，双尺弱。

诊断 阿尔茨海默病。

辨证 脾肾两虚，痰瘀内阻，清窍不灵。

治则 补益脾肾，理气化瘀，涤痰开窍。

方药 自拟益智转呆灵汤加减。

核桃仁300克　菟丝子200克　枸杞子300克

熟地黄200克（砂仁15克搅拌）　太子参200克　黄芪200克

山药300克　白术200克　丹参150克　三七50克　海藻150克

川芎100克　石菖蒲50克　郁金100克　佛手100克　葛根200克

牡蛎300克

配龟甲胶200克、鹿角胶200克、饴糖300克。上药1料，按膏方制作流程收膏，冷却后装入药用容器内备用。早晚各服1汤匙，温开水调服。服用膏方期间，忌饮浓茶，忌食辛辣、酸冷、油腻之物，多食蔬菜、水果，做好患者思想开导工作。

以上连续服用3料，老人神识逐渐好转，步态不稳、肢体麻木有改善，知饥，食欲增进，能同家里人简单交谈。

按语 阿尔茨海默病，多因脾肾两虚，痰血瘀阻，清窍失灵所致。病情迁延，顽固难治，必须坚持膏方调理，有助于病情缓解。本方用菟丝子、枸杞子、核桃仁、熟地黄、龟甲胶、鹿角胶补肾之阴阳；黄芪、太子参、山药、白术、饴糖益气健脾；川芎、丹参、三七活血祛瘀以搜剔脉络之瘀阻；海藻、石菖蒲、郁金化痰通络，醒神开窍；葛根、牡蛎滋阴增液，软坚散结；佛手醒脾开胃又能化痰，以改善食欲。全方补脾肾之气以健脑益髓，祛痰化瘀以扫除内扰之痰瘀，净化血液，使邪去而正安，改善脑髓"元神之府"之功能。

参考文献

［1］马杭琨，王海云，徐凤芹．膏方在老年病养生保健中的作用［C］//中国医师协会，中国医师协会中西医结合医师分会．2014中国医师协会中西医结合医师大会论文摘要集．北京：中国医师协会中西医结合医师分会，2014：123.

［2］孙楠楠，陈民．陈民运用膏方调补脾肾治疗老年病经验［J］.中医药临床杂志，2016，28（6）：782-784.

［3］李航．杨少山运用膏方调治老年病经验浅谈［J］.中华中医药杂志，2007，22（11）：780-782.

泄泻用方推荐与心法要诀

◎唐江山

中医泄泻一病,《黄帝内经》最早以"泄"称之,汉唐方书包括在"下利"之内,唐宋以后才统称"泄泻",其中"泄"与"泻"含义有别。泄者,漏泄之意,大便稀薄,时作时止,痛势较缓;泻者,倾泄之意,大便之下,如水倾注,病势较急。虽然两者有缓急之别,临床所见往往难以截然分开,故统称之"泄泻"。根据证候不同,"鹜溏""飧泄""洞泄""肠风""下注"等都属"泄泻"范畴。下面谈三个问题。

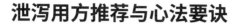

一、释病机,大肠之病,其本在脾,兼及肝肾

泄泻之因,虽有寒、湿、暑、热之不同,但以湿邪为主。《素问·阴阳应象大论篇》谓:"湿胜则濡泻。"从发病脏腑而言,其本在脾。《景岳全书·泄泻》谓:"泄泻之本,无不由于脾胃。"湿邪最易伤脾,脾虚最易生湿,所以讲,脾虚湿盛是发生泄泻的基本病机。此外肝、肾等脏腑功能失调,亦会引起泄泻。脾主运化、升清,有赖于肝之疏泄,故有"土得木而达"之说。肝失条达,气机郁滞,横逆犯脾,使脾失健运而导致泄泻;久泻脾虚,土虚木贼,肝木乘土,又成脾虚肝郁之泄泻。肾为先天之本,脾为后天之本,命门之火能助脾胃腐熟水谷,泄泻迁延日久,损伤肾阳,肾又为胃之关,肾阳虚衰,命门火不足,不能温养脾胃,脾失健运以致泄泻顽而不愈。

二、论证治，辨病分型，当别急慢，严防脱证

泄泻有暴、久之分。急性泄泻多为寒湿、湿热及伤食，属邪实之证，正气未虚，其发病虽急，但常于数日内可得到控制。慢性泄泻多为脾胃虚弱、肝脾失调、脾肾阳虚，属正虚之证，其病势较缓，病程较长，常伴缠绵难愈。各证病情常交互掺杂，形成寒热错杂、正虚邪实之证。实证可夹虚，虚证可夹实。急、慢性泄泻又可互相转化。急性泄泻如因失治、误治，以致损伤脾胃，迁延日久，难于速愈；慢性泄泻如调养失宜，复感外邪，内伤饮食，又可急性发作。泄泻当随证灵活施治，注意夹杂变化，不可拘于暴、久之分。

笔者斟酌古今医家经验，结合自己临证心得，将泄泻分为6个证型。

1. 寒湿困脾证

见症 大便清稀，甚至泻下清水，腹痛肠鸣，恶寒发热，脘闷食少，小便短小，舌淡，苔白腻，脉浮或濡缓。

治则 散寒化湿，健脾止泻。

选方 温散寒湿止泻汤。

用药 藿香、紫苏叶、苍术、白术、厚朴、陈皮、干姜、茯苓、炙甘草。表寒重加防风，夹食积加焦三仙，小便不利合五苓散。

推荐方 升阳益胃汤（《脾胃论》）：黄芪、党参、半夏、羌活、独活、防风、白芍、陈皮、柴胡、白术、茯苓、泽泻、黄连、生姜、大枣。用于外感风湿，劳倦伤脾，胃阳不振而见体重节痛，恶风怕冷，大便泄泻，食不知味者。

2. 肠道湿热证

见症 腹痛泄泻，大便急迫，势如水注，泻下秽臭，肛门灼热，烦热口渴，小便短赤，舌红苔黄腻，脉滑数。

治则 清热利湿，厚肠止泻。

选方 清热利湿止泻汤。

用药 葛根、野麻草、黄连、木香、滑石、甘草。表热重加金银花，夹食积加炒麦芽、焦山楂，恶心呕吐加姜竹茹，腹痛加白芍，大便不爽加枳实，小便黄赤加车前子。（注：野麻草，味涩微苦，性平，为福建民间草药，具有清

热解毒，收敛止泻作用。）

推荐方 （1）清化饮（杨春波）：仙鹤草、地榆炭、茵陈、黄连、豆蔻、佩兰、薏苡仁、厚朴、白扁豆、赤芍。功能清热祛湿，调气舒络。主治湿热蕴肠证，见腹泻黏液或脓血便，口苦，舌苔黄腻，脉滑数或濡数。湿偏盛去豆蔻、白扁豆、赤芍，加苍术、草果、泽兰；热偏盛去豆蔻、厚朴，加黄芩、知母、白头翁。

（2）乌梅败酱方（路志正）：乌梅、败酱草、黄连、木香、当归、白芍、枳实、太子参、白术、茯苓、葛根、炙甘草。功能清热利湿，健脾抑肝。主治慢性腹泻，见大便黏滞或带脓血，腹痛腹胀，或里急后重，脘腹痞闷，纳少乏力，面色苍白，舌质暗滞，苔腻，脉弦缓滑。大便脓血，口苦，舌苔黄，脉弦滑属热盛邪实者，减太子参、白术，加白头翁、秦皮、大黄炭、炒槟榔；胃脘痞闷，舌苔白腻，湿偏重者，酌加薏苡仁、豆蔻。

（3）仙桔汤（朱良春）：仙鹤草、桔梗、乌梅炭、白槿花、炒白术、木香、白芍、炒槟榔、甘草。功能清化湿热，补脾敛阴。主治慢性泄泻反复发作，腹痛腹胀，大便溏薄，夹有黏液，间见少许脓血。

以上3方均有清热利湿作用，而清化饮偏于主治湿热蕴肠实证，乌梅败酱方、仙桔汤主治肠道湿热的虚实夹杂证。

仙鹤草，其性味辛而涩，除善止血外，并有止泻、治痢、强壮作用。清化饮、仙桔汤都用到仙鹤草。

白槿花，又名木槿花，甘平微寒，清热利湿，解毒凉血，用于湿热泄泻、淋证、白带。现代研究表明白槿花对艾氏腹水癌有明显的抑制作用，对肠癌、肺癌、宫颈癌、胃癌都有抗癌作用。

败酱草，辛苦微寒，功擅清热解毒，活血排脓，用于痈肿疮毒、瘀滞腹痛。

3. 脾虚湿阻证

见症 大便溏薄，腹痛肠鸣，少食纳呆，体倦乏力，舌淡红，质胖嫩，苔白腻，脉细弱。

治则 健脾益气，运中止泻。

选方 健脾化湿止泻汤。

用药 党参、麸炒苍术、土炒白术、茯苓、芡实、扁豆、陈皮、砂仁、炙甘草。脘腹胀痛，加乌药、木香；湿郁化热，舌苔黄白相兼，加野麻草、少量黄连；脾阳不足，阴寒内盛，合理中汤；气虚体倦，大便滑脱不禁，加黄芪、升麻、赤石脂。

推荐方 七味白术散（《小儿药证直诀》）：党参、白术、茯苓、藿香叶、木香、葛根。功能健脾益气，和胃止泻。主治脾胃虚弱，呕吐泄泻，肌热烦渴。

赤石脂，酸涩甘温，功擅涩肠止泻、收敛止血，能吸附消化道的有毒物质、细菌毒素及食物异常发酵的产物而起止泻作用，能够保护消化道黏膜，防止胃肠道出血，亦可治子宫、痔疮出血。

4. 肝脾失调证

见症 腹痛即泻，泻后痛减，伴有肠鸣矢气，嗳气纳差，常因情绪变化而致泻，舌红苔薄白，脉左关弦，右关缓。

治则 抑肝扶脾，缓急止痛。

选方 抑肝扶脾止泻汤。

用药 柴胡、炒白芍、防风、土炒白术、茯苓、陈皮、香附、炙甘草。大便泻下水样物，加干姜、车前子；食积，加炒鸡内金、焦麦芽；泻下垢腻，加野麻草、黄连；腹胀痛，便下不爽，烦闷呕吐，手足欠温，舌质胖，苔白腻且黄，为寒热错杂而正气虚者，改用具有缓肝调中、清上温下的乌梅丸加减。

推荐方 痛泻要方（丹溪心法）：土炒白术、炒白芍、防风、陈皮。功能补脾柔肝，祛湿止泻。主治脾虚肝旺之泄泻。久泄者，加炒升麻；舌苔黄腻者，加黄连、木香。

5. 脾肾阳虚

见症 泄泻日久反复不愈，大便清稀或完谷不化，畏寒肢冷，舌胖淡，苔白，脉沉细。

治则 温补脾肾，固肠止泻。

选方 健脾温肾止泻汤。

用药 党参、焦白术、炮姜、煨肉豆蔻、补骨脂、炙甘草。晨泻明显合四神丸；肾阳虚衰加炮附子；小腹痛甚加乌药、小茴香。

推荐方 温中止泻汤（王道坤）：党参、炒白术、干姜、炮姜、茯苓、葛根、藿香、木香、砂仁、诃子、石榴皮、仙鹤草、炙甘草。功能温中补脾，和胃生津，渗湿止泻。主治脾胃阳虚，清阳不升，湿浊内停所致的泄泻病。脾肾阳虚者，酌加黑附子（久煎）、补骨脂、煨肉豆蔻。

肉豆蔻，辛温，温中行气，涩肠止泻，用于脾胃虚寒，久泻不愈。使用时应注意，肉豆蔻主要含挥发油，生品内服有滑肠之弊，且有较强的刺激性。肉豆蔻还含有醚类，具有一定毒性，所以肉豆蔻内服必须经过炮制，才能降低不良反应，减少刺激，同时又可增强止泻效果。用量 3~6 克，不宜过大，适可而止。

三、守要诀，权衡标本，审时度势，药食兼施

治疗泄泻要有层次。暴泻需用散寒湿、清湿热、消积滞、分清浊诸法；久泻多用温补、升提；寒热错杂者，寒热并用，补消兼施。泄泻日久不愈，神色疲惫，泻下日夜无度，当急于防脱固涩以止泻。治疗中要重点抓住 6 个要诀。

1. 运脾与健脾灵活运用

无论何种证型，要始终掌握"健脾与运脾固中州"的原则。然脾胃属土而喜甘，故欲补脾胃，则多以甘药调之。《黄帝内经太素·五脏脉诊》曰："甘味之药调其脾，脾胃气和，即四脏可生也。"而泄泻多为脾伤积湿，甘味虽利于脾，但不利于湿。故暴泻以运脾胜湿为主，即芳香化湿。燥能胜湿，用苍术、白术、藿香、厚朴、豆蔻等运脾醒脾燥湿。泄泻日久，脾气已衰，湿邪不盛者，多用甘温健脾，如参苓白术散、四君子汤之类健脾益气药。两者灵活应用最为关键。

对于寒湿困脾用散寒燥湿药，脾胃湿热用清热燥湿药，但都不宜过量多用，以防苦温化燥、苦寒伤胃，应中病即止，以护胃气，因此治泻用药"当以淡剂利窍为佳"。

2. 风药能升阳胜湿

脾为湿困，中气遏阻，清浊不分，在健脾药中常佐以升阳药，如防风、羌活、升麻、柴胡、葛根之类，取"风能胜湿"之意。风药多气轻微香，能

鼓舞振奋脾阳，宣开肺气，使脾之清气得升，浊气得降，三焦通利，水湿可化，脾胃枢纽恢复正常运化功能。而健脾止泻用风药，药量宜轻，少少与之，轻可去实，若用量大则反而疏泄太过而泄泻更甚。

3. 利小便当辨虚实

湿邪是泄泻的主要致病因素，治泻必须祛湿。而祛湿之法，各有不同。有用藿香、佩兰、豆蔻等芳香化湿者；有用猪苓、泽泻、车前子类利水以祛湿者；有用茯苓、薏苡仁、扁豆渗淡以除湿者；有用苍术、厚朴、草果苦温燥湿者。若水湿聚于肠道，大便洞泻不止，小便则短少不利，唯有分流水湿，从小便分利，为祛湿之捷径，此为利小便而实大便之法，故此法适用于湿盛实热证。久泻多为脾虚失运或脏腑生克所致，虽有水湿，乃渐积而成，非顷刻之病变，故迁延难愈，应以运脾为要，久病虚证若利小便则伤正气。对泄泻日久或暴泻不止而见舌干红，苔光剥，口干喜饮，皮肤干燥，目眶凹陷的脱水证，不得再分利小便，如再强以利水，可导致真阴更枯涸。

4. 久泻未必纯虚

一般而言，暴泻属实，久泻属虚，而临证却常见虚中夹实之证，至虚之处便是客邪之所，应以扶正祛邪，脾虚以健运为主，邪滞于中则须消补兼用。慢性泄泻，临证时往往有脾虚气弱的一面，又有邪气滞留的存在，形成虚实夹杂、寒热交错之证，此时恰当用半夏或生姜或甘草泻心汤，或用黄连汤，或用连理汤，或用七味白术散，或用痛泻要方等以寒热并用，邪正兼治，肝脾并调，达到扶正祛邪之功效。回过来讲，久泻毕竟正气已虚，兼用祛邪也应掌握分寸，把握时机，不宜太过，否则反损正气。这是问题的两个方面，必须运用辨证法。

5. 涩肠止泻审时度势

常理认为，凡实证、热证，邪未尽不宜过早用固涩药，否则闭门留寇而湿滞内留。这应辨证看问题，如果邪虽未尽，然而正气已虚而滑泻不止者，应在扶正祛邪基础上佐以收涩药。根据笔者临床观察，用涩肠止泻药，未必按暴泻、久泻之分。有的暴泻，日夜无度，呈水样便，在辨证方中加以涩大肠药，不用利小便药，保住水分，泄泻减少了，小便当能自利。如暑湿泻用藿香正气散，食积泻用保和丸加少量炒草豆蔻，既能燥湿行气，又可温中止泻；热泻用葛根芩连汤加煨诃子，既可清热燥湿，又可收涩敛阴；小儿消化不良泄泻用异功散或健脾散加炒鸡内金、焦山楂、炒芡实、金樱子，既可健脾消食，又可涩肠止泻等。无论暴泻或久泻，赤石脂既能保护消化道黏膜，又能吸附肠道有害物质而起涩肠止泻作用。当然不可不治邪而使用涩法，必须是佐而治之，应该记住这一点。临证留心泄泻一证，往往易耗脾阴，竭胃液，故无论暴泻、久泻，应审时度势考虑固涩，这是用药心得。

6. 药补食疗宜兼施

《素问·藏气法时论篇》云："毒药攻邪，五谷为养，五果为助，五畜为益，五菜为充，气味合而服之，以补益精气。"这就是告诉我们在使用药物治病时配合食疗以补益精气，维护胃气，使水谷精微得以消化，药物充分吸收而发挥作用，对身体恢复无疑是有益的。食疗以清淡易消化、富有营养之物为主。如苔腻者不要食滋腻之品，阴液亏虚者少食辛辣之物，脾肾阳虚者不要贪凉饮冷，大便稀溏者少食不消化之物，等等，以避免损伤脾胃功能，影响药物治疗。

泄泻常因饮食不当、情志不畅、劳倦过度、感受外寒而诱发加重，因此，要常嘱病者注意劳逸结合，生活细心调摄，保持心情舒畅，做到防治并举。

中医药治疗泄泻有几千年积累的经验，有较大优势，其实用性强，灵活性大，覆盖面广，有着广阔的施展空间，具有丰富的内涵、强大的生命力，我们应该相信、重视、珍惜中医药在泄泻中的传承应用，使之发扬光大。

参考文献

［1］唐江山，张峻芳，余光清.杏林撷英：唐江山中医传承实录［M］.福州：福建科学技术出版社，2016.

［2］王文荣.杨春波主任治疗溃疡性结肠炎学术特点和经验总结［J］.福建中医药，2011，42（2）：20-21.

消化道癌症的用药与治验新悟

◎唐江山

一、"癌症"一词的由来

"癌症"通常又称"恶性肿瘤"。"癌症"一词源于古希腊，由希腊医圣希波克拉底命名，原意是指"Crab"，即螃蟹，意思指"癌症"像螃蟹一样，躯体质地坚硬，外貌可怕，张牙舞爪，四处蔓延、侵袭、破坏，危害机体，类似螃蟹"横行无道"的行为。我国最早的医书《黄帝内经》中，就记载了不少消化道癌症，如"积聚""噎膈"等。而"癌"字最早见于宋代的《卫济宝书》一书，描述了癌症质坚如岩石一般，并可集结叠垒的特征。

二、常用中药治消化道癌症效验选要

1. 菝葜

清热解毒，利湿消肿。常用治胃癌、食管癌、肠癌、肝癌等属热毒内蕴、水湿壅滞者，能使少数患者肿瘤缩小，个别可得到根治。本品祛邪而不伤正。用量 10~30 克。

2. 白花蛇舌草

清热解毒，散结消肿，抗癌。常用于治疗各种癌症，尤其对消化道及淋巴系统的恶性肿瘤等属热毒瘀阻、水湿内停者有良好疗效。主要是刺激网状内皮系统增生和增强白细胞吞噬功能，促进抗体形成。用量 15~30 克，大剂量可用至 60 克。

3. 半枝莲

清热解毒，散瘀消肿，抗癌抑癌。常用于治疗各种癌症，尤其对原发性肝癌、食管癌、急性淋巴型白血病等属热毒蕴结、水湿内盛、瘀血阻滞者有良好疗效。药理研究表明，半枝莲有较好的抗癌效能。用量 10~30 克。

4. 蒲公英

清热解毒，消肿散结。常用于治疗胃癌、食管癌等属热毒蕴结者，有较好的抗癌效用，对癌细胞有抑制其活性的作用，此外还有抗胃黏膜损伤及抗胃溃疡、利胆作用。用量 15~30 克。

5. 肿节风

清热解毒，活血祛瘀。辛、苦，平；有小毒。常用于治疗胃癌、肠癌、胰腺癌、食管癌、肝癌及白血病等属热毒、瘀血壅积者。对腺癌有抑制作用，还有抗菌、抗溃疡及保护心肌、抗缺氧等作用。用量 10~30 克。

6. 莪术

散积祛瘀，行气止痛，抗癌抑癌。常用于治疗肝癌、胃癌、肠癌、宫颈癌、卵巢癌、淋巴瘤等属气滞血瘀者，有确切疗效。莪术有抑杀癌细胞和增强机体免疫功能的双重作用，对胃癌前病变配黄芪有一定阻断作用。莪术油注射液对癌细胞有明显的直接破坏杀伤作用，并且有作用快而强的特点。用量 10~30 克。

7. 石见穿

活血散结，利气止痛。常用于治疗胃癌、肠癌、肝癌、食管癌及肺癌等属瘀血阻滞者。对肿瘤所致疼痛也有一定的止痛作用。用量 15~30 克。

8. 急性子（凤仙子）

活血散瘀，软坚消积，抗癌肿。辛、微苦，温；有小毒。常用于治疗食管癌、胃癌等，有较好疗效。药敏实验显示，急性子对胃淋巴肉瘤细胞有抑制作用。用量 6~15 克。

9. 七叶莲

活血止痛，祛风除湿。常用于治疗癌痛。对肿瘤所致的疼痛有止痛效果，用量 15~30 克。七叶莲针剂肌内注射效果胜于阿托品，且无成瘾性，单味水煎口服也有止痛效果。现已制成七叶莲片，痛时一次 2~4 片。

10. 菱角

为千屈菜科植物欧菱的果实。补脾益气，解毒散结，抗癌抑癌。常用于治疗胃癌、肝癌等属脾虚热毒者。其种子水浸液可抑制小鼠艾氏腹水癌与肝癌 AH-B 细胞的生长。用量 30~60 克。

11. 壁虎（守宫）

解毒散结，抗癌抑癌。咸，寒；有小毒。常用于治疗食管、胃、肠、肝、肺等部位的癌瘤属风热毒结者，尤其对食管癌有较好疗效。用量煎汤 2~5 克，入丸散 1~1.5 克，研极细末，用蜂蜜调之，缓缓含化，使药力直达病灶。进食哽塞严重时，作短期缓急服用。

12. 刺猬皮

行瘀止痛，止血固精。常用于治疗胃癌、癌痛。对胃癌细胞有抑制其活性的作用，对癌性疼痛有直接的镇痛效果。用量煎汤 5~15 克，散剂每次 1.5~3 克。

13. 鹅血

解毒消肿，活血祛瘀。微毒。常用于治疗胃癌、噎膈反胃等属热毒、瘀血阻滞者。《张氏医通》言："鹅血可激发胃中宿滞，总取以血攻血而无峻攻伤胃之虞。"现代药理研究表明，鹅血有增强免疫功能、抗肿瘤等作用。用量每次 100~200 毫升，开水冲服，或直接鲜血趁热生饮。

14. 仙鹤草

解毒消肿，收敛止血，消积止痢，补虚健脾。常用于治疗食管癌、肺癌、胃癌、肝癌、肠癌等属热毒壅滞，正气不足或明显出血者，有确切疗效。体外试验证实，仙鹤草在较高浓度时能强烈抑制癌细胞增殖，而对正常细胞不但无任何副作用，反而能促进其增殖。用量 15~60 克。

15. 木槿花（白槿花）

清热解毒，利湿消肿。常用于治疗胃癌、肠癌、肺癌等癌瘤属热毒内盛、湿热蕴结者。药理研究证实，白槿花对艾氏腹水癌有明显的抑制作用，配合白花蛇舌草、仙鹤草可用于治疗肠癌。用量 5~10 克。

16. 马鞭草

清热解毒，活血散瘀，利水消肿。常用于治疗胆囊癌、癌性胸水或腹水属瘀血阻滞或热毒内盛者。用量 10~30 克。

17. 灵芝

补肺健脾，益精气，强筋骨。常用于治疗肺癌、肝癌、胃癌、白细胞减少症等属正气亏虚者，配黄芪、女贞子有益气强壮作用，治肿瘤放化疗后体虚。用量 10~30 克。

18. 猪苓

利水渗湿，除痰散结。常用于治疗肝癌、肺癌、胃癌、肠癌等属水湿痰浊停聚者。现代研究表明，猪苓具有抗肿瘤、抗放射、抗菌、利尿、增强免疫力等作用。猪苓多糖能提高免疫功能，促进白细胞增殖，有抗癌作用。用量 10~15 克。

19. 九香虫

理气止痛，温肾壮阳。常用于治疗胃癌、食管瘤、癌痛属阳虚气滞者。用量 6~10 克。

20. 三七

化瘀止血，活血定痛。常用于治疗食管癌、胃癌、肠癌和癌性疼痛等属瘀血阻滞或兼出血者。现代研究表明，三七中的有效成分总皂苷可通过直接抑杀肿瘤细胞，抑制肿瘤细胞的生长或转移，诱导肿瘤细胞凋亡，并能增强和刺激机体免疫功能等，从而起到抗肿瘤的作用。用量研末，每次 3 克，晨间吞服。

21. 红景天

益气活血，散瘀消肿，抗脑缺氧。常用于治疗消化道肿瘤属气虚瘀热者。能增强自身免疫力，抑制肿瘤生长，控制转移。用量6~15克。

三、健脾理气、解毒消瘀为治疗消化道癌症总法则

经过临床观察，消化道癌症患者除了相应癌症的特殊症状外，常有一些共同症状，如面色少华、四肢疲乏、纳呆少食、脘腹胀痛、泄泻或便秘、舌质淡红或有齿痕，脉多细弱等脾胃气虚症状。若脾气虚弱，气血生化乏源，导致气血亏损，卫外无能，则邪毒乘虚内侵，导致痰浊内生，营卫壅滞，气滞血瘀而成癥积。而内生之癌肿，又会进一步影响脾胃运化吸收，则肌肉四肢无以充养，体质日衰，出现形体消瘦等恶液质状态。晚期则以气血亏虚，津液枯槁，脏器衰竭为主。因此，消化道癌症的主要病机是脾虚，治疗应以健脾理气为主。当然，消化道癌症的发展过程中，从脾胃的损害开始，由脾虚而致气滞，以此可累及其他脏腑，而形成热毒、湿热或血瘀等标实互结，导致虚实夹杂。因此，脾虚是本，以健脾理气为主要治则，应贯穿于治疗消化道癌症的全过程，从脏腑入手，再根据病机变化，结合清热解毒、理气消瘀、软坚散结、以毒攻毒法等进行施治，达到扶正祛邪的目的。现将核心用药概述如下。

（一）扶正培本方面

重点在健脾，以四君子汤为主。根据实验室研究报道，通过细胞培养技术观察到健脾中药对癌细胞有一定的杀伤作用，而杀伤力最大是四君子汤的全方。四君子汤和白术等健脾类中药对癌细胞的杀伤有增效作用，并可使正常细胞免受毒类药物的伤害。这结果提示：在临床中合理选择化疗药物和健脾类药物同时应用，可增强化疗药物的杀伤作用，并使机体正常细胞免受化疗药物的伤害，从而减少化疗药物的副作用[1]。

健脾药物炒白术、生黄芪等单味中药和四君子汤等还具有明显的反突变作用[2]。

癌的转移是消化道癌症患者的致死原因之一。研究显示，以健脾胃为主的

方剂对胃癌患者的肝、肺、腹膜有抑制肿瘤转移作用；健脾中药选择性地杀伤这些具有高转移潜能的细胞，从而达到抑制癌症转移作用[3]。

因此可以看到，有癌体必虚，有虚首要在健脾。笔者常在益气健脾基础上再配以枸杞子滋补肝肾；配灵芝扶正固本，补五脏之气，滋补强壮。

以益气、健脾、补肾为主的扶正培本中药应用，能够改善人的体质，增强机体的抗病能力，抑制癌细胞生长，减轻放疗、化疗的副作用，减少复发，达到抗癌、抑癌效果，从而提高生存率，改善生活质量。

（二）祛邪消癌方面

1. 理气化瘀

以莪术、三棱、丹参、赤芍、三七、王不留行、七叶莲、刺猬皮、徐长卿、石见穿、马鞭草、鹅血、乳香、没药、延胡索、九香虫为主。

理气化瘀中药有助于肿块的消散，防止血瘀凝滞，改善微循环，促进增生或变性的结缔组织复原，预防放射性纤维化，降低瘤栓的发生率，缓解癌性疼痛。

本类药物易耗气动血，妇女月经过多及出血证无瘀血现象者应忌用，孕妇慎用或忌用。

2. 清热解毒

以白花蛇舌草、半枝莲、肿节风、菝葜、蒲公英、仙鹤草、木槿花、菱角、红景天为主。

清热解毒中药有较强抗癌活性，能有效控制和消除肿瘤周围的炎症、感染，增强细胞免疫功能和体液免疫功能。

此类中药性味多苦寒，易伤胃，用药应注意护胃。

3. 软坚散结

以夏枯草、牡蛎、海藻、僵蚕、预知子、瓜蒌、山楂、瓦楞子、白芥子为主。

软坚散结中药可使肿瘤体积缩小，瘤细胞变性坏死。

此类中药不少是含碘的，血碘浓度高的患者当属禁忌。

4. 以毒攻毒

以壁虎、斑蝥、肿节风、急性子为主。

以毒攻毒中药有攻坚蚀疮、破瘀散结、消肿除块之效，大多有较强的抑制和杀灭癌细胞作用。

以毒攻毒只适用于"积坚气实"者，而且要严格炮制，祛除毒性，按《中华人民共和国药典》规定控制用量，在扶正培本的基础上加以应用，并做到中病即止，确保用药安全有效。

四、临证治验案例

◆ 病例一：食管癌

叶某，男，68岁，职工。2002年9月2日初诊。由于长期情绪忧思郁闷，食欲不振，而后出现进食作噎，曾多处求医，未见好转。胃镜检查提示食管下段癌，病理活检报告为食管低分化鳞癌。因年老体弱，不宜手术，只接受放射治疗，请中医治疗。症见进食梗塞，胸骨后隐痛，咳吐白黏痰，缓进流食，形体消瘦，面色萎黄，大便干结，3~5日一行，舌暗紫，苔薄白，脉细缓。

诊断　噎膈（食管癌）。

辨证　脾虚气滞，痰毒瘀结。

治则　健脾理气，消瘀解毒。

方药　潞党参20克　白术（麸炒）10克　灵芝15克　佛手10克
　　　　枳实（麸炒）10克　莪术15克　急性子10克　石见穿15克
　　　　威灵仙15克　丹参15克　菝葜30克　白花蛇舌草30克
　　　　瓜蒌20克　炙甘草3克

每日一剂，水煎2次，混合分3次频服。

壁虎（守宫）1条，用米炒至焦黄，研极细粉，分2次调蜜早晚吞服。

2002年9月20日，上方连服1周后，吞咽稍顺，大便转软，仍感疲乏无力，面部浮肿，上方停服守宫粉，去瓜蒌，加黄芪20克、茯苓15克，继服4周。

2002年10月18日，症状逐渐减轻，缓进稀粥，诉口舌干燥，上方去急性子、佛手、威灵仙，党参改用太子参，加麦冬15克、石斛15克、枸杞子15克，以此方为基础，根据症状变化略作加减，连服 6 个月。

2003 年 4 月 25 日，病情稳定，能进食一般食物，体重增加，精神改善。宗前法继续调治。

1 年后经胃镜复查，食管癌灶消失。

按语 本案根据脉症合参，辨证为正虚邪实，虚为脾胃气虚，实为痰毒瘀结，用黄芪、党参、太子参、白术、茯苓健脾益气；以枳壳、莪术、急性子、石见穿、丹参、威灵仙消瘀散结；配菝葜、白花蛇舌草抗癌消肿；佛手、瓜蒌理气化痰；壁虎（守宫）通络散结，且对癌细胞有抑制作用，尤其是对食管癌，是一味有一定疗效的抗癌中药。

◆ 病例二：肝癌

雷某，男，52 岁，农民。2005 年 5 月 9 日初诊。右胁下胀痛，厌食，形体日渐消瘦，有烟酒嗜好。经 B 超检查，提示肝内占位性病变，右胁下约 5 厘米，质硬。甲胎蛋白增高。经 CT 扫描诊断为肝癌。症见右胁下胀痛，时而窜痛，脘腹胀满，面黄形瘦，疲乏纳呆，下肢微肿，口苦，溲黄，舌质暗紫，苔薄黄，脉弦细。

诊断 肝岩（肝癌）。

辨证 脾虚肝郁，热毒瘀阻。

治则 健脾疏肝，消瘀清毒。

方药 太子参 30 克　黄芪 20 克　白花蛇舌草 30 克　半枝莲 30 克　莪术 10 克　大腹皮 10 克　薏苡仁 20 克　郁金 15 克　茵陈 12 克　香附 10 克　柴胡 6 克　赤芍 15 克　灵芝 20 克　猪苓 15 克

同时配服西黄丸，每次 1.5 克，日 2 次。

2005 年 6 月 15 日，以上方服 1 个月后，脘腹胀消失，胁痛减轻，精神好转，口干纳呆，舌红少苔，脉弦细。遵循上方去薏苡仁、柴胡，加石斛 15 克、炒麦芽 20 克、炒鸡内金 9 克，继调 6 个月。停服西黄丸，改服片仔癀，每次 1/6 丸，日 2 次，连服一个月。

2005 年 12 月 20 日，病情稳定，生活自理，能过正常生活，带癌生存 5 年余。

按语 本案肝癌为脾虚肝郁、热毒血瘀的正虚邪实证，治以健脾疏肝，消瘀清毒，用太子参、黄芪健脾益气治其本；柴胡、赤芍、香附、莪术疏肝消瘀；白花蛇舌草、半枝莲清热解毒，消肿散结；薏苡仁、猪苓渗湿利水治其标。因疼痛先结合配服西黄丸消肿止痛，疼痛缓和后改服片仔癀解毒化瘀，两者对肝癌有一定的疗效。诸药合用达到减轻患者的症状，缓解疼痛，改善生活质量，延长生存期，扶正祛邪的作用。扶正在于调动机体的抗病能力，祛邪能减弱癌瘤的病理损害，有效控制病情。

◆ **病例三：乙状结肠癌**

苏某，女，58 岁，干部。2012 年 6 月 28 日初诊。主诉腹痛，大便黏滞带血 3 个月。5 年前始于左下腹隐痛，大便每日 2~3 次，便稀带黏液，大便常规检查白细胞 2+，经中西药治疗效果不显。左下腹疼痛日渐加重，大便黏滞带血，日 2~3 次不等，经乙状结肠镜检查提示乙状结肠中段扁平隆起，病理报告提示乙状结肠腺癌。行乙状结肠部分切除，乙状结肠与直肠端吻合手术，术后配合化疗，病情稳定。过 2 年后，腹痛，便脓血又作，西医诊断为乙状结肠癌扩散，遂求治中医。现在症见面色苍白，形体消瘦，体乏纳呆，腹痛便溏，黏液带脓血，里急后重，排便不爽，日 3~5 次，舌暗淡，苔黄腻，脉细缓。大便常规白细胞 4+，红细胞 3+。

诊断 肠蕈（乙状结肠癌）。

辨证 脾胃气虚，湿热蕴结，伤及血络。

治则 补气健脾，清利湿热，护膜止血。

方药 潞党参 15 克　白术（土炒）15 克　茯苓 15 克　仙鹤草 60 克
白槿花 10 克　白及 15 克　地榆炭 10 克　白芍 12 克　桔梗 9 克
枳实（麸炒）6 克　三七 6 克　炙甘草 6 克

水煎服，日一剂。

另野麻草 100 克，加水 500 毫升浓煎为 100 毫升，加云南白药 1 瓶滴注保留灌肠，3 日 1 次。

2012 年 8 月 2 日，以上方为基础方服用 1 个月，腹痛、里急后重缓和，大便脓血亦减半，黄腻苔已退，湿热渐化，上方去桔梗、枳实，加黄芪 15 克，停用药物灌肠，仙鹤草减为 30 克，白及减为 10 克，按上方根据症状变化略作加减，坚持服药 4 个月。

2012 年 12 月 24 日病者腹痛继缓，大便日 1~2 次，成形偏软，仍有少许黏液，大便镜检已无红细胞，临床症状消失，继续以健脾固肠巩固治疗。

2014 年 1 月随访，大便黄色成形，食欲正常，体重增加，能从事轻便家务、参加体育锻炼。

按语 本案长期泄泻，导致脾胃气虚，复加湿热之邪蕴于大肠，气与血相搏结，气机郁滞，肠道功能失职，脉络受损而为病，用四君子汤健脾利湿固其本；仙鹤草苦涩平，能排脓止痢，收涩止血；白槿花苦甘寒，清化肠间湿热，治肠风泻血，赤白下痢，最近药理研究证实白槿花对艾氏腹水癌有明显抑制作用，对肠癌有抗癌作用；白及、地榆、三七消瘀护膜止痛；桔梗开提肺气、排脓，配枳实治滞下后重；木香伍白芍，气营兼调。方中无芩、连之苦寒损伤脾胃之弊。全方消补兼行，吻合病机，故能奏效。

五、中医药治疗消化道癌症的前景与展望

中医药治疗癌症有数千年的历史，积累了丰富的经验。中医理论强调整体观念，辨证论治，通过扶正祛邪，标本同治而达到调节机体免疫功能，使机体的抗肿瘤功能得以加强，体现中医在宏观治疗癌症上的独到之处。目前西医对付癌症主要运用"三斧头"，即手术、放疗、化疗，在癌症防治上虽然处于主导地位，但在手术、放化疗后却缺少后期的治疗手段，即使手术成功切除了肿瘤，仍有相当一部分患者不能耐受化疗，严重影响患者生存质量。中医健脾理气药物能加强机体抵抗力，增强网状内皮系统功能及提高免疫球蛋白水平，增强垂体－肾上腺功能和骨髓造血功能，减轻放化疗的毒副作用，在改善癌症患者生存质量方面有着较好的作用。如果中医药与西医的手术、放化疗有效地结合可起到减毒增效、抗突变、预防癌症转移复发的功效。

中医药可以也完全应该贯穿消化道肿瘤防治的全过程，只要坚持从中医和西医两个不同体系的基本理论出发，根据消化道癌症临床分期和发展趋势，有计划地应用中医、西医治疗手段，针对每个患者实行个体化综合治疗，结合心理调节，注意饮食调养，就会大幅度地提高消化道癌症的治愈率，改善患者的

生活质量，延长生存期。

中医药在治疗癌症方面有着独特的优势和特色，潜力巨大，前景广阔，它将随着中医理论研究和临床验证的不断深入而得到进一步的发展，为中医药攻克癌症开辟新路。

参考文献

［1］邱佳信，杨金坤，唐莱娣，等．健脾中药防治消化道恶性肿瘤的作用原理研究［J］．上海中医药杂志，1987（6）：45-47.

［2］邱佳信，唐莱娣，左建平，等．中药的反突变作用研究［J］．上海中医药杂志，1985（9）：46-49.

［3］郑坚，杨金坤．健脾法在胃癌防治中的作用：邱佳信教授用健脾法防治胃癌之理论探讨［J］．上海中医药大学上海市中医药研究院学报，1996（1）：27-30.

中医药治疗高热的启迪

◎唐江山　吴文狮

中医药对高热的辨证论治具有明显优势和特色，在各个历史时期已形成了丰富的理论，积累了宝贵的经验，有着独特的疗效。我们在应用中医药治疗高热时深有体会，深得启示，提出来交流，抛砖引玉。

一、定义与范围

高热是以体温骤升，超过 39℃以上，并持续不降，或高热反复，常伴有恶寒或但热不寒、烦渴、脉数等主要临床表现的一种病症。高热可分为外感高热和内伤高热，前者多为感染性，后者多为非感染性。另有急性传染性疾病高热、急性感染性高热以及慢性疾病并发急性感染，或免疫功能紊乱引起的高热等诸多分类。

中医有温病、卫气营血各阶段的高热，《伤寒论》中的太阳、少阳、阳明高热，或内伤杂病过程中可能出现的因虚热而引起的高热。本文重点就中医药治疗外感高热论述心得与收获，以飨同仁。

二、病因病机概括

高热多由时疫流行，触感疫毒；或寒温失调，风寒之邪侵袭；或感受六淫邪气（风、寒、暑、湿、燥、火）所致。虽有在表里气血之不同，其病机总的是正邪相争的表现，阴阳平衡失调的结果。

高热急症,多属实证,或本虚标实之证[1]。有表里之分,寒热多少和有无恶寒之别,以及卫气营血和太阳、阳明、少阳等浅深之不同,常有夹湿、夹暑、夹燥、伤津之差异。

三、证治的历史回顾

1. 病在卫分

发热而微恶寒,伴有口渴、汗出、舌红苔薄黄、脉浮且数,治以辛凉宣透,以银翘散加减;恶寒重于发热,无汗,口不渴,头身疼痛,舌苔薄白,脉浮紧,用辛温解表,轻者用正柴胡饮,重者用荆防败毒散;夹湿兼脘腹胀痛、呕恶、泄泻者,用银翘散合藿香正气散加减;暑湿发热,头身困重、胸脘痞闷者,当以解暑化湿,以新加香薷饮化裁。

太阳阳明少阳合病,恶寒渐轻,发热增盛,无汗,头痛,目眶痛,鼻干心烦,舌苔薄黄,脉浮微洪,治以解肌清热,用柴葛解肌汤;卫气同病,高热,或微恶寒,烦渴,舌红苔黄,脉洪数,用银翘白虎汤,加重金银花、连翘清热解毒药用量,轻取其气清透,每6小时一次,一日2剂,多能达到退热之效。

2. 病在气分

(1)邪犯阳明,气分热盛:症见壮热不寒,汗出,烦渴引饮,舌红苔黄,脉洪大而数,治以清热生津,用白虎汤加清热解毒之品。兼肺热咳喘者,合用麻杏石甘汤化裁。

(2)热结于腑:症见潮热烦躁,大便燥结而烦渴,舌红苔黄燥,脉沉实,用大承气汤加解肌清热药。

(3)上下二焦热证:症见胸膈烦热,咽痛口渴,大便干结,舌红苔黄,脉数,治以清上泻下,方用凉膈散(连翘、黄芩、栀子、大黄、芒硝、甘草)。

(4)肝胆郁热:症见寒热如疟,热重寒轻,胸痞作呕,舌红苔白腻,脉弦濡数,用小柴胡汤合蒿芩清胆汤(柴胡青蒿、黄芩、竹茹、姜半夏、赤茯苓、枳壳、陈皮、滑石、青黛、甘草)。

(5)邪郁膜原:症见憎寒壮热,发无定时,胸闷呕恶,舌红苔垢腻,脉弦数，治以开达膜原，辟秽化浊，取达原饮。

（6）湿热郁蒸：症见身热不扬，汗出热不解，腹胀呕恶，或身目发黄，舌苔黄白相兼而厚腻，脉滑数，治以清热利湿，用王氏连朴饮（黄连、厚朴、石菖蒲、制半夏、炒淡豆豉、焦栀子、芦根）、三仁汤（薏苡仁、豆蔻、杏仁、厚朴、通草、竹叶、姜半夏、滑石）或甘露消毒饮（藿香、茵陈、连翘、黄芩、射干、滑石、川贝母、石菖蒲、豆蔻、木通、薄荷）。

（7）大肠湿热：症见发热，腹痛下利，里急后重，肛门灼热，口苦口干，舌红苔黄腻，脉滑数，治以清涤肠道湿热，用葛根芩连汤加味。

（8）膀胱湿热：症见寒热起伏，尿频、尿急、尿痛，小便灼热黄赤，舌红苔黄或黄腻，脉滑数，治当清热泻火，利水通淋，用柴芩八正散加减（柴胡、黄芩、萹蓄、瞿麦、车前子、栀子、滑石、木通、煨大黄、炙甘草、灯芯草、连翘）。

治疗气分高热，应以治疗急性热势为先，防止津液亏耗为要，在重剂清热解毒或清化湿热之时，辨证用柴胡、青蒿透邪外出，同时，应注意补充水液及益气生津之品，如西洋参、芦根、天花粉、石斛之类，以收增液养阴之效，有助于热势趋降好转。

3. 病入营血

（1）气营两燔：症见壮热口渴，烦躁或神昏谵语，斑疹隐隐或鼻衄、吐血等出血症状，舌红绛，脉洪数，治以清气凉营，用清瘟败毒散［生石膏、犀角（无犀角可用水牛角代）、生地黄、黄连、栀子、黄芩、桔梗、知母、赤芍、连翘、牡丹皮、竹叶、甘草］。

（2）热灼营阴：症见身热夜甚，口干渴反不欲饮，或神昏谵语，斑疹隐隐，舌红绛少苔，脉细数，治以清营解毒，泻热救阴，方用清营汤（犀角、生地黄、玄参、麦冬、丹参、金银花、连翘、黄连）加减。神昏者，加服至宝丹。

（3）热入心包：症见壮热神昏，谵语，躁扰，舌謇，舌质红绛，脉细数，治以清心开窍，用清宫汤（犀角、玄参心、莲子心、连翘心、竹叶卷心、连心麦冬）送服安宫牛黄丸，每次1丸，每日3次，或选用万氏牛黄清心丸、紫雪丹。

（4）热甚动血：症见身热灼手，神昏谵语或谵妄，斑疹密布，或兼见鼻衄、吐血等出血症状，舌质深绛，脉细数，治以清营凉血，用犀角地黄汤（犀角、生地黄、赤芍、牡丹皮）加减。出血甚加白茅根、侧柏叶、旱莲草。

（5）血热动风：症见身热灼手，神昏谵语，牙关紧闭，颈项强直，手足抽搐，两目上视，甚则肢厥，或见斑疹，或出血症状，舌质红绛，脉数或细数，治以清营凉血，息风止痉，用羚角钩藤汤（羚羊角、钩藤、桑叶、菊花、生地黄、白芍、川贝母、淡竹茹、茯神、甘草）加减，送服至宝丹或紫雪丹，每次1粒，每日3次。病入营血，乃邪毒内陷，营阴受损，正气渐衰，病情多重笃、危重。此时治疗，必须采取综合措施，中西医合参，选用既能速降高热，又能解毒开窍、镇痉防脱之针剂等静脉滴注，有助于阻止病势逆变，可望化险为夷，转危为安。

四、现代治疗选要

高热的治疗比较棘手，表现在发病急，体温下降难，又容易反复。西药随着耐药菌株的不断增加，抗生素的使用受到一定限制，同时西医对病毒性感染尚无良策，而中医药治疗高热有一定的优势，特别是在抗病毒方面。近年来，对以高热为主疾病的基础研究与临床实践有很多进展和成效，特别是在抗击新冠疫情中，以金花清感颗粒、连花清瘟胶囊、血必净注射液和清肺排毒汤、宣肺败毒方、化湿败毒方为代表的"三药三方"[2]，通过数次重复的临床验证得出的科学数据证明，上述中医救治方药用之有效，而且疗效不断提升。在疫情防控中，以"三药三方"为代表的中医药治疗新冠病毒感染的成功经验，推动了中医药的国际交流，为增进全人类健康福祉作出贡献。

五、临证治验选粹

◆ 病例一：风寒化热，卫气同病

刘某，男，36岁，农民。2010年11月25日初诊。天气转冷，感受风寒，前医用荆防败毒散解之，恶寒减轻，身热增盛。症见发热39.5℃，微恶寒，无汗，头身关节痛，目眶痛，颈项不舒，鼻干咽痛，心烦少寐，口苦而渴，舌苔薄黄，脉浮微洪。

辨证 表寒未解，入里化热。

治则 辛散透表，解肌清热。

方药 《伤寒六书》柴葛解肌汤加减。

北柴胡 24 克　葛根 20 克　黄芩 9 克　防风 9 克　羌活 9 克

白芷 6 克　白芍 9 克　蔓荆子 12 克　桔梗 6 克　生石膏 30 克

板蓝根 24 克　甘草 3 克

煎之温服，8 小时一次。嘱服第一次药后，卧床覆被，取微微汗出。次日体温降至正常，头身关节不痛，尚有咳嗽，痰黄白相兼，仍口渴，改用岳美中锄云止咳汤加减，服 3 剂后诸证缓解。

按语 方中柴胡、葛根外散肌热，内清热邪；蔓荆子、板蓝根疏散风热，清解热毒；防风、羌活、白芷解表散寒，祛风止痛；黄芩、石膏清泄里热，除烦解渴；桔梗宣利肺气，以助疏散外邪；白芍敛阴和营，以防疏散太过伤阴；甘草调和诸药。诸药相配，辛散解肌，清泄里热，速而见效。

◆ 病例二：气分热盛，热灼津伤

雷某，男，32 岁，民营企业职工。1998 年 7 月 22 日初诊。微寒壮热，前医用辛散治之，有汗不解，热发不退，病势加重，住院用抗生素和退热剂，体温仍持续 40℃ 上下，请中医会诊。刻下症见壮热，汗出不退，心烦，口渴引饮，咽喉疼痛，小溲黄而少，舌红苔黄腻，脉数。

辨证 暑热津伤。

治则 清暑解热。

方药 白虎汤加味。

生石膏 50 克　知母 10 克　金银花 15 克　连翘 15 克　滑石 15 克

青蒿 20 克　甘草 6 克

水煎煮粳米汤送服。二剂后热势大挫，仍心烦口渴，前方生石膏减为 30 克，加芦根 30 克、淡竹叶 6 克、太子参 15 克，继服 2 剂，邪去正复而安。

按语 方中重用石膏，辛甘大寒，辛能透热，寒能胜热，既能解肌肤之热，又能清肺胃之火，甘寒相合，又能生津止渴；知母苦寒泻火，滋阴止渴；滑石清热解暑，利尿通淋；金银花、连翘清热解毒；粳米、甘草和胃护津，以防寒凉太过伤胃；青蒿其气清凉芳香，清透伏热，而无伤津之弊。

◆ **病例三：邪伏膜原，热伏湿遏**

严某，女，7岁，学生。2022年1月2日初诊。患儿反复发热2个月，发热时先恶寒，后高热，体温在39~40℃，自服"美林"汗出热退而复，前后2次于某医院住院治疗，经各种检查发现，仅血沉偏高，轻度贫血，彩超提示腹腔低回声结节（考虑淋巴结肿大），腰椎穿刺、骨髓穿刺均未见异常，采用激素治疗，热退出院，停激素后再度发高热，遂求诊中医治疗。症见不定时先恶寒，后发高热，体温波动在39.3~40.1℃，无鼻塞流涕、头痛、咳嗽等外感症状，口渴不欲饮，食少纳呆，精神倦怠，时诉腹痛，二便尚调，舌红，苔前白腻，后根浊垢，脉细滑稍数，检查咽扁桃体1度肿大。诊断为高热。

辨证 邪伏膜原，热伏湿遏。

治则 透达膜原，辟秽化浊。

方药 柴胡达原饮加减（《重订通俗伤寒论》）。

　　北柴胡9g　黄芩3克　青蒿9克（后入）　厚朴5克　草果2克
　　炒槟榔2克　知母6克　党参9克　金银花9克　连翘9克
　　炙甘草3克。

5剂。

二诊：热势渐退，体温降至38.4℃，多见于午后2时至5时，见舌红苔腻，黄白相兼，脉细滑数。遵前方去金银花加白薇，再服5剂。

三诊：热势继去，体温降至37.2℃，仍见于午后，食欲渐增，无诉腹痛，精神好转，舌红苔薄腻，脉细略数。考虑湿热渐化，邪伏阴分，治以清化余邪，养阴透热，改用小柴胡汤合秦艽鳖甲散加减。

　　北柴胡6克　黄芩3克　青蒿9克（后入）　白薇9克　地骨皮9克
　　鳖甲12克　厚朴5克　知母6克　党参9克　秦艽6克　炙甘草3克
继服7剂。另配服脾氨肽口服冻干粉，口服，每次2毫克（1瓶），每日1次。

四诊：发热未作，时见食后呃逆，舌红苔薄腻，脉细略数。上方去柴胡、黄芩、秦艽，加白术、茯苓、佛手。

五诊：2个月来，发热未作，精神可，食纳可，二便调，偶见呃逆，血沉基本正常，腹部彩超见肿大的淋巴结缩小，舌淡红，苔薄白，脉缓，继以益气健脾、和胃散结而收功。经8个月随访，该患者不再发热，一切状态良好。

按语 该病为邪入膜原，郁热湿阻，方用柴胡达原饮开达膜原，辟秽化浊，方中选用传统抗疟药青蒿，疗效甚佳，现代应用不但有清热解暑、退虚热的功效，还能清实热，对长期依赖激素而难以摆脱高热的病例应用青蒿能收到明显的退热效果。后继以秦艽鳖甲散养阴透热，前后治疗，表里双解，湿热分清，而热自解。

古今治疗经验均说明中医药能治疗高热是客观事实，问题是如何精准运用。

（1）老药新用：在辨证论治的前提下，其组方选药应结合现代药理作用，辨证融入组方思考中，来提高中医药治疗高热的疗效。

（2）剂型改革：从单一汤剂发展到片剂、颗粒剂、注射剂等多种剂型。近代来中药肌内注射、静脉滴注引起的药物反应时有发生，应着眼于改进，保障用药安全有效。

（3）综合治疗：从单一的口服治疗，发展到包括鼻饲、雾化吸入、静脉给药、针灸推拿等各种疗法并举，达到缩短疗程、提高治愈率的目的。

（4）检测手段：充分利用各种检测提供的数据，观察病情，验证效果，使诊治不但有质的辨证，而且有量的指标，使中医药治疗高热行之有效。

参考文献

［1］崔乃杰，石学敏．中西医临床急症学［M］．北京：中国中医药出版社，1998．

［2］李玉丽，谭周进，袁振仪．中医"三药三方"防治新型冠状病毒肺炎研究进展［J］．时珍国医国药，2021，32（5）：1251-1253．

中医治失眠，为您解困扰

◎唐江山　丁东翔

　　睡眠是生命复原整合的全过程。失眠，中医称"不寐"，是一种常见病、多发病，随着人的思想、情绪和生活起居变化，而反复发作。它给失眠患者的身心健康造成损害，从而影响生活、学习和工作。许多人都有过失眠之苦，不能漠然视之，应积极面对。

　　人的生命大约有 1/3 的时间是在睡眠中度过的，睡眠与健康是"终身伴侣"。中医历来重视睡眠科学，认为"眠食"二者为养生之要务，能眠者，能食，能长生。在所有的休息方式中，睡眠是最理想、最完整的休息。因为人在睡眠时，身体的一切生理活动变得缓慢，肌肉松弛，心跳、呼吸减慢，胃肠道分泌减少，全身代谢的能量消耗大大降低，从而使身体充分休息，体力得到恢复。所以说，睡眠能消除全身疲劳，增强免疫功能，提高身体对疾病的抵抗力，因此"睡眠是天然的补药"。

　　《健康中国行动（2019—2030 年）》中提倡：成人每日的睡眠时间需要7~8 小时，老年人需要 5.5~7 小时，小学生 10 小时，初中生 9 小时，高中生 8小时。保证充足的睡眠时间，是大家普遍追求的一个目标。而不易入睡，或睡眠不实，容易惊醒，醒后不易再入睡，或时寐时醒，甚至彻夜不眠，清晨醒来昏昏沉沉，总打瞌睡等，是失眠者的共同困扰。

　　谁都希望甜甜美美地一觉睡到天亮，但往往事与愿违。如何解决睡眠问题，中医教您治疗与保养，为您排忧解困。

一、审因析机

失眠的根本原因在于：①外邪火热扰神。②七情所伤，尤其是忧虑与恐惧。③进食刺激性食物，如咖啡、烟酒。④体虚劳倦。这些原因造成阴阳、营卫、气血功能失调，产生火、湿、痰，导致邪气扰动心神，或心神失其濡养温煦，使神不安而成失眠[1]。

其病位在心，与肝（胆）、脾（胃）、肾有关。病机有心神不宁或心失所养；肝血不足，魂不守舍；胃气不和，上逆扰心；脾失健运，气血生化不足，心失所养；肾精亏耗，髓海空虚等，从而引起神不守其舍，而见虚烦不得眠。因为失眠的病位在心，所以"神不守舍"是失眠的主要病机。

二、辨证要点

失眠的证候特征主要表现为经常不能获得正常睡眠，轻者入睡困难，或寐而易醒，醒后不寐，重者彻夜难寐，常伴有头痛头昏、心烦、心悸健忘、多梦等。这些症状可单独存在，也可表现在其他证型之中。

若兼见性情急躁易怒，舌红苔黄，脉弦而数，多为肝郁化火；若兼见痰多胸闷，口苦，舌苔黄腻，脉滑数，多为痰热内扰；若兼见胃脘胀闷，嗳气反酸，苔黄腻，脉沉滑，多为胃气不和；若兼见神魂不安，触事易惊，惕惕然不可终日，胆怯，心悸喜叹息，舌淡胖，脉细弱，多为心虚胆怯；若兼见头晕心悸，肢倦神疲，面色苍白，食少便溏，舌淡苔白，脉细弱，多为心脾两虚；若兼见心中烦热，口干咽燥，舌红少苔，脉细数，多为阴虚火旺。

三、立法树方

失眠的主要原因是心神失养，治疗上总以宁心安神为大法，方取自拟宁心安眠汤，以酸枣仁（微炒）30克、夜交藤 30克、灵芝 15克、百合 15克、合欢花 10克、合欢皮 15克、延胡索 10克为基础方。

酸枣仁，酸、甘、平；入心、肝、胆经；养心安神，益肝敛汗。因心主血，血虚则不能养心，神无以守舍；肝藏血，血虚不能涵木，魂难以安。酸枣仁味酸，能安神定志，养心益肝，为治疗阴血亏虚、心肝失养之虚烦不得眠的要药。酸枣仁微炒后质脆易碎，便于煎出有效成分，可增强安眠和止汗效果。

夜交藤为何首乌的藤茎，甘、平；入心、肝经；养心安神，补养阴血，祛风通络。因其性平和，善治各种原因所致的失眠，尤其是血虚所致的失眠。也用于关节酸痛和皮肤瘙疹。朱良春国医大师用药经验："在诸多安神药中，以夜交藤催眠作用最佳，一般常用30克，重症失眠则用至60克，每每应手。"近代研究发现，生首乌久用会引起肝毒性，而夜交藤是否有此副作用，有待观察研究。

合欢花，甘，平；入心、肝经；解郁安神，理气和胃；用于虚烦不安、抑郁不舒、失眠健忘等证。经现代药理研究证明，合欢花有较强的镇静、催眠作用。大剂量的作用效果强于小剂量。用同样剂量，合欢花的作用强于酸枣仁。若无合欢花，也可用合欢皮，该药还有活血消肿作用。河北名医张士舜治失眠常合欢花与合欢皮等量合用。

百合，甘，寒；入心、肺经；养心阴而益心气，清心热而安心神；用于虚烦惊悸、失眠多梦。取自《金匮要略》，治百合病，认为百合病是心肺阴虚内热，累及百脉为病，症状百出。

灵芝，甘，平；入心、肝、肺经；补心血，益心气，安心神；用于心神不安、失眠多梦、惊悸健忘、体倦神疲、食欲不振之证，均有一定疗效。

延胡索，辛、苦，温；入肝、脾经；活血，行气，止痛；用于气滞血瘀，诸痛证。现代药理研究表明，延胡索含有延胡索乙素，有明显催眠镇静与安定作用。从延胡索中提取左旋延胡索乙素同酸枣仁制成复方枣仁胶囊，对不同病因所引起的失眠症均有较好疗效。

四、随证加减

肝郁化火加柴胡、郁金、珍珠母、栀子；痰热内扰合黄连温胆汤；胃气不和加炒山楂、炒麦芽、佛手柑；心虚胆怯加太子参、龙齿、琥珀、石菖蒲、远志；心脾两虚加炙黄芪、党参、茯神、龙眼肉、刺五加；阴虚火旺合黄连阿胶汤（黄连、白芍、阿胶、黄芩、鸡子黄）加减；心血瘀阻加丹参、三七、延胡索、琥珀。

五、生活调理

失眠与人的心理健康和生活起居关系至为密切，要注意思想情绪的调节，遵循正常的生活规律，必须把治疗与调理结合起来。

1. 先睡心，后睡身

注意心理疏导，以心平气和的乐观态度对待生活，克制紧张、焦虑、恐惧的情绪，这是第一要素。

睡觉前要保持宁静，临睡前避免容易引起兴奋激动的娱乐活动，使大脑放松，再放松。

2. 睡前散步，大脑清爽

晚餐后户外散步，安排 1 个小时不用思考的活动，仰望天空，看着自然景色，呼吸新鲜空气，使人精神放松，情绪平和，思想安静。

3. 按时作息，保持节律

一定要按时作息，定时卧床和起床，形成固定的睡眠节律，准确的生物钟。下午 1 点左右也是一个睡眠高峰，午睡也是人体生物钟所决定的，有利于下午、晚上的工作和活动。尤其是夜间睡眠质量不高的人，早晨又起得早，更要睡午觉，午睡时间应以 30 分钟为宜，不宜超过 1 小时。若午睡时间太长，由浅睡眠进入深睡眠阶段，大脑皮质被过度抑制，容易出现头昏沉、浑身无力等不适，而且还会影响到晚上的睡眠。

4. 睡前洗脚，胜过补药

上床前用温水洗脚，古称"足浴"，能使足部温暖，引脑部气血下行，使人产生困倦而自然入睡。洗脚时，可同时按摩脚心（涌泉穴），直至发热，浑身感到舒适，易于入睡。

5. 睡眠姿势，右侧卧位好

俗语说"站如松，坐如钟，卧如弓"，意指睡眠以侧卧位为主，多取右侧位，少用左侧位，身体自然屈曲，适当配合仰卧位。右侧卧位使心脏、肺脏和胃肠保持放松位置，有助于食物的消化。而且全身肌肉、筋骨放松，可消除疲劳和保持气管、食管、血络通畅。所以右侧卧位如弓形的睡眠姿势最佳。

6. 选对床铺，有益睡眠

床铺太硬、太软皆不宜。理想的床铺应该是在木板床上铺约 10 厘米厚的棉垫，软硬度适中为最佳。这样厚度的棉垫能适应人体曲线，保持脊椎的正直和正常的生理弧度。棕绷床既柔软，又有一定弹性和硬度，可使全身肌肉放松，比钢丝床或硬板床更有益处。现代的弹簧钢丝床、沙发床、床垫有弹性过大、过软的缺点。

7. 选对枕头，安睡无忧

枕头高度要使头部保持于身体稍高的位置，一般地说 15~20 厘米为宜。因为高一点可防止头部充血，胸部也因而抬高一些，有利于呼吸顺畅，下半身血液回流减慢，减轻心脏负担，有利于睡眠。枕芯内容物以选软硬弹性适度、冬暖夏凉的荞麦皮为宜，也可以根据不同慢性病，选择特制药枕。

8. 被褥常晒，提高保温力

现在被褥的棉絮，大多装的是棉花或合成纤维棉絮，各有优缺点。合成纤维棉絮比棉花弹性大，可使人感到暖和，但吸湿性比棉花差，应根据个人爱好和习惯而定。重要的是被褥应经常在日光下晒干，使湿气蒸发，含气量增加，提高保温力。

为了保证睡眠，还需要一个幽静、清洁、整齐、舒适的环境，减少噪音，不刷视频，卧床不玩手机。适时开窗通风，保持适宜室温，室内光线要柔和，使人容易入睡。

六、验案举隅

◆ 病例一：肝郁化火，扰乱心神

雷某，女，36岁，畲族妇女。2010年5月3日初诊。素体性急易怒，经常失眠。一周前因与丈夫吵架，恼怒不解，烦躁不安，难以入眠，甚至彻夜不眠，口苦咽干，胸胁胀痛，喜叹息，舌红苔薄黄，脉弦数。

辨证 郁怒引动肝火，扰乱心神。

治则 疏肝解郁，宁心安神。

方药 丹栀逍遥散合宁心安眠汤加减。

　　北柴胡6克　白芍15克　栀子10克　珍珠母30克（先煎）

　　酸枣仁30克（微炒）　夜交藤30克　百合20克　合欢花15克

　　延胡索10克　茯神15克　知母10克　甘草3克。

5剂。

二诊：服药后，郁怒趋缓，睡眠逐渐好转，胸胁胀痛消失，口苦咽干减轻，仍纳呆脘闷，神情疲倦。原方去栀子，加灵芝15克、麦芽20克、佛手10克，继服7剂，告愈。

◆ 病例二：痰热内扰，心神失宁

廖某，男，42岁，干部。2011年12月7日初诊。民营企业负责人，事务繁忙，又素有烟酒嗜好，心烦不安，睡卧不宁，多梦易醒，胸闷痰多，恶心欲呕，口苦而黏，舌红苔黄腻，脉滑数。

辨证 痰湿内阻，郁而化热，内扰心神。

治则 清化痰热，宁心安神。

方药 黄连温胆汤合宁心安眠汤加减。

　　竹茹15克　枳实6克（麸炒）　陈皮9克　茯苓20克　姜半夏9克

　　黄连6克　酸枣仁30克（微炒）　夜交藤30克　石菖蒲6克

　　制远志9克　牡蛎30克（先煎）　合欢花15克　琥珀粉3克（冲）

　　甘草3克

3剂。

服药后呕恶止，痰量减少，心宁稍安，能入睡 3~5 个小时，仍多梦易醒，遵循前方，半夏、陈皮减为 6 克，继调 7 剂。服药后睡眠增至 7 个小时，结合戒烟限酒，咳痰逐渐减少，苔黄腻转为薄白，脉缓，食欲欠佳，上方去半夏加佛手，善后得安。

◆ **病例三：肾阴亏虚，心火亢盛**

朱某，男，18 岁，学生。2013 年 9 月 21 日初诊。学习紧张，平素喜食辛辣食品，心烦不易入睡，头晕目眩，口苦而干，手足心热，潮热盗汗，舌红绛少苔，脉细数。

辨证 心阴亏损，虚火扰神。

治则 滋阴降火，潜阳安神。

方药 黄连阿胶汤合宁心安眠汤加减。

百合 15 克　合欢花 15 克　知母 10 克　生地黄 15 克　白芍 15 克

麦冬 10 克　珍珠母 30 克（先煎）　黄连 3 克　阿胶 10 克（另烊）

浮小麦 30 克　鸡子黄 1 枚（冲服）

另复方枣仁安神胶囊 1 粒，睡前服。进 1 剂，当夜能入眠。嘱注意劳逸结合，学习作息应规律，不食辛辣之物。以疏肝宁心，健脾和胃继续调治半个月，使阴阳互纳，精神睡眠持续好转，学习进步。

◆ **病例四：忧郁伤神，脏燥不安**

林某，女，54 岁，家庭妇女。2015 年 11 月 14 日初诊。早年守寡，精神受到极度刺激，忧郁不解，烦躁不眠，悲伤欲哭，恐惧不安，神呆疲乏，不思饮食，甚则抽动，舌淡红，苔薄白，脉弦细。

辨证 忧郁伤神，心神不安。

治则 甘润缓急，养心安神。

方药 甘麦大枣汤合宁心安眠汤加减。

浮小麦 30 克　大枣 5 枚　炙甘草 10 克　酸枣仁 30 克（微炒）

夜交藤 30 克　百合 15 克　合欢花 15 克　延胡索 10 克　白芍 15 克

紫石英 30 克（先煎）　珍珠母 30 克（先煎）

调理 1 个月，精神日趋安定，睡眠逐渐好转，从彻夜不睡，到能睡 3~5 个小时。

◆ 病例五：心脾两虚，心神失养

范某，女，72 岁，退休干部。2018 年 1 月 16 日初诊。不易入睡，多梦易醒，面色苍黄，心悸倦怠，气短懒言，食少便溏，舌淡苔薄白，脉细而弱。

辨证 心脾气血亏虚，神不安舍。

治则 益气健脾，养血安神。

方药 归脾汤合宁心安眠汤加减。

炙黄芪 20 克　党参 20 克　炒白术 10 克　茯神 15 克

制远志 10 克　丹参 15 克　酸枣仁 30 克（微炒）　合欢花 15 克

夜交藤 30 克　醋延胡索 10 克　灵芝 15 克　刺五加 10 克

炙甘草 6 克　龙眼肉 15 克　大枣 15 克

用药一周，睡眠改善，诸症好转，继续调治一个月，能睡 5~6 小时，食欲增进，精神倍增。

七、常用有效中成药、膏方

1. 复方枣仁胶囊

由酸枣仁（炒制）、左旋延胡索乙素组成。用于心神不安，失眠，多梦，惊悸，有提高睡眠质量，缩短入睡时间，延长睡眠时间的作用。一次 1 粒，餐后睡前服。

2. 百乐眠胶囊

由百合、酸枣仁、夜交藤、合欢花、珍珠母、茯苓、刺五加、制远志、石膏、麦冬、丹参、五味子、灯心草组成。滋阴清热，养心安神，用于阴虚火旺型失眠症，症见入睡困难，多梦易醒，醒后不眠，头晕乏力，烦躁易怒，心悸不安等。一次 4 粒，一日 2 次，14 天为一个疗程，坚持服用有效。

3. 七叶神安滴丸

主要成分为三七叶总皂苷。益气安神，活血止痛，用于心气不足，失眠，心悸。该药是植物草本提取，不含安眠药成分，其养眠功效奇特。一次 3~6 粒，一日 3 次，饭后口服。

4. 老年人失眠膏（胡铁城）

珍珠母（先煎）400 克，酸枣仁 360 克，阿胶 360 克，夜交藤 240 克，太子参 200 克，山药 200 克，柏子仁 360 克，川芎、生地黄、熟地黄各 180 克，知母 100 克，茯神 180 克，丹参 240 克，黄连 30 克，制远志 120 克，天冬、麦冬各 150 克，灯心草 20 克，炙五味子 80 克，陈皮 60 克，粉甘草 30 克。滋阴清火，宁心安神。主治心肾不交型老年失眠。

上药加水文火煎煮 1 小时后，浓缩 4000 毫升，加冰糖 500 克烊化后，用阿胶收膏成形。每晚 20 克，用白开水冲服。

八、常用非药物疗法

1. 内养功睡眠呼吸法

不仅有健身作用，还可有效调节呼吸，平复情绪，让人快速入睡。练习方法如下。

（1）意气合一：意守丹田，内养功之丹田位于脐下 1.5 寸处，恰为气海穴，是人的原气之所在，通过特定的意念来诱导安静入睡。

（2）调和呼吸：采用自然呼吸或腹式呼吸，要求呼、吸、停顿与舌动、默念等动作自然配合，协调一致。如默念"全——身——放——松"，念第一字时吸气，念第二、三字时停顿，念第四字时呼气。吸气时舌尖轻抵上腭，呼气时舌尖放下。

（3）姿势：右侧卧式或仰卧式，眼睛微闭，心情放松，思想集中，意守丹田，自然呼吸。

每日中午或晚上睡觉前各做一次，每次 30 分钟。

2. 针灸三针治疗失眠

失眠三针是指"神门、内关、三阴交"。这三穴都位于四肢末部，神经末梢比较敏感，刺之感觉强烈，可引起大脑皮层相应区域兴奋，从而抑制失眠患者大脑的神经，共调阴阳，镇静安神，治疗失眠多梦。睡前配合按摩神门穴能宁心安神，改善烦躁或情绪焦虑，有助于睡眠。

参考文献

［1］王永炎，鲁兆麒. 中医内科学［M］. 北京：人民卫生出版社，1999：314-322.

习惯性便秘中医辨证用药新裁与临床验证

◎唐江山　丁东翔

中医认为便秘分为实秘和虚秘两种类型。实秘包括热秘、气秘和冷秘。胃肠积热发为热秘，气机郁滞发为气秘，阴寒积滞发为冷秘。而气血阴阳不足则发为虚秘。虚秘包括气虚秘、血虚秘、阴虚秘、阳虚秘，其病机特点为本虚标实。本虚多表现为气血阴阳亏虚，标实多属实热积滞，证候表现常有虚实相兼或互相演变。

中医的"便秘"，同脘腹疼痛、呕吐、泄泻组成中医脾胃病的四大主要病症。近年来，由于生活方式和饮食结构的改变，便秘的发生率不断攀升。据报道，便秘的发病率在慢性消化系统疾病中位列第一，尤其在老年人中更为多见。由于便秘的反复或持续发作，常可引发痔疮、肛裂，以致便血，排便过度用力可诱发疝气，给患者带来很大的困扰，影响人们的工作和生活，甚至会加重胃肠道、心脑血管疾病，危及生命安全。因排便困难引起的猝死屡有发生。虽然近代对便秘的发病机制进行了多方面研究，认为与排便动力缺乏、结肠痉挛、直肠排便反射迟钝或丧失、自主排便反射减弱、直肠前突等有关，但在治疗上尚无重大进展，仍以泻药治疗为主，治标不治本。即使是促胃肠动力药治疗便秘也不尽人意，不能解决根本问题，而且长期使用泻药可导致不可逆的肠神经损坏，或引起电解质紊乱，干扰营养物质的吸收，甚至可致结肠黑变病，与大肠癌有密切关系。

中医药治疗便秘不但在通便方面有优势，在解除便秘的同时紊乱的胃肠功能也得到调整，并可使患者体质得以改善。尤其是对虚性便秘，经过对患者虚象的调整，可有效改善虚弱状态，提高内脏机能，增强自主排便能力，这是单纯使用泻药难以达到的。由于中医药疗效好，副作用少，容易被患者接受，所以便秘者喜欢找中医诊治。

下面仅就中医药治疗习惯性便秘的辨治要点、用药新悟及临床疗效谈几点体会。

一、辨治要点

中医认为便秘是由各种病因引起大肠传导失调所致。辨治要点必须掌握以下三个方面。

1. 便秘病位在大肠，涉及肺、肝、脾、肾

肺与大肠相表里，肺气壅滞或肺气虚，肺失宣降，水液不下行，肠道枯涩，则大便难行。多见于慢性支气管病患者。治秘之法，勿忘理肺，治以宣肺通便，取其正本清源，启上通下之用。正如前人所谓"开上窍以通下窍"，"釜上揭盖之法"。

情志郁结，肝失疏泄，导致气机郁滞或郁而化火灼伤津液，使肠道失调，传导迟缓而为便秘。多见于长期情志忧郁者。治以调畅气机为要。

脾虚生化乏源，气血不足，血虚津亏，肠道失荣而致便秘。多见于久病或妇人津血亏耗者。治以养血润肠，使气血津液充足，肠道通润。

饮食不节或嗜饮酒浆，过食辛辣，以致胃肠炽热，津枯便结。多见于燥热内结者。以泻热、润肠、通下为大法。

脾虚气弱，运化无力，传导减弱，糟粕内停而成便秘。多见于脾虚气弱病者。治以补脾益气，使中气得斡旋，肠道得润，则大便自调。

肾精亏损，肠道失于濡润，则大便涩滞难行。多见于老年人。治以润通法。

素体阳虚或过用苦寒泻下药，伐伤阳气，导致阴寒内盛，阳气不运而固结。多见于老年人。治以温通法。

2. 理气通降，贯穿始终

便出于魄门，需气之斡旋，方能传导下行。不管哪个证型，在辨证用药中必须佐以导气通降之品，如枳实、厚朴、莱菔子、槟榔、紫苏子等降气药，以

导行舟，气导舟行，使肠道得以通润，取效更捷。

3. 虚实夹杂，通补兼施

便秘常出现实中有虚，虚中夹实，虚实夹杂。气秘以顺润为通，从肝、脾论治；虚秘以补润为通，从脾、肾论治。

二、用药新悟

（一）基础方

习惯性便秘通常有数月或数年病史，不同于急性热病便秘或器质性便秘。久病必虚，习惯性便秘多为虚证，或虚实夹杂，尤以脾虚居多，中医又称"脾约"。该病名出自《伤寒论·辨阴阳病脉证并治》，指脾虚津少，肠液干槁以致大便坚硬难出的病证。《注解伤寒论》称："约者，俭约之约，又约束之约。胃强脾弱，约束津液，不得四布，但输膀胱，致使小便数，大便难。"这就注定本病的治疗多倾向于以运脾、润肠、通降为大法。

笔者的用药心得是：运脾用大量生白术，用量 30~100 克，恒用 60 克。润肠偏虚热配瓜蒌仁或决明子 30 克，偏阳虚配肉苁蓉 30 克。两者均配以导气通降的枳实（麸炒）10~20 克。此为基础方。

生白术，甘、苦，温，入脾、胃经，药性甘润，补脾运脾力胜。传统用于补气健脾宜炒用，健脾止泻宜炒焦用。常规剂量 10~15 克。治疗便秘的新悟在于生用大剂量（30~100 克），既能益气运脾以治本，又可润肠通便以治标，具有双向调节作用。现代药理研究表明，白术含挥发油，能促进胃肠分泌黏液，使干燥坚硬的大便变润变软，蠕动增速，运化有力，大肠得以传导，大便自然排出，而且以软便为主，不会引起腹痛、腹泻。

生白术治便秘最早记录于《伤寒论》第 174 条："伤寒八九日，风湿相搏，身体烦疼，不能自转侧，不呕，不渴，脉浮虚而涩者，桂枝附子汤主之。若其人大便硬，小便自利者，去桂枝加白术汤主之。"说明张仲景当时就以大剂量白术（四两，相当于现代 60 克）治疗便秘，这种便秘非燥热伤津，而是脾的输布津液功能失常，应用白术以运脾布津。有人做过实验，发现白术中等剂量（20~30 克）

具有较弱通便作用，有效率为 38.46%；大剂量（60~80 克）有明显通便作用，有效率达 86.35%[1]。

魏龙骧认为，便秘之源在脾胃，脾胃之药，首推白术尤需重用，始克有济，然后分辨阴阳，佐之它药可也。重用白术运化脾阳，实为治本之图。故魏龙骧治便秘，概以生白术为主，少则 30~60 克，重则 120~150 克[2]。

刘珉以大量白术（每剂 30~60 克）治疗各种便秘，均有良好的通便效果。使用白术作通便药时，可根据辨证适当配合凉润和辛温之品，则效果更佳[3]。选用生白术通便，意在以补药之体作泻药之用，纠正了经常服用泻药引起结肠黑变病。

总而言之，治疗各种虚证便秘，大剂量生白术通便有功效。

枳实，辛、苦、微寒，入脾、胃经，理气宽中，消积通痞，凡胃肠气滞引起的脘腹胀满，大便不畅，用之效验。现代药理研究表明，枳实可弛缓胃肠平滑肌，促使胃肠蠕动节律增强、加快。

瓜蒌（临床多用瓜蒌仁），甘、微苦，寒，入肠、胃、大肠经，上可宣肺宽胸而清化痰浊，下能润大便之燥而通便，配枳实一润一降，二者相辅相助，润肠下气通便。

决明子，甘、苦、咸，微寒，入肝、大肠经，清热明目，润肠通便，既治目赤涩痛，羞明多泪，又可治肠燥秘结。蒲辅周名老中医认为决明子功擅润肠通便清热，对于体虚或老年人便秘，用之疗效甚佳。著名脾胃专家单兆伟教授用决明子配莱菔子，既能润肠通便，又无伤正之弊。药理研究表明，决明子含蒽醌类化合物，具有降气消胀、泻下的作用，配莱菔子（炒）降气消胀，润肠通便，多用于老年人。

肉苁蓉，甘、咸，温，入肾、大肠经，补肾阳，益精血，润肠通便，且温而不燥，即使是无明显阳虚体征、虚秘者也可用。因为阳主动，温阳可增强肠道蠕动，常与锁阳同用，益肾填精以生气，气旺以推动，津生则燥除。

整个基础组方可达到鼓动脾气、生养津液、滋润肠道、导下通便的目的，以运、润、通三者相结合。

（二）辨证加减

以基础方为主，从脏腑入手，结合辨证用药加减。

1. 治肺

肺气壅塞，宣降失司而见胸闷咳喘，大便不通，配麻黄、杏仁、紫苏子、白前、牛蒡子、桔梗、枳壳宣降肺气，以利津液输布、大肠传导；肺阴虚而大便燥结，配沙参、麦冬、百合、玄参养阴润肺，使肺阴复而津返肠润，肺气足而大肠传导得施。

2. 治脾

脾虚不运，升降失司，排便无力，配黄芪以增强参与排便肌肉的收缩力。而且黄芪与枳实，一个主升，善补气，一个主降，善通降，合用则升降自调，从而脾健而传导有力。

3. 治肝

肝郁气滞，升降失调，腑气不通合四磨饮，使肝气舒，逆气顺，肠道得通；肝血肝阴不足合一贯煎去川楝子，滋水涵木，养血润燥。

4. 治肾

阴虚燥热，配玄参、麦冬、生地黄、当归、桑椹滋阴生津，养血润燥以润通；肾阳虚失于温运，配锁阳、核桃仁、黑芝麻温补肾阳，润肠通便以温通。

5. 本虚标实，标实明显

症见大便秘结，口苦苔腻，胃肠积热，先以芦荟6克分装空心胶囊内（每粒1克），成人每次用温开水送服2~3粒，每日2次。亦可用白糖温开水送服2~3克芦荟粉，每日2次。通便后转为扶正运脾为主，辨证施治，或用舒秘胶囊（含芦荟、硬脂酸镁），每晚睡前服2粒，清热通便，治功能性便秘属热秘者。

虚实夹杂取林大通软胶囊（芦荟提取物、西洋参、植物油），每次1~2粒，每日1次，具有润肠通便、改善胃肠道功能的作用。

6. 小儿便秘

取莱菔子60克，文火炒至膨胀有香气，加山药30克炒熟，两药共研极细末调匀，每次5~10克，加白糖或蜂蜜适量，用开水冲泡成糊状，待温时徐徐喂服，也可拌入母乳、奶粉或稀粥中喂服，每日 1~2 次，数日后可自调。

7. 加减

笔者常在处方中加少量升麻以轻宣阳气，升清降浊。对大便干结如羊粪，用上法大便仍不通者，可在方中加玄明粉或芒硝 6~10 克，冲服或同煎，可使大便转软，易于排出，但宜"中病即止，不可矫枉过正"。

8. 泻下药的应用　此类药具有泻下通便和清热泻火双重作用

（1）芒硝：咸、苦，寒，入胃、大肠经，润燥软坚，泻热通便，治疗实热便秘，大便燥结。药理研究表明，芒硝主要含硫酸钠、硫酸镁，能使肠内容物变软、变稀，而起到泻下作用，而无腹痛之弊。芒硝经风化去结晶水而成的干燥白色粉末为玄明粉，其泻下作用缓和。笔者习以玄明粉代替芒硝，起软坚缓通作用。

（2）大黄：苦，寒，入脾、胃、大肠、肝、心经，泻下攻积，清热泻火，治疗实热便秘效果显著。药理研究表明，大黄致泻的主要成分是蒽醌苷，而另含鞣质却呈收涩作用，因此大黄在致泻后又可产生继发性便秘，如麻子仁丸、黄连上清丸、牛黄解毒丸等中成药都含有大黄，口服这类药可通便，服药后又会引起便秘。

（3）番泻叶：甘、苦，寒，入大肠经。泻下通便，治疗热结便秘。药理研究表明，番泻叶含番泻叶苷 A、B 的代谢产物大黄酸蒽醌，泻下作用强，效速，适用于实证便秘。

（4）芦荟：苦，寒，入肝、胃、大肠经，泻下通便，清肝泻火，治疗热结便秘，肝经实火。药理研究表明，芦荟大黄素苷有泻下作用。

芒硝、大黄、番泻叶、芦荟均为泻下攻下药，只适用于应急处理，不宜长时间服用，宜"中病即止，不可矫枉过正"。通便后辨证改用润缓剂。

三、验案举例

◆ 病例一

郑某，男，70 岁，退休职工。2018 年 10 月 27 日初诊。素有大便难解病史 3 年多。1 周来咳嗽，气喘，面色萎黄，食少纳呆，神疲气怯，大便干结，临厕无力努挣，舌淡嫩红，苔薄白，脉缓。

诊断 便秘。

辨证 肺脾两虚，肺失宣降，肠燥气滞。

治则 益气健脾，宣降肺气，润肠通便。

方药 生白术 30 克　炙黄芪 20 克　蜜紫菀 15 克　牛蒡子 15 克　白前 10 克
紫苏子 10 克（蜜制）　全瓜蒌 30 克　当归 10 克　枳实 15 克（麸炒）
甜杏仁 10 克　肉苁蓉 30 克

水煎服。服 1 剂后，大便较顺畅。继服 2 剂，大便调，仍神疲气怯，上方改枳实 10 克，去杏仁，加党参 15 克、制黄精 15 克，继服 7 剂，温润开秘。

按语 黄芪、党参、生白术补益肺脾，蜜紫菀、白前、紫苏子、牛蒡子宣肺化痰，瓜蒌、甜杏仁配枳实润肺降气，加当归养血，肉苁蓉温肾阳以助肠道蠕动。全方一宣一润，使脾气升，肺气得以宣降，共同起到润肠通便的作用。

◆ **病例二**

黄某，女，46 岁，职工。2019 年 3 月 17 日初诊。反复腹痛，大便秘结 5 年多，常服麻子仁丸才能排便，整日情绪低落，忧郁苦恼。就诊症见面容憔悴，形体消瘦，腹部呈游走样疼挛痛，大便 5~7 日一行，便坚难解，脘腹胀痛，食少易饱，舌淡红，苔薄白，脉左关弦细，右关缓。

诊断 便秘、腹痛。

辨证 脾胃气虚，肝郁气滞。

治则 健脾疏肝，行气通便。

方药 生白术 60 克　潞党参 15 克　白芍 30 克　枳实 15 克（麸炒）
百合 30 克　乌药 9 克　制香附 12 克　合欢皮 15 克　瓜蒌仁 30 克
玄明粉 6 克（冲服）　炙甘草 9 克

日 1 剂，水煎服，共 3 剂。嘱多食富含纤维素的食物，多饮水，保持精神舒畅，每日晨间定时登厕排便。

复诊时，诉服药后大便日 1 次，质软，腹痛减轻，心神安宁。守原方去玄明粉，继服 7 剂，诸症缓，便秘之苦解。

按语 方中白术、党参益气健脾，柴胡疏肝解郁，舒畅胃气；白芍配炙甘草缓急止痛，使大便变软；枳实之用不仅在调气，且有收缩弛缓大肠之功；乌药、香附通行胃肠气滞；百合、合欢皮润肺开郁；瓜蒌、玄明粉软坚润肠。

◆ **病例三**

雷某，男，36岁，农民。2015年6月17日初诊。因长期嗜酒，喜食辛辣之品，大便反复干结2年，每要口服黄连上清丸才能解出，经人推荐，求诊中医。症见形瘦烦热，面部有散在痘疹，心悸少寐，口咽干燥，脘腹不适，少食纳呆，大便3~5日1次，便时艰难燥结，状如羊屎，舌质红，苔粗糙少津，脉细数。

诊断 便秘。

辨证 阴虚津亏，肠失濡润。

治则 滋阴生津，养血润燥。

方药 玄参30克　麦冬20克　生地黄20克　柏子仁15克　当归10克
枸杞子15克　野菊花10克　桑椹15克　生白术60克　决明子30克
莱菔子20克（炒）　枳实15克（麸炒）

服药5剂，大便转润，心悸缓，守上方继调7剂，诸症解。

按语 方中生地黄、麦冬、玄参养阴益液；柏子仁宁心除烦；当归、桑椹补血养阴；枸杞子、菊花滋养肾阴，清肝火；白术使脾气得健，气机得畅；决明子凉润通便；莱菔子、枳实导滞下气，使粪便转软，易于排出。

◆ **病例四**

林某，男，78岁，退休干部。2009年8月16日初诊。胸椎肿瘤术后，双下肢逐渐痿弱无力，大便费力难排，但粪不坚干，靠乳果糖、开塞露才能排便，请求中医诊治。症见面色㿠白，精神疲惫，少食脘胀，少腹胀急，欲便不能，畏寒肢冷，舌暗淡体胖，苔白润，脉沉弱。

诊断 便秘。

辨证 脾肾阳虚，温运无力。

治则 温补脾肾，润肠通便。

方药 生白术 60 克 黄芪 30 克 肉苁蓉 30 克 当归 15 克 锁阳 15 克
鹿茸 3 克 枳实 15 克（麸炒） 升麻 6 克 黑芝麻 20 克

服 3 剂后排软便 1 次，按原方调理一个月，大便保持 1~2 日一行，渐思纳食，精神好转，四肢回温。

按语 患者为脾肾阳虚，失于温运而成便秘。重用白术、黄芪益气通便；肉苁蓉、锁阳、鹿茸温补肾阳；当归辛甘而温润；枳实宽肠下气；加升麻轻宣阳气，升清而降浊；黑芝麻润肠通便，阳气旺则鼓动，津液足则燥除。上药共达温运通便之功。

四、日常调理

（1）生活调理：中药虽然没有西药泻药通便的诸多弊病，有一定优势，但要在根本上解决习惯性便秘问题，还是要改变不良的生活习惯，养成每日早晨定时排便的规律，可采用蹲姿排便法，就是脚下踩一个小板凳，上身微前倾，使臀部下沉，增加腹压，有助于大便排出。可于早、晚各做数次提肛运动，以增强肛门括约肌力量，还可以同时结合按摩手法，即用手掌放于右下腹，按照结肠的走行方向，自右下向右上，再向左上，再向左下的顺序按摩，或取腹部平脐旁开 3 寸处之通便穴，用手指按压左右两侧通便穴，可促进排便。

（2）饮食调理：主要是增加纤维素的摄取，多吃粗加工的谷类以及红薯、麦麸和新鲜蔬菜，水果选用西梅干或西梅汁、火龙果等。用核桃仁配菠菜煮炒食用，既可预防便秘，又有保健作用。

（3）精神调理：心理疗法宜选用说服开导法，戒忧思恼怒，保持乐观情绪，心情舒畅，这一点对肠道气滞引起的便秘尤其重要。

中医治疗习惯性便秘强调整体观念和辨证论治及养生调理，通过综合措施，药食同用，配合运动锻炼，便秘可以得到完全缓解。

参考文献

［1］王士才，赵燕芬，叶金汉. 常见病遣方用药专家真传［M］. 北京：人民军医出版社，2015：36.

［2］卢祥之.名中医治病绝技［M］.北京：中国医药科技出版社，1998：180-181.

［3］罗云坚，余绍源.消化科专病中医临床诊治［M］.北京：人民卫生出版社，2000：181.

中医治疗肺结节的探索

◎唐江山　吴文狮

一、肺结节释义

《说文解字》记载："结，缔也。节，竹约也。"现代解释为："结，聚合也，凝聚之谓。节，行动的度，重要的点。"现代中医多把 CT 及内窥镜下影像视为望诊的延伸，CT 或彩超上发现的结节是邪浊聚集而成的"点"。结节就是生长在体内各个器官的不同性质的实性病变，可以分为良性结节和恶性结节。良性结节有比较完整的包膜，可以动态复查；恶性结节没有完整包膜，边界不清晰，形态不规则，可以向周围侵袭性生长，发展较为迅速。

中医学并无"结节病"之说，许多学者认为可归属于中医"积聚"范畴。"积聚"就是体内结块，或者胀痛的病症。积属有形之物，结块固定不移，痛有定处，多为血分病；聚属无形之物，包块聚散无常，痛无定处，多为气分病。积相当于现代医学的体内肿块、结节、肿瘤等，聚相当于现代医学的胀气、不完全肠梗阻等。积多为器质性的病变，而聚多属于功能性改变。

结节发生在肺部的属中医"积证""肺积"范畴。近年来，随着全民体检，CT 的普及发展和广泛应用，肺结节的检出率明显升高。西医常认为肺结节病临床只需要观察，定期复查，对于某些具有恶变倾向，可采用手术治疗。中医对于肺结节病的认识与治疗，有着丰富的文献记载及大量可靠的治疗方法。本文就围绕肺结节的病因病机，精选名医、专家的治疗经验，结合笔者临床心得进行论述，为相关研究与实践提供参考。

二、审因析机

肺结节是最近几年研究的一个热点，是指肺部影像上各种大小、边缘清晰或模糊的局灶性圆形致密影。中医认为肺主气，司呼吸，主宣发肃降，通调水道。肺朝百脉，主治节，有助心行血之功。肺通过肺窍与外界相通，烟、粉尘、雾霾等有害物质可直中娇脏，沉积于肺中，或肺病日久，肺气宣发肃降功能受损，导致通调水道、肺朝百脉失职，全身气血津液不能疏散而致津凝成痰。肺气虚，不能助心行血，导致血液运行不畅，血脉瘀滞，痰瘀阻络，而形成肺结节病。所以肺气虚弱、气血痰瘀互结为肺结节病的基本病因病机，其要点可归结为虚、郁、痰、瘀、毒，为本虚标实，虚实夹杂之象。通俗地讲，肺结节是身体里多出来的有形物质，就是一个包块，里面包裹着痰湿和瘀血。

肺部小结节或微小结节，一般无特殊不适感。只有随着结节增大，侵袭血管、神经组织或阻塞气道，患者才会出现咳嗽、胸痛，甚者咯血。

三、治验共享

无症状肺结节应以辨病、辨体质论治为主。

中医治疗以辨证论治为基础，症状是辨证的主要依据，但临床上大多数肺结节来就诊时无明显症状。对于无症状肺结节患者的诊治首先当辨病，要甄别结节的性质，明确良、恶性，通过病史、体格检查、实验室检查、影像学检查、细胞学检查等进行鉴别，辨清疾病的轻重缓急和预后。

无症状结节患者还可通过体质辨识论治。研究发现，不同结节患者以不同的偏颇体质出现，其中以阴虚质、气郁质、气虚质、痰湿质和血瘀质多见。体质可反映机体对疾病的易感性，在疾病状态下，体质也会影响治疗效果，并影响转归，结节病的防治可围绕体质辨识展开。肺结节的治验选粹如下。

国医大师邓铁涛治疗肺结节方（党参、黄芪、怀山药、生龙骨、玄参、知母、生牡蛎各15克，丹参9克，三棱、莪术各10克），全方具有益肺补脾、软坚散结、活血化瘀的功效。方中党参、黄芪、山药补益人体正气，玄参、龙骨、牡蛎软坚散结，丹参、三棱、莪术活血化瘀，配知母滋脏腑之阴，以防气血瘀滞久而化热。

北京中医药大学满君等报道[1]，运用四逆散合升降散（柴胡 10 克，白芍 15 克，枳壳 15 克，姜黄 10 克，蝉蜕 10 克，僵蚕 10 克，甘草 6 克）加减治疗 45 例三焦郁滞的多部位肺结节患者，治疗 2 个疗程，每疗程 3 个月，治疗后不同程度的危险分级、结节直径、疗效评价、中医证候评价均较治疗前改善，在一定程度上改善了三焦郁滞的多部位肺结节患者的中医症状，降低危险程度，减轻影像改变。

河北名老中医张士舜首倡"三辨论治"理论。张老对结节的良、恶性肿瘤的治疗颇有研究，创立了消结节方（王不留行 30 克，白英 20 克，牡蛎 15 克，三棱 10 克，莪术 10 克，白芥子 10 克，醋北柴胡 10 克，黄芪 10 克，炙甘草 5 克）。该方具有消痰化瘀、软坚散结、补肺益肾的功效，主治结节病，广泛应用于肺结节、乳腺结节、甲状腺结节等。痰湿重加清半夏、紫菀、陈皮等理气化痰；瘀血重加川芎、赤芍等活血化瘀；气滞明显加大醋柴胡用量，加郁金、香附、佛手、香橼等疏肝理气。根据"三辨论治"中的辨病位论治，肺结节加入肺形草，乳腺结节加入蜂房、路路通，甲状腺结节加入夏枯草，以引药入相应的病灶。笔者常去白英加猫爪草 10~15 克。

张士舜老中医的用药经验，临证使用也要因人而异。因方中白芥子辛温走散，善治皮里膜外、筋骨经络之间的寒痰凝结，对皮肤黏膜有刺激，应炮制后用，内服剂量不宜过大，过量可致胃肠炎，常规用量 3~6 克。蜂房，味甘有小毒，可攻毒消肿、祛风止痒，煎服常规用量为 3~6 克。

南京中医药大学鹿竞文报道徐力教授治疗肺结节的经验[2]，以补气解郁、化痰行瘀为总治则，在共性基础上为患者设计针对性处方。扶正方面，以补肺汤为主（人参、黄芪、五味子、熟地黄、桑白皮、紫菀），提高肺部免疫功能，抑制炎症反应，治疗肺纤维化。祛邪方面，属于磨玻璃结节加山慈菇、望江南、王不留行等化瘀散结；实性结节或混合性结节加三棱、莪术、蜈蚣等活血通结。行气加郁金、姜黄、铁树叶等理气消积，配芙蓉叶消除炎性结节，卷柏逆转癌前病变，藤梨根防止病变进展，体现了三级预防。

四、临证病案

◆ 病案一

郑某，男，47岁，企业干部。2018年11月20日单位体检，肺部CT平扫发现右肺多发磨玻璃样结节，最大一枚直径约为0.5厘米，纵隔淋巴结肿大。虽肺结节多发，尚未超过0.8厘米，西医认为无手术指征，只需继续观察，定期复查。患者情绪紧张，思想焦虑，求诊中医。诊时，患者无诉特殊不适，唯平素有吸烟史，易感冒，时有胸部发闷咳嗽，咯白黏痰，食欲欠佳，二便调，舌质淡紫，边有齿痕，舌苔薄白，舌底可见瘀斑，形体肥胖，脉细滑。

诊断 西医诊断肺结节，中医诊断肺积。

辨证 肺脾气虚，痰瘀互阻，痹阻肺络。

治则 补脾益肺，化痰散结，活血化瘀。

方药 黄芪10克　白术10克（麸炒）　茯苓15克　薏苡仁30克
　　　　夏枯草15克　莪术10克　三棱10克　浙贝母15克
　　　　僵蚕10克（炒）　炒白芥子6克　石见穿15克　猫爪草10克
　　　　炙甘草3克

经上述药物加减治疗6个月，除中间因胃肠炎停药5日，一直坚持服用上方加减，经肺部CT平扫复查，提示两肺纹理增粗，纵隔间未见淋巴结肿大。治疗后患者磨玻璃样结节消失。

按语 本病因肺脾两虚，痰气瘀血相互郁结，阻碍肺络而致。患者初诊时咳嗽咯痰，以白黏痰为主，伴有易感冒，食纳欠佳，均为肺脾两虚之征，导致气机阻滞，痰浊内生，瘀血阻肺，治当益肺健脾，软坚散结，化痰散瘀，体现标本同治、扶正祛邪的原则。

◆ 病案二

孙某，男，52岁，自由职业。2022年5月3日初诊。患者因工作劳累，自觉近半个月来胸闷不舒，往医院作CT检查提示左肺上叶磨玻璃样结节。大小约0.9厘米×0.7厘米。患者因患有乙肝、糖尿病、高血压等诸多病症。就诊时，时感胸闷不舒，易疲劳，面色苍黄，食欲欠佳，小便浑浊，舌淡暗紫，有齿痕，苔白腻，脉缓细。

诊断 西医诊断肺结节，中医诊断肺积。

辨证 脾虚湿阻，痰瘀互结。

治则 健脾利湿，化瘀散结。

方药 白术10克（麸炒） 茯苓15克 薏苡仁30克 夏枯草15克

浙贝母12克 僵蚕10克（炒） 莪术10克 三棱10克

赤芍15克 王不留行15克 草薢15克 炙甘草3克

二诊：2022年6月2日。上方连服一个月，胸闷轻，仍感疲倦乏力，大便偏坚，舌淡紫暗，苔白腻，脉缓细。

党参15克 黄芪12克 白术10克（麸炒） 茯苓15克

薏苡仁30克 夏枯草15克 莪术15克 王不留行15克

瓜蒌10克 僵蚕10克（炒） 三七3克 炙甘草3克

三诊：2022年7月7日。上方继续服一个月，自觉胃痞闷，伴反酸，胃镜提示慢性萎缩性胃炎伴糜烂，舌淡紫暗，苔黄腻，脉缓细。继以健脾利湿，化瘀散结，佐以制酸护膜。

黄芪10克 白术10克（麸炒） 茯苓15克 薏苡仁30克

夏枯草15克 莪术15克 王不留行15克 僵蚕10克（炒）

浙贝母10克 柴胡5克 蒲公英15克 瓦楞子15克（煅）

白及10克 炙甘草3克

连服半个月，胸闷舒，胃痞闷消失，未见反酸，情绪、体力恢复。7月25日CT复查示左上肺小磨玻璃结节影，大小约0.4厘米×0.3厘米。经2个半月的治疗，结节明显缩小。

按语 本案患者平素多病缠身，损伤脾胃，脾气虚不能正常输布津液，痰气郁结，肺气壅滞，导致痰瘀滞肺不行而成结节。治用黄芪、党参、白术、茯苓益气健脾以培补后天之本而治诸虚不足；夏枯草、浙贝母、僵蚕软坚散结；王不留行、莪术、三棱活血祛瘀。诸药共达脾健运而不生痰湿，软坚化瘀以散结节的目的。

五、几点体会

1. 随着人民生活水平的提高，保健意识的增强，现代螺旋 CT 扫描的普及，肺结节病患者检出率不断增多，而大部分患者处于影像观察期，西医对这类患者尚无特殊治疗手段，在以观察、定期检查为主的阶段内，为中医治疗提供了巨大的空间和优势。中医药治疗可达到稳定、减少或缩小结节，甚至消散结节的效果，以避免外科手术带来的创伤，较大程度上减轻了患者的经济和心理负担，取得了一定效果。

2. 南京中医药大学徐力教授指出：中医治疗肺结节有三个作用，一是可以促进肺部炎症、纤维增生等良性结节的吸收；二是逆转肺部不典型腺瘤样增生等癌前病变；三是控制原位癌、微浸润癌、浸润癌等病变发展。中医治疗可以实现人体气血阴阳的平衡，对稳定病灶，防止结节恶变有重要价值，充分体现了中医的整体治疗观。

3. 治疗结节，扶正方面在于调补脏气，以肝脾为主，药用黄芪、党参、白术、茯苓等。祛邪方面重在化痰散结，活血化瘀。痰气郁阻，当以化痰散结，药用浙贝母、海藻、昆布、胆南星、白芥子等；病久瘀滞，应活血行气以散结，多用丹参、莪术、三棱、石见穿、川芎等。无论何种病因，均应酌情选用软坚散结之品，如猫爪草、菝葜、夏枯草、牡蛎等，注意补消结合，使痰瘀互结之结节随血而散，随气而消。

4. 尽管中医药在治疗肺结节方面效果明显，但在治疗中也存在着一些问题，如对于中医证型的判定，不同的医家有着不同的见解，对于方剂的加减用药也受限于个人经验与传承的影响，还没有形成一种治疗规范与标准。在今后的中医药治疗中，还需要充分发挥中医"治未病"思想，既要病证结合，也要考虑患者体质问题，做到"未病先防，已病防变"，尽可能地发挥中医的治疗优势。

治结节，防癌变，发挥中医药的特色和优势，势必成为防治结节病的又一新亮点。

参考文献

［1］满君，张晓梅，闫宏.四逆散合升降散治疗三焦郁滞肺结节 45 例临床观察［J］.中华中医药杂志，2020，35（8）：4275-4277.

［2］鹿竞文，徐力.徐力教授中医治疗肺结节经验［J］.中医临床研究，2021，13（17）：35-38.

中医脾胃健康饮食新观念

◎唐江山　李　晟

饮食是人体健康的根本。调和脾胃，保持良好的饮食习惯是养生保健亘古不变的课题。下面就从中医脾胃观谈谈健康饮食。

一、脾胃为"后天之本"，"气血生化之源"

中医的脾胃是一个内涵十分广泛的概念，不仅涵盖了现代医学的消化系统，并且与神经、内分泌、免疫、运动等系统也有一定的联系[1]。这与西医所述的脾和胃是不同的。中医是非常重视脾胃的，称脾胃为"后天之本"。《黄帝内经》记载："脾胃者，仓廪之官，五味出焉。"说明脾胃是人体精微营养的运化之所，我们日常所需营养，皆由它们运化而来，以供养全身需要。脾胃的分工是：脾主运化，主升清，主湿；胃主受纳，主下降，主燥。脾胃纳运互助，燥湿相济，平衡气机，形影不离，情同手足，共同完成饮食水谷的消化、吸收、输布及生化气血之功能。所以说，一个人脾胃功能的强与弱，直接关系着生命的盛衰。脾胃功能好的人，气血旺盛，中气足，说话有力气，身体也结实；脾胃虚弱的人，说话无力，身体虚弱，疾病丛生，从而影响健康和寿命。

如果脾和胃一旦一方出现问题，另一方必定会受到影响，这就是脾胃相依相随，"同病相怜"。而脾胃不好，五脏六腑也跟着受影响，这就是脾胃虚，先伤肺；脾胃虚，肾亦虚；脾胃弱，肝郁闷；脾胃弱，心受损。这都体现了中医所讲的"脾健胃和，五脏乃安"，"内伤脾胃，百病由生"之说。这就是中医的脾胃观。可见，脾胃对人体健康是多么重要！

二、纠正让脾胃受伤的不良习惯和行为

生活中一些不经意的习惯和行为，很可能就是造成损伤脾胃的元凶，必须追根溯源，找到原因，从源头上"解决"掉这些不良习惯和行为，为脾胃健康保驾护航，使之健运。

1. 饮食不规律

暴饮暴食会扰乱胃肠作息的"生物钟"，影响脾胃功能的正常发挥，不利于营养物质的吸收利用。

纠正方法：每日三餐定时定量。

2. 不吃早餐

早上不进食，会使脾胃分泌黏液的功能遭到破坏，容易导致便秘、胃及十二指肠溃疡等消化系统疾病。

纠正方法：坚持每天早上 7 点左右吃早餐，而且一定要吃得好而精，保证优质蛋白的摄入。

3. 烟酒过度

烟草中的尼古丁会改变胃液酸碱度，扰乱胃幽门的正常活动，增加溃疡和胃癌的发病率。大量饮酒不仅直接损伤胃黏膜，而且酒精可刺激胃黏膜分泌大量胃酸，在酒精的直接及间接刺激下，胃黏膜会出现充血、水肿，甚至糜烂，容易导致胃出血、胃穿孔等。

纠正方法：戒烟限酒。

4. 滥用药物

滥用止痛药和消化药，如保泰松、吲哚美辛、布洛芬、阿司匹林等，会损伤胃黏膜，严重的会造成胃出血。苦寒中药也会伤胃。有毒性药不仅会伤脾胃，还使肝肾受到损害。

纠正方法：不要胡乱用药，一定要在医生的指导下服用。

三、健康饮食的要诀

《黄帝内经》中早已提出："饮食有节，故能形与神俱，而尽终其天年，度百岁乃去。"饮食应饥饱适度，讲究搭配。健康的饮食习惯是确保营养均衡摄入，遵循科学合理的饮食规律才能远离疾病。

1. "多吃素，少吃荤"，合理搭配养脾胃

《黄帝内经》中指出："五谷为养，五果为助，五畜为益，五菜为充。"这"养生四要"说明以谷物为主食，食物多样化，是我国人民的饮食习惯。"中国居民平衡膳食宝塔"的饮食结构是以植物性食物为主，动物性食物为辅，每天的主食包括各种谷物、薯类及豆类，每人每天以 250~400 克为宜，每人每天应吃蔬菜 300~500 克、水果 200~400 克、肉类 200 克。肉类除牛肉、猪肉、羊肉等红肉外，鱼肉、鸡肉、鸭肉这些白肉也要多多选择。

2. 合理的营养饮食，不求重口味，才能益脾胃

在烹制食物时，要做到少油（每人每天油要控制在 25~30 克）、少盐（每人每天食用盐不要超过 5 克）、少糖，减少食用酸味、苦味及辛辣的食物。饮食要以清淡为主，甜味的糕点也要控制，糖尿病患者更要注意糖量的控制。总之饮食要做到粗细粮搭配，清淡可口，七八分饱。

3. 补充必需的水分，以清理肠胃

人对水的需要仅次于氧气。喝水是清理肠胃最简单也比较有效的方法。在日常生活中，每天应喝至少 3 杯以上的水，晨起、午餐后、晚餐后各 1 杯，便可以轻松达到排除毒素、清理肠胃、防病延年的目的。

4. 适当饮茶，提精神，助消化，防治心血管疾病

现代研究表明，茶具有兴奋大脑、消食解腻、清暑利尿、减轻肥胖、预防癌症、促进健康等功能。青壮年体形肥胖宜饮绿茶，老年人体质瘦弱宜饮红茶和花茶。夏季天气炎热，饮绿茶清凉降暑；冬季为避免胃寒腹胀，饮红茶最佳。缺铁性贫血、容易失眠的人不宜饮茶。

5. 细咀嚼吞唾液，有益食物消化吸收

中医常说："食不欲急，急则伤脾，法当熟嚼令细。"这告诉我们养护脾胃最好的进食方法就是细嚼慢咽，这样不仅有利于脾胃的消化和吸收，而且唾液中所含的抗体和溶酶菌可以杀灭部分有害细菌。对于因牙齿松动或脱落，失去细咀嚼能力的老年人，可以结合吞唾液法（经常保持口腔清洁，刷牙、漱口后鼓动双颊，运用精神和意念促使唾液分泌，然后鼓漱一下徐徐吞下，每日三餐后各做 1 次），有帮助消化、清洁口腔、提高免疫力和促进健康的作用。

四、养护脾胃，合理饮食

脾胃的营养与能量，来自食物。在众多食物中，有很多具有补养脾胃的作用，下面以通俗易懂的谚语讲述如何用食物合理调养脾胃，供参考。

每日一鸡蛋，补充蛋白质。朝食三片姜，犹如人参汤。

食五谷杂粮，保身体健康。吃米带点糠，营养保安康。

小米配燕麦，补虚又开胃。红薯纤维多，养胃通便好。

一日三个枣，容颜不易老。花生润脾胃，美容养颜面。

蔬菜是个宝，赛过灵芝草。西红柿蛋汤，貌美又健康。

一日一个果，感冒不找我。多食一点醋，开胃又解毒。

饭前先喝汤，苗条又健康。饭后才喝汤，越长越肥胖。

若想长寿安，须减夜来餐。多吃豆和鱼，延寿不衰老。

戒烟又限酒，疾病绕着走。香菇养脾胃，强身又防病。

多食坚果类，养脾壮身体。枸杞煮粥食，强身抗衰老。

胃口要常好，山药不可少。大蒜与洋葱，开胃又祛病。

腐变不入口，维护肝脏好。贪吃又贪睡，添病又减岁。

饭后百步走，活到九十九。吃好又吃对，营养好脾胃。

在日常饮食中，我们提倡"生机饮食"，也就是生态食品。吃最接近天然的食物，并以正确食用，才能真正地让我们的身体享受自然，为健康注入生命活力。

杨春波国医大师的养生秘诀：在饮食起居和精神心态方面讲究"规律"

二字。在饮食上提倡饮食要定时定量，要多样，少吃反季节蔬果，以及生冷、油炸、辛辣、甜的东西。在精神心态上杨老的座右铭是：笑对人生，以诚待人，用心做事，知足常乐。他说："保持良好心态，胃口就好，脏腑气血功能正常，疾病就不会产生，工作起来也干劲十足，不觉得累。"

五、好心情，多锻炼，身心健康享天年

中医认为人体是一个有机的整体，脏腑之间不可分割，相互协调和相互影响。《黄帝内经》云："人或恚怒，气逆上而不下，即伤肝也。"说明一个人处于怨怒的情绪中，气机逆乱，也会伤肝，肝又与胃相邻，肝气可犯胃乘脾。由此可见，好心情也是一味调养脾胃的良药。因此，保持良好的心态、愉悦的心情，修身养性，可达到调和脾胃的目的。

想要调养出好脾胃，不仅要吃好、喝好、心情好，还要迈开腿，动起来，通过慢跑、散步、游泳、太极拳、气功等运动，促进气血运行，调和阴阳，让脾胃保持活力，永葆健康。

我们要养成良好的饮食习惯，吃对吃好健脾养胃的食物，给脾胃充足的营养支持。脾胃好了，气血生化有源，水谷精微输布正常，五脏六腑得到足够的滋养，才能保持人体阴阳平衡，让生命之树常青，达到身心健康享天年的目标。

参考文献

［1］李志刚.向脾胃要健康［M］.北京：中国轻工业出版社，2011.

下篇

临证感悟，传承创新

唐江山治疗慢性萎缩性胃炎临证经验

◎周博文　郑立升　吴文狮　唐江山

引言　全国名老中医唐江山主任医师治疗慢性萎缩性胃炎具有丰富的经验，认为本病是"虚→滞→瘀→毒→损"逐步演变加重的过程，脾胃亏虚贯穿疾病始终，治疗在重视益气健脾的同时，注重行气化瘀、清热解毒等以恢复脾胃升清降浊功能，并主张宏观与微观相结合、经方与时方相配合等辨证处方思路，此外也重视对患者饮食和心理的调摄。这些学术思想和临床经验值得学习借鉴。

慢性萎缩性胃炎是以胃固有腺体数量减少、胃黏膜变薄为特征的慢性消化系统疾病，可进一步发生肠上皮化生、上皮内瘤变等，此二者临床定义为癌前状态、癌前病变。因此，积极防治慢性萎缩性胃炎是阻止其向胃癌发展、降低胃癌发生率的有效手段。唐江山主任医师是第三批全国名老中医药专家学术经验继承工作指导老师，从医50余年，学验俱丰，尤其对慢性萎缩性胃炎的诊治具有独到经验，创立抗萎平异汤等疗效确切的代表方。笔者有幸侍诊，现将唐老辨治慢性萎缩性胃炎经验介绍如下。

一、临证经验

（一）治病宗本，重视脾胃

现代医学虽可明确诊断慢性萎缩性胃炎，但治疗尚无有效方法。慢性萎缩性胃炎依其上腹胀闷、疼痛等表现，可归属中医学"胃痞""胃脘痛"等范畴。唐老认为，本病是由浅表性胃炎或其他慢性胃炎经过比较漫长病程进展而来，既有素体脾胃虚弱的一面，也有病情演变过程中正气逐渐亏虚的因素存在，加之饮食、情志、劳逸等调摄不当，均可进一步损伤脾胃，因此脾胃亏虚贯穿该病始终。由于脾胃虚弱，气机升降动力不足；或肝失疏泄，肺失宣降，气阻不畅则滞；气滞日久及络，络阻则瘀；加之脾胃虚弱，纳运失司，湿浊内生，湿浊、瘀血等病理产物蕴久化热，郁结成毒，浊瘀热毒之邪损伤胃体则胃固有腺体减少、胃黏膜变薄，胃黏膜进一步退行性改变伴不完全性再生，则会出现肠上皮化生和异型增生等病理改变。所以，本病是"虚→滞→瘀→毒→损"逐步演变加重的过程。慢性萎缩性胃炎以脾胃气虚为本，气滞、浊瘀、热毒之邪阻碍气机升降为标。据此，治疗应以益气健脾为主，行气化瘀、清热解毒为辅，总以顾护脾胃，恢复脾胃气机升降，从而发挥胃"烂谷"和脾"运化"功能为要。

（二）辨治

1. 病证互参，主张宏观与微观辨证相结合

辨证论治是中医临床诊治疾病的基本原则，辨证是论治的前提，证是疾病发展过程中某一阶段或某一类型的病理概括，所以决定了证不能脱离病单独存在，临床应辨病与辨证相结合，如此才能更充分反映疾病演变规律，提高辨证的准确性，进而更好地指导处方用药。就慢性萎缩性胃炎而言，不能否认其病位主要在脾胃和可能存在病久体虚的事实，因此治疗应侧重顾护脾胃。整体观念是中医学的精髓，是有别于现代医学的诊治方法，但在慢性萎缩性胃炎的治疗中，唐老亦常参考胃镜检查结果为中医辨证服务。胃镜下如见胃固有腺体萎缩、胃黏膜变薄，用黄芪、党参、白术益气健脾，促进萎缩腺体恢复；若胃黏膜退行性改变，分泌物减少，白相增多，辨证可考虑有寒、有虚，可加用党参、干姜、桂枝等温中补虚之品；若胃黏膜充血，乃湿热、热毒内蕴，酌以蒲公英、白花蛇舌草等清热解毒之品；若胃黏膜炎症隆起糜烂或疣状胃炎，常用白及、马勃、木蝴蝶疗疮。另据其胃黏膜肌层微循环障碍，酌用枳壳、莪术、刺猬皮或丹参、三七等行滞舒络、活血散瘀之品。胃黏膜病理见肠上皮化生或上皮内瘤变，提示病已趋癌，加用现代药理研究证实具有扶正抗癌功效的灵芝、绞股蓝、白花蛇舌草等药物，以求逆转异型增生。

2. 标本同治，注重补益脾胃与调畅气机

慢性萎缩性胃炎病机以脾胃虚弱为本，气滞血瘀、痰湿热毒为标，属本虚标实、虚实夹杂之证，治当标本兼顾。唐老临证常以黄芪、党参、白术等益气健脾固本，兼胃阴亏虚者加天花粉、石斛、麦冬等滋阴强胃，兼脾阳不足者加桂枝、干姜等温阳健脾。脾胃虚弱，纳运失职，或饮食、劳倦、情志所伤，或外感六淫之邪等，均可致气机痹阻、通降失司而发病，治当以升脾气、降胃气为主，兼疏肝气及宣肺气为辅。《临证指南医案》指出："纳食主胃，运化主脾，脾宜升则健，胃宜降则和。"只有恢复脾升胃降的正常生理特性，才能治疗甚至逆转本病进展。因此，唐老治疗慢性萎缩性胃炎时，针对肝的疏泄、肺的宣肃，常加柴胡、佛手、娑罗子等疏肝和胃以助脾运，桔梗、枳壳、百合等宣肺下气；针对气滞血瘀，喜用徐长卿、莪术、刺猬皮等行气化瘀；针对热毒者，喜用蒲公英、白花蛇舌草等清热解毒。

3. 寒热并重，提倡经方与时方相配合

脾为阴土，喜燥恶湿，以升为顺；胃为阳土，喜润恶燥，以降为和。生理上脾胃阴阳互助、升降相因、燥湿相济，病理上也互相影响。若脾胃升降失常，而脾为阴土，脾失升清则易为寒湿所困，具有湿偏胜特性；胃为阳土，胃失润降则易内生燥热，故有热偏胜特性。可见脾胃病以湿热多见。因湿热含阴阳两种特性，由此决定了脾胃病难以速愈且易反复的特点。唐老认为，经方组织简练，配伍严密，药精力专；时方运用广泛，实用性强。但无论经方或时方，都历经临床验证，故应摒弃寒温之争，宜扬长避短，合用经方、时方，以提高疗效。唐老临证善用经方，亦重时方，常以四逆散同金铃子散、失笑散、百合乌药汤合用治肝郁气滞型的脘腹疼痛，以小柴胡汤同平胃散合用治湿热胃脘痛，认为经方与时方合用，其疗效相得益彰。

4. 防治合一，重视食疗和心理调摄

胃主纳谷、腐谷，脾主运水、化谷。治疗脾胃病，药入于胃，可直达病所，起效较快是其利，然每日进食不得闲是其弊，故饮食调理亦当必要，尤其有趋癌或已癌变，正气不足，抗病能力低下者，更应结合食疗，可用山药粉、黄芪精、豆类、泥鳅、甲鱼等以提高机体抗病、抗癌能力。

此外，心理调摄也非常关键。临床不少患者对慢性萎缩性胃炎认识不够，尤其伴肠上皮化生、上皮内瘤变时，因恐癌而心理负担极重。而"思虑伤脾""惊恐伤肾"，若情志失调，则药食难效，故唐老临证之余，常耐心为患者解释病情，鼓励其消除焦虑恐惧心理，并注意日常起居。总之，唐老始终将"治未病"思想贯穿于慢性萎缩性胃炎诊治中，从饮食作息调护到心理调整均纳入治疗过程中，这对延缓慢性萎缩性胃炎的进展意义重大。

二、典型病例

患者，男，48 岁，农民。2018 年 4 月 11 日初诊。5 年来反复胃脘隐痛，西药治疗可暂缓，但饮食稍不慎或心情欠佳时易发作。1 个月前胃脘隐痛加剧，当地医院查胃镜示慢性萎缩性胃炎伴中度不典型增生，以西药配合健脾和胃等中药治疗，其效不显。刻下胃脘隐痛，嗳气纳呆，面色少华，形体消瘦，舌质黯红，舌下络脉黯紫，苔粗少津，脉细。

诊断 胃脘痛（慢性萎缩性胃炎）。

辨证 脾胃气虚、气滞血瘀、热毒内蕴。

治则 健脾和胃以升清、行气化瘀以降浊，兼以清热养阴为法。

方药 自拟方抗萎平异汤加减。

  黄芪 30 克 党参 15 克 麸炒枳壳 10 克 莪术 10 克

  烫刺猬皮 10 克 麸炒白术 10 克 徐长卿 10 克 蒲公英 15 克

  白花蛇舌草 15 克 天花粉 15 克 石斛 10 克

14 剂，每日 1 剂，水煎服。并嘱配合食疗及心理调节。

2018 年 4 月 25 日二诊。偶有胃脘隐痛，嗳气不适，纳可。守方去徐长卿、石斛，加枸杞子 15 克、绞股蓝 15 克，继服 14 剂。

2018 年 5 月 9 日三诊。无明显不适，守方继服 14 剂。此后间断坚持予抗萎平异汤加减巩固治疗 4 月余。2018 年 10 月 8 日复查胃镜示慢性浅表性胃炎，病理检查未见不典型增生。

按语 本案为"慢性萎缩性胃炎伴中度不典型增生"，曾经中西医治疗均未取得满意疗效。唐老考虑其证属本虚标实，以抗萎平异汤加减治疗近半年后，患者症状基本消失，复查胃镜亦良好。方中黄芪、党参、麸炒白术益气健脾；麸炒枳壳、莪术、徐长卿、烫刺猬皮行气化瘀；蒲公英、白花蛇舌草、天花粉、石斛清热养阴；绞股蓝、枸杞子扶正抗邪。诸药合用，共奏健脾和胃、升清降浊之功。抗萎平异汤既能增强脾胃功能，促进萎缩腺体恢复，又可减轻或逆转不典型增生，对胃癌前病变具有一定阻断作用。

三、小结

在长期实践中，唐老集古今医家学术思想，结合自己临床经验，认为慢性萎缩性胃炎是"虚→滞→瘀→毒→损"逐步演变加重的过程，脾胃亏虚贯穿疾病始终，治疗既重视益气健脾，又注重行气化瘀、清热解毒等以恢复脾胃升清降浊功能，并主张宏观与微观相结合、经方与时方相配合等辨证用药思路，同时重视患者饮食和心理调摄，这对提高本病临床疗效及延缓病情进展具有重要指导意义。

原载《中国中医药信息杂志》2021 年第 7 期

从李东垣阴火理论辨治脾瘅

◎周博文

引言 从李杲（东垣）的阴火理论出发，辨析脾瘅的理论依据、病变机理、转消之机及治法方药，突破传统的理论禁锢，为临床提供全新的诊疗方法。"脾瘅"作为病名，首见于《素问·奇病论篇》，曰："有病口甘者，病名为何？何以得之？岐伯曰：此五气之溢也，名曰脾瘅。……此人必数食甘美而多肥也，肥者令人内热，甘者令人中满，故其气上溢，转为消渴。治之以兰，除陈气也。"文中论述了脾瘅是一种因过食肥甘，导致内热中满，蓄积于脾，上溢于口，从而出现以口中甜腻为主症的疾病。内热伤阴则病转消渴，在治疗上可用兰草以辛散其陈积不化之气。自《黄帝内经》之后，历代医家如王冰、杨上善、马莳、张介宾（景岳）等多从此注，是以数食肥甘以致脾瘅，其性属实，似成定论。近来笔者研习李杲（东垣）学术思想，发现其所述之阴火理论颇有新意，可为脾瘅的诊治提供全新的思路，并有望借此在防止其发展为消渴上寻求一点突破，因而具有较为现实的临床意义，浅析如下。

一、从阴火论脾瘅的理论依据

脾瘅，《经》言因数食甘肥所致，故其病发之外因可知，但病变之内因，经文并未论及，是以世医多不揣。然从其转归为消渴，结合《灵枢·五变》"五脏皆柔弱者，善病消瘅"和《灵枢·邪气脏腑病形》"脾脉……微小为消瘅"的论述可知，作为消渴（消瘅）前期的脾瘅，也有其病理基础，而脾瘅病位在脾，《灵枢·本藏》曰："脾坚则脏安难伤，脾脆则善病消瘅易伤"，更进一步说明了脾瘅的发生与脾虚密切相关。此正《素问·评热病论篇》"邪之所凑，其气必虚"之谓也。其脾之虚，或因先天禀赋不足，或因后天饮食、情志等调养失度。李东垣精研《黄帝内经》，基于《素问·痹论篇》"饮食自倍，脾胃乃伤"之论，提出"内伤脾胃，百病由生"的观点，形成了独具一格的脾胃内伤学说，可谓深诣经论大旨。其中阴火理论又与《黄帝内经》中脾瘅、消瘅等疾病的认识甚为相合。李东垣认为，阴火的产生乃饮食不节、劳役过度、精神刺激等原因损伤脾胃元气所引起。如《脾胃论·饮食劳倦所伤始为热中论》曰："若饮食失节，寒温不适，则脾胃乃伤。喜、怒、忧、恐，损耗元气。既脾胃气衰，元气不足，而心火独盛。心火者，阴火也，……脾胃气虚，则下流于肾，阴火得以乘其土位。"正常情况下，脾胃健旺则元气充足。当脾胃气虚，元气不充，则相火妄动为阴火。以上论述阐明了阴火与脾瘅具有相同的病变基础，因此可从阴火来辨治脾瘅。

二、从阴火论脾瘅的病变机理

《素问·奇病论篇》云："脾瘅……此肥美之所发也。"《素问·通评虚实论篇》云："消瘅……肥贵人则高粱之疾也。"故后世医家多从摄食膏粱肥甘太过，导致内热蕴积以论脾瘅、消瘅。然李东垣独具慧识，其《脾胃论》中"脾胃俱旺，能食而肥；脾胃俱虚，少食而肥"的论述则明确说明了体肥形盛之人亦有因内虚食少所致者，是以前者需清泄，后者需补虚。虚实补泻之理，不可不明。《素问·调经论篇》亦云："有所劳倦，形气衰少，谷气不盛，上焦不行，下脘不通，胃气热，热气熏胸中，故内热。"此"内热"与东垣所谓之"阴火"名异而理同也，皆因饮食劳倦损伤脾胃，脾虚不运而食滞胃脘，日久郁而生热则上熏胸中也。脾胃既伤，脾胃升清降浊功能失常，则可致清阳不升，浊阴不降，谷气留而不行，形成脾瘅，热久伤阴则又可转化为消渴。李东垣在《兰室秘藏·劳倦所伤》中曰："脾胃既虚，不能升浮，为阴火伤其生发之气，……清气不升，浊气不降，清浊相干。"叶天士的《临证指南医案》也将脾瘅病机概括为"中虚伏热"，谓其乃为无形气伤，热邪蕴结，中焦困不转运所致。

三、从阴火论脾瘅的转消之机

"阴火"既是脾胃虚衰的病理性结果，同时又是新的致病因素。一方面，脾胃内伤，元气不足，脏腑气机升降功能失常，脾不能散精上归于肺，亦不能为胃行其津液，则心肺之气无所禀受，而致阴火上乘，发为上消，则"舌上赤脉，大渴引饮"；脾气不升反降，精微直趋而下，注于小肠，渗于膀胱，发为下消，则"烦渴引饮，耳轮焦干，小便如膏"；元气亏虚，水谷不化精微，变生湿浊，下流肾间，下焦之气不化，郁而化热，成为阴火，上乘土位，则始病热中，发为中消，则"善食而瘦，自汗，大便硬，小便数"。张锡纯在《医学衷中参西录》亦载："元气不升，大气下陷，脾不散精"，提出"消渴一证，古有上、中、下之分，其证皆起于中焦而极于上下。"另一方面，脾胃元气亏虚，气血生化乏源，心肝肾等脏腑失却阴血的滋养，则阴火鸱张，消铄津血，营亏火旺，则又可助长热势，而为血中伏火。《兰室秘藏·劳倦所伤》中曰："脾胃气虚，不能升浮，为阴火伤其升发之气，荣血大亏，荣气不营，阴火炽盛，是血中伏火日渐煎熬。"此正糖尿病发生"烦渴多饮，小便频多，而形体消瘦"的关键病机，故脾瘅转消之机，与中虚伏热、血中伏火紧密相关。

四、从阴火论脾瘅的治法方药

饮食、情志、劳逸等因素失于调节皆可损伤脾胃，致脾阳不升则阳郁为热，浊阴不降则谷留中满，内热中满则病脾瘅，是以脾瘅多属本虚标实、气机升降失序所致。然李东垣在对待气机升降问题上，又十分重视生长升发的一面，认为脾胃元气升腾，肾精得以上奉则髓实骨健，肝胆得以条达则气和筋柔，心肺得以充润则脉实窍利，津血得以滋生则精血饱满，是以百病不生。若清阳不升则肝肾升发之气受郁，郁久化火，消灼营阴，营亏则火旺，阴火鸱张，更烁津血，终致血中伏火，耗气伤津，进而可发展为消渴。此以脾阳不升、元气虚陷为本，以气机失调、阴火亢盛、消铄津血为标，故李东垣创制了补脾胃泻阴火升阳汤，以补脾胃、升清阳、泻阴火，进而斡旋枢机、燮理中焦。原方组成为柴胡、炙甘草、人参、黄芪、苍术、羌活、升麻、黄芩、黄连、石膏（长夏微用，过时不用）。方中柴胡、升麻、羌活升阳举陷，利枢机，复运化，以治脾阳下陷；然脾阳下陷之本在于脾气虚弱，故用黄芪、人参、苍术、炙甘草益气健脾，助升清阳，脾旺清阳不陷则阴火不生；阴火炽盛，方中黄芩、黄连苦寒以降泻亢盛之阴火，以防其火壮食气、损耗元气。若阴火灼伤真阴，东垣又谓："少加黄柏以救肾水，能泻阴中之伏火。如烦犹不止，少加生地黄补肾水，水旺而心火自降。"但苦寒之品，不可久用、过用，因寒凉太过不但耗损阳气，且易伤及脾胃，致脾胃更虚，所以对方中大寒之石膏，予特别注明，长夏微用，过时不用，仅作从权之计而微用之。诸药相合，共奏甘温补脾升阳、甘寒清泻阴火之功，遵循了东垣所谓"惟当以甘温之剂补其中、升其阳，甘寒以泻其火则愈"的法则。

五、典型病例

◆ 脾瘅（中虚伏热）案

某，无形气伤，热邪蕴结，不饥不食，岂血分腻滞可投？口甘一症，《黄帝内经》称为脾瘅，中焦困不转运可知。

方药 川黄连 淡黄芩 人参 枳实 淡干姜 生白芍

按语 此案出自《临证指南医案》，叶天士曰："苦寒能清热除湿，辛通能开气泄浊"，是以方中用黄芩、黄连苦寒燥湿，降泻阴火；干姜、枳实辛温通阳，开气泄浊。四药相合，辛开苦降，斡旋气机，燮理中焦。脾瘅多属本虚标实之证，本虚者脾气虚也，运化不及，中焦愈困，故用人参以助正气，助脾健运。方中白芍，酸甘微寒，化津生血，可制约全方之燥，又可防营亏火旺。纵观全方，寒热并用以和阴阳，苦辛并进以调升降，补泻兼施以顾虚实，使蕴结得解，气机得复，故能切中脾瘅病机。

原载《亚太传统医药杂志》2016 年第 14 期

论脾瘅有余不足与当泻当补之理

◎周博文

引言 从脾瘅病因有内外先后之分的角度论其病气之有余不足，认为饮食不节、过食肥甘或情志失调、肝气郁滞属内外因，致其内热中满、脾气郁遏，或气机郁滞、食积化热为病气有余；先天不足、脾气虚弱或后天失养、饮食劳倦属先后因，致其脾虚失运、蕴而化热为病气不足。又从脾瘅病性有虚实主次的角度论其治法之当补当泻，因实致瘅者主以辛开苦降之法，若兼虚象者佐以补法；因虚致瘅者主以甘温除热之法，若兼实象者佐以泻法。论清脾瘅有余不足与当泻当补之理可为脾瘅提供更加全面的诊治思路，并可为中医药在防治消渴（糖尿病）方面寻求一点突破，所以具有较为实用的参考价值。

"脾瘅"作为病名，首见于《素问·奇病论篇》："有病口甘者，病名为何？何以得之？岐伯曰：此五气之溢也，名曰脾瘅。"因《黄帝内经》仅此一处论及"脾瘅"，且汉代及以前的其他文献如《难经》《伤寒杂病论》《中藏经》中并没有"脾瘅"的概念，故而诸医家如杨上善、王冰等论述"脾瘅"时多引用《黄帝内经》原文。至明清时期，叶天士、王孟英等医家虽对"脾瘅"理论有所发挥，然亦未脱胎经旨，仍以实论瘅，以兰治瘅。脾瘅虽以过食肥甘、脾气郁遏者多见，然脏腑柔弱、脾虚内热者亦不少见，是以不察病气之有余不足，妄以兰草、佩兰等芳香辛散之品泻之，不免有违《黄帝内经》"治病求本"之旨，亦有恐犯《难经》"实实虚虚"之戒，故为医者不可不慎。因而笔者结合文献总结名家经验，拙析脾瘅有余不足与当泻当补之理如下。

一、脾瘅致病，有余不足论

1. 内外有因，病气有余

有余因外者，多因饮食不节、脾气郁遏。《素问·奇病论篇》曰："此人必数食甘美而多肥也，肥者令人内热，甘者令人中满，故其气上溢，转为消渴。"这一最经典论述阐明了过食肥甘，壅滞脾胃，使其运化失职，枢机痞塞，则精微失布、水液失化，酿生湿浊，内聚陈气，郁而化热则病脾瘅，日久伤阴则病转消渴。温病大家叶天士则把湿作为脾瘅的另一个病机，且新添了脾瘅舌相的描述。其《温热论》载："有舌上白苔黏腻，吐出浊浓涎沫者，其口必甜，此为脾瘅，乃湿热气聚，与谷气相抟，土有余也，盈满则上泛。"其《临证指南医案》亦谓："湿从内生者，必其人膏粱酒醴过度，或嗜饮茶汤太多，或食生冷瓜果及甜腻之物。"可见过食膏粱厚味、生冷甜腻，导致内热中满、气机郁滞是形成脾瘅最主要的病因病机。脾气郁遏，枢机不利，则又可化生湿浊痰瘀等病理产物，这些有形的病理产物亦可成为新的致病因素，从而加剧气机的郁滞，恶性循环中使脾瘅日渐转为消渴，终为难愈之疾也。

有余因内者，多因情志失调、肝气郁滞。《灵枢·五变》曰："刚则多怒，怒则气上逆，胸中蓄积，血气逆留，髋皮充肌，血脉不行，转而为热，热则消肌肤，故为消瘅。"论述了情志过激，肝气不疏，致气机升降失调，气血运化失常，郁而化火，消灼阴津，则病消渴。可见作为消渴前期的脾瘅，七情内伤也是其发病的重要原因。因肝主情志，调节全身气机，肝气的郁滞使中焦气机不得斡旋，食谷停滞于中，蓄积化热而病脾瘅。气血郁久化火耗伤阴液，则其病又可转为消渴。无形之气的郁滞可阻碍津血等有形之物的运行，致水聚痰生、血停瘀生，化生的痰浊、瘀血等病理产物又会加剧气机的郁滞。所以说情志失调也是脾瘅病发的重要病因之一，而调畅气机可对脾瘅、消渴等疾病的防治起到至关重要的作用。

2. 先后有因，病气不足

不足有先者，多因素禀柔弱，脾气亏虚。《灵枢·五变》曰："五脏皆柔弱者，善病消瘅。"五脏之中，肾为先天之本，脾为后天之本，故脏腑虚弱最关乎脾肾，其中又以脾为关键。《灵枢·本藏》"脾脆则善病消瘅易伤"的论述，即为明证。因先天不足，脾气亏虚者，气血生化乏源，肾中元气亦不能得到补充，李杲（东垣）"元气之充足，皆由脾胃之气无所伤，而后能滋养元气"是谓也。脾胃元气不足，则脏腑功能呆滞不振，影响饮食水谷的腐熟运化，进一步加剧脏腑气血的亏虚。正如张介宾（景岳）所言："命门之火，谓之元气，……脾胃赖之济仓廪之富。"是以饮食水谷失于腐熟运化，积聚中满，浊气上逆，则病脾瘅也。脾瘅日久，积热化火，肆灼阴津，则病转消渴也。因此，作为消渴前期的脾瘅，不能忽视个体体质差异在脾瘅发生发展中的重要影响。

不足有后者，多因饮食劳倦，脾虚内热。《素问·调经论篇》曰："有所劳倦，形气衰少，谷气不盛，上焦不行，下脘不通，胃气热，热气熏胸中，故内热。"此"内热"即"虚热"，因饮食不节、劳倦损伤脾胃，脾虚运化无力，食滞中脘，土壅木郁，郁久化热，随怫郁之肝阳上熏胸中所致。李杲（东垣）《脾胃论·卷中》"脾胃既虚，不能升浮，为阴火伤其生发之气……清气不升，浊气不降，清浊相干"的论述同样也说明了饮食劳倦等内伤脾胃，可致脾胃亏虚，升清降浊功能失常。清阳不升则阳陷热郁，浊阴不降则谷留中满，清浊相干，蕴而生热则可病脾瘅。

二、脾瘅治法，当补当泻论

1. 辛开苦降，主泻兼补

脾瘅之治，《黄帝内经》载："治之以兰，除陈气也。"脾瘅之病多因久嗜肥甘，致湿浊内生，中焦被困，陈腐浊气不化，水谷精微难输，壅积脾土，蕴而化热所致，故可用古之兰草，今之佩兰、泽兰等药物芳香化浊，苦辛散结，此属辛开苦降之法。半夏泻心汤是辛开苦降法的代表方剂，因方中半夏、干姜辛温发散，能通阳散结、开气除满；黄芩、黄连苦寒沉降，能清热除湿、降气泄浊。四药相合，斡旋气机，燮理中焦，恢复脾胃纳运之功，顺应脾胃生理之性。所以罗艳等认为半夏泻心汤是治疗脾瘅的有效方剂。然斡旋脾胃枢机仍应充分考虑虚实两端，因实致瘅者主以辛开苦降之法，并辨析痰浊、瘀血等实邪的偏颇，以平治于权衡，去菀陈莝；因实致虚或脾本孱弱或后天失养等导致脾气虚弱者，酌加方中人参、大枣、炙甘草等药物，取其健脾运、和中气，以益后天之本，恢复中焦斡旋之能。此正《医学纲要》所言："升降之枢纽，全在脾土之运用。土旺则阳升阴降，营卫周流，百骸康泰矣。"纵观全方，寒热并用以和阴阳，苦辛并进以调升降，补泻兼施以顾虚实，使蕴结得解、热邪得除、气机得复、中焦得运，故能切中脾瘅病机。

2. 甘温除热，主补兼泻

因先天脾脏柔弱或后天饮食劳倦等损伤脾胃，脾虚运化失司，食滞中脘，蕴而化热所致脾瘅者，李东垣根据《黄帝内经》"劳者温之""损者益之"的原则，提出甘温除大热的治疗原则，并在《内外伤辨惑论·饮食劳倦论》中谆谆告诫："内伤不足之病，苟误作外感有余之病而反泻之，则虚其虚也。《难经》云：实实虚虚，损不足而益有余，如此死者，医杀之耳！"故而创制了补中益气汤，可为此类脾瘅的诊治提供了全新的思路。方中以柴胡、升麻等升阳举陷、利枢机、复运化，以治脾阳下陷；然脾阳下陷之本在于脾气虚弱，故用黄芪、人参、白术、炙甘草等益气升阳，清阳不陷则阴火不生；以陈皮、当归甘温辛润、生阳助血。脾胃既虚，元气不足，则阴火独盛，此即李东垣"火与元气不能两立，一胜则一负"之谓也，可给予黄柏、生地黄泻阴火，救肾水；若阴火亢盛，壮而食气，可酌加黄芩、黄连苦寒降泻，以防其火壮食气，损耗元气；若兼夹郁火、湿热、痰热、瘀热等实邪，各宜在甘温除热的原则下灵活加减以佐泻之，不再赘述。但应注意，苦寒之品不可久用过用，仅作从权之计而微用之，因其寒凉太过易败伤脾胃阳气，病更难愈。全方诸药相合，共奏甘温补脾升阳、甘寒清泻阴火之功，遵循李东垣所谓"惟当以甘温之剂补其中、升其阳，甘寒以泻其火则愈"的法则。

三、小结展望

自《黄帝内经》之后，脾瘅因过食肥甘，导致内热中满、脾气上溢的认识似成定论，其实不然。本文旨在寻求脾瘅共性的同时，更进一步探讨其病气之有余不足，有余者泻之，不足者补之，治疗时权衡虚实之主次，以半夏泻心汤或补中益气汤加减化裁。若脾瘅失治则转为消渴。故赵进喜等认为其相当于现代医学所说的"糖尿病前期"（又称糖调节受损）。因而本文也在某种程度上揭示了脾瘅的本质及其与消渴的内在联系，若能被进一步发掘与研究并推广应用，实乃苍黎之幸。

原载《中国中医基础医学杂志》2017 年第 4 期

从黄元御"中气升降"理论探讨气血瘀滞证治

◎周博文

引言 黄元御对脏腑气血的理解基于"中气升降"理论，认为"中气升降"对脏腑和气血的功能正常运行起着至关重要的作用，所以，气血的瘀滞与中焦脾胃气机升降失调导致其他脏腑功能受损有关，由此采取燮理中气升降、环顾四维的方法，可为临床气血瘀滞证候的治疗提供新的思路。

黄元御是康乾年间著名医家，撰有《伤寒悬解》《金匮悬解》《四圣悬枢》《四圣心源》等医书。其中《四圣心源》作为黄元御晚年的代表作，对后世产生的影响尤为深远，有"诸书之会集"之称。兹仅对该书提出的"中气升降"理论钩玄提要，并探讨气血瘀滞证治。悖谬之处，尚祈斧正。

一、"中气升降"理论溯源

黄元御认为，中气乃非阴非阳、非水非火、非燥非湿、阴阳匀平之气，其位居中正之位、二土之交，其升降左旋为脾、右转为胃，是为人身之本。其象如枢轴，功在枢转升降、燮理阴阳、圆融五行、调和六气。可见，黄元御的中气升降理论独树一帜，这源于其对经典著作的追本溯源。

首先，"中气升降"理论肇始于《易经》"易有太极，是生两仪，两仪生四象"，并与《黄帝内经》阴阳五行、脏腑经络、五运六气等经典理论一脉相承。故《四圣心源》开篇即论"阴阳肇基，爰有祖气。祖气者，人身之太极也""升则为阳，降则为阴，阴阳异位，两仪分焉""水、火、金、木，是名四象。四象即阴阳之升降，阴阳即中气之浮沉。分而言之，则曰四象；合而言之，不过阴阳。分而言之，则曰阴阳；合而言之，不过中气之变化耳"。其次，黄元御独重"中气"的思想也与《黄帝内经》"人无胃气曰逆，逆则死""土者生万物"等理念一以贯之，同时也汲取了《伤寒论》"保中气"和《脾胃论》"补中土"的精髓。他提出"中气衰则升降窒而反作，清阳下陷，浊阴上逆，人之生老病死，莫不由此""医家之药，首在中气……使中气轮转，清浊复位，却病延年之法，莫妙于此矣"等学术观点。总之，黄元御的"中气升降"理论，立足《易经》之源头，秉承医经之宗旨，可谓集医易之大成。

二、"中气升降"与脏腑的关系

黄元御认为，中气在脾土升清的作用下，自左路化为清阳上升，为肝木渐而为心火；然后在胃土降浊的作用下，自右路化为浊阴下降，为肺金渐而为肾水。故只有中气升降功能正常，阴阳才能各归其位，气机才能周流顺畅。《四圣心源》针对性提出："升降之权，在阴阳之间，是谓中气。……脾升则肝肾亦升，故水木不郁；胃降则心肺亦降，故火金不滞。火降则水不下寒，水升则火不上热。平人下温而上清，以中气之善运。"对于中气的重要性，黄元御结合道家理论，进一步阐明："中气者，和济水火之机，升降金木之轴，道家谓之黄婆。婴儿姹女之交，非媒不得，其义精矣。"

当中气不运、升降失常时，则中轴失灵，四维倒作，黄元御谓之"中气衰则升降窒，肾水下寒而精病，心火上炎而神病，肝木左郁而血病，肺金右滞而气病……四维之病，悉因于中气"，强调百病皆因中气不运，升降反作而起。然中气不运之由，黄元御责之水寒土湿，"胃气不降之原，则原于土湿，土湿之由，原于水寒之旺……脾陷之由，全由土湿，土湿之故，全因水寒，肾寒脾湿则中气不运"，故临证强调"泄水补火，扶阳抑阴，使中气轮转，清浊复位"。

综上，黄元御的"中气升降"理论已蕴"中气"圆运动之雏形，其神韵在于中气如轴，四维如轮；轴运轮行，轮行轴灵；轴旋转于内、轮升降于外，是为人之生理；轴不旋转、轮不升降，是为人之病理；运动轴的旋转去运动轮的升降、运动轮的升降去运动轴的旋转，是为人之医理。

三、"中气升降"与气血的关系

黄元御认为："肝藏血，肺藏气，而气原于胃，血本于脾。"盖脾土左旋，生发之令畅，故温暖而生肝木；胃土右转，收敛之政行，故清凉而化肺金。肺金即心火之清降者也，故肺气清凉而性收敛；肝木即肾水之温升者也，故肝血温暖而性生发。肾水温升而化木者，缘己土之左旋也，是以脾为生血之本；心火清降而化金者，缘戊土之右转也，是以胃为化气之原。对此，《四圣心源》进一步释曰："阴生于上，胃以纯阳而含阴气，有阴则降，浊阴下降，是以清虚而善容纳；阳生于下，脾以纯阴而含阳气，有阳则升，清阳上升，是以温暖而善消磨。水谷入胃，脾阳磨化，渣滓下传，而为粪溺；精华上奉，而变气血。"所以，中气升降有序，则纳化相依，燥湿相济，从而阳化有源，阴生有本，气血充盛，精神交泰矣。

此外，黄元御根据《黄帝内经》"水谷皆入胃，五脏六腑皆秉气于胃""脾为孤脏，中央土以灌四旁"等理论，又提出"土气充盈，分输四子。己土左旋，谷气归于心肺；戊土右转，谷精归于肾肝""胃阳右转而化气，气降则精生，阴化于阳也；脾阴左旋而生血，血升则神化，阳生于阴也……精血神气，实一物也，悉由于中气之变化耳"。可见，中气升降正常，则使脏腑皆受其气血，从而各安其位，各履其职，发挥各自正常的生理功能。

四、"中气升降"理论指导气血证治

中医理论强调审证求因、治病求本，但一般对气血瘀滞证的治法多仅知行气活血，有时收效甚微，究其原因，是未能参透"脾胃为气血生化之源"的要旨，亦未能充分考虑到中焦气机的升降对于气血的影响。黄元御师古而不泥古，从"中气升降"理论出发，提出"气滞之家，半缘上中之虚热；血瘀之人，多因中下之虚寒。此气血致病之原也"。故论治恒以燮理中气升降、环顾四维立法，为气血瘀滞证候的诊治提供新的思路，对临床具有重要指导意义。

1. 气滞证

对气滞证，一般遵肝主疏泄、喜条达而恶抑郁，治以行气解郁之法。但黄元御却认为，土湿胃逆，则中气不运，是以阳明不降，升而窒塞，此为气病之源。"肺藏气而主收敛，气性清和而敛藏，凡脏腑经络之气，皆肺家之所播宣也。实则顺降，虚则逆升，降则冲虚，升则窒塞。然肺气不降之原，则在于胃，胃土逆升，浊气填塞，故肺无下降之路"，又"君相之火，下根癸水，肺气敛之也。肺气上逆，收令不行，君相升泄，而刑辛金，则生上热，火不根水，而生下寒"。是以气滞之证，其上宜凉，其下宜暖，凉则金收，暖则水藏。黄元御据此创制了下气汤（半夏、五味子、芍药、贝母、橘皮、杏仁、甘草、茯苓）。此方意"降胃逆，清肺热，理肺滞"，故用半夏、五味子降摄肺胃之逆，贝母、芍药双清君相之火，橘皮、杏仁顺理肺气之滞，甘草、茯苓培土而制水。盖胃逆之由，全因土湿，土湿则中气不运，故黄元御强调："气滞之证，不可以寒凉之剂泻阳根而败胃气，亦不可但用清润之药滋中湿而益下寒，则肺胃愈逆，上热弥增，无有愈期也。"

2. 血瘀证

对血瘀证，一般多遵气行则血行、治血先治气的方法。但黄元御认为，肾寒脾湿，则中气不运，是以太阴不升，陷而凝瘀，此为血病之源。"肝藏血而主疏泄，血性温和而升散，凡脏腑经络之血，皆肝家之所灌注也。实则直升，虚则遏陷，升则流畅，陷则凝瘀。然肝血不升之原，则在于脾，脾土滞陷，生气遏抑，故肝无上达之路"，又"血中温气，化火之本，而温气之原，则根于坎中之阳。坎阳虚亏，不能生发乙木，温气衰损，故木陷而血瘀"。是以血瘀之证，其下宜温，而上宜清，温则木生，清则火长。黄元御据此创制了破瘀汤（桂枝、干姜、桃仁、丹参、牡丹皮、何首乌、甘草、茯苓）。此方意"升脾陷，达肝木，疏肝瘀"，故用干姜、桂枝温脾而达木，桃仁、丹参、牡丹皮散瘀而清热，何首乌滋阴而息风，甘草、茯苓培土而泻湿。盖脾陷之由，全因土湿，土湿之故，全因水寒，故黄元御告诫曰："若木郁而为热，乃变温而为清，而脾肾之药，则纯宜温燥，无有二法，故不可专用清润。水土湿寒，中气埋郁，君相失根，半生上热。若误认阴虚，滋湿生寒，夭枉人命，百不一救也。"

五、结语

黄元御对"中气升降"的理解，源于对《易经》《黄帝内经》《难经》《伤寒论》等经典的理解和认知，并结合道家理论加以阐释，从而将"中气升降"与脏腑气血的关系剖析得更加透彻和圆融。因此，对气血瘀滞的证治，黄元御恒以燮理中气升降、环顾四维为法，采取全局性的诊疗方案，灵活变通，有别于行气活血之固法，可谓匠心独具，实堪资后学师法。

黄元御"一气周流"理论治疗瘿病刍议

◎周博文

引言 黄元御从"一气周流"理论出发，认为肺胃之气失于清降敛藏，肝脾之气失于温升健运，导致滞气、浊痰、瘀血壅遏颈前，是为瘿病之源，法当培中气以调升降，使肺胃右行以潜藏相火，肝脾左升以行散气血，方选黄氏柴胡芍药汤。然瘿病又有气瘿、肉瘿、石瘿等区别，故论治时应在此方基础上各有侧重，如气瘿侧重温升肝脾、行散气血，肉瘿侧重温健脾肾、降泄浊阴，石瘿侧重清上温下、培中补虚。从黄元御"一气周流"的全局出发，准确判断气机郁滞的环节，从而采取标本兼顾的诊治之法，可为临床防治瘿病提供新的思路，所以具有较为实用的参考价值。

黄元御是清代康熙、乾隆年间的著名医家，乾隆赞之"妙悟岐黄"，其主要代表作有《伤寒悬解》《长沙药解》《四圣心源》等医书 11 种。他师古而不泥古，其开创的"一气周流"理论对后世影响深远。兹就其理论钩玄提要，并刍议瘿病诊治。

一、"一气周流"论

"一气周流"理论是黄元御根据《周易》《道德经》《黄帝内经》《难经》《伤寒论》《金匮要略》等诸书蕴义，集医易之大成开创的一种全新的医学模式。该理论认为，人体内有一股无形之气在不停地周流运转着，其源于先天元气，但靠后天中气鼓动充养，藏于少阴肾水，在脾土升清的作用下，自左路化为清阳上升，为肝木渐而为心火，然后在胃土降浊的作用下，自右路化为浊阴下降，为肺金渐而为肾水，形成了中焦脾胃升降斡旋，带动肝心、肺肾左升右降，这样一种"一气周流"的循环生理圈。当周流于人体的这一股无形之气，在上焦心肺或中焦脾胃或下焦肝肾等环节发生郁滞，致其升不上去或降不下来，而郁结于相应的脏腑经络时，则人体便处于病理状态，进而产生湿、浊、痰、瘀等病理产物，故治疗时应重视补中气以增强一气周流的动力，调升降以顺应一气周流的方向。

"一气周流"理论作为黄元御学术思想的精髓，阐明了中气如轴、四维如轮、轴运轮行、轮行轴灵的道理。因而轴旋转于内、轮升降于外是为人之生理，轴不旋转、轮不升降是为人之病理，运动轴的旋转去运动轮的升降、运动轮的升降去运动轴的旋转是为人之医理。可见该理论执简驭繁，甚切实用。

二、"瘿病根源"论

瘿病者属少阳也。《四圣心源》曰："手少阳以相火主令，足少阳胆以甲木而化气于相火……三焦之火，随太阳膀胱之经下行，以温水脏……相火升于手而降于足……手之阳清，足之阳浊，清则升而浊则降"，指出了生理状态下相火降蛰则水脏温暖，不至癸水下寒、甲木上热，如此阳升阴降、上清下温，人体一气周流顺畅，可谓平人也。若甲木不降，少阳逆行，经气壅遏，相火上炎，则瘿疾生焉。然相火本自下行，其不下行而逆升者，由于戊土之不降。戊土与辛金同主降敛，土降而金敛之，相火所以下潜也。戊土不降，辛金逆行，收气失政，故相火上炎。至于戊土不降之原，黄元御归结于水寒土湿："胃气不降之原，则原于土湿，土湿之由，原于水寒之旺……脾陷之由，全由土湿，土湿之故，全因水寒，肾寒脾湿则中气不运"，并强调"少阳之气，阴方长而阳方消，其火虽盛，而亦易衰。阴消阳长则壮，阴长阳消则病"。

可见肺胃之气失于清降敛藏，肝脾之气失于温升健运，进而导致浊气、滞痰、瘀血壅遏颈前是为瘿病之源。正如《外科正宗》所云："夫人生瘿瘤之症，非阴阳正气结肿，乃五脏瘀血、浊气、痰滞而成。"所以黄元御论治时重视泄水补火、扶阳抑阴之法，使中气轮转、清浊复位，恢复气机周流。

三、"瘿病诊治"论

根据"一气周流"理论，瘿病法当培中气以调升降，使肺胃右行以潜藏相火、肝脾左升以行散气血，则病自平矣。黄元御据此创制了柴胡芍药汤（柴胡、白芍、黄芩、甘草、半夏、人参、生姜、大枣）作为少阳相火的主方。本方用人参、甘草、大枣益气补中、调和升降，黄芩、白芍、半夏潜藏相火、降敛浊阴，柴胡、生姜温升肝脾、行散气血。不过瘿病又有气瘿、肉瘿、石瘿等区别，所以论治时应在主方基础上各有侧重。

气瘿是以颈前漫肿、边缘不清、按之柔软，可随喜怒消长为主要临床表现的甲状腺肿大性疾病，相当于现代医学的单纯性甲状腺肿。《诸病源候论》谓之："气瘿之状，颈下皮宽，内结突起……气结所致也。"可见气瘿为病，乃无形滞气壅郁颈前，是以历代医家治之多重疏肝行气之法。但黄元御认为："厥阴风木，生于肾水而长于脾土，水土温和，则肝木发荣，木静而风恬"，指出了肝木生发条达作用的发挥有赖于肾水和脾土的温升，若水寒土湿则肝木抑郁，所以忧忿恼怒、肝气不舒者皆为肝木郁滞之象，而非病变之根，故气瘿之治当在少阳相火主方加减的基础上，给予附子、干姜、桂枝等温升肝脾、达木理滞之品。

肉瘿是以颈前肿块柔软质韧，能随吞咽而上下移动为主要临床表现的甲状腺良性肿物，相当于现代医学的甲状腺腺瘤、甲状腺结节、桥本氏甲状腺肿等。《三因极一病证方论》谓之"皮色不变"，可见肉瘿为病，无明显寒热之偏，乃有形实邪壅结颈前，故历代医家多责之于痰，而治以化痰为先。然痰邪乃瘿病的主要病理产物，而非瘿病产生的根本，正如《临证指南医案》所云："痰乃病之标，而非病本也。善治者，治其生痰之源，则不消痰而痰自无也。"黄元御认为，瘿瘤当属水寒土湿太过，使中气不运、胆胃上逆、肺失降敛、痰浊壅结颈前所致，故治以恢复中气升降为原则，并在化痰顺气的同时，注重温健脾肾、降胃敛肺，以排泄痰湿浊邪，同时阻断其生成之源，另可佐以昆布、海藻、牡蛎等化痰软坚、消瘿散结之品。

石瘿是以颈前结块坚硬如石、高低不平、推之不移为主要临床表现的甲状腺恶性肿物，相当于现代医学的甲状腺癌。《三因极一病证方论》载曰："坚硬而不可移者，谓之石瘿。"所以石瘿当属顽痰死血、痼结经络所致。因其病深邪重，一气周流受限明显，故而上热日增、下寒日剧，终致阴阳失衡。上则表现为阴不制阳，肿块具有无限增长性；下则表现为阳败土崩，脏器衰竭而危及根本。所以黄元御认为："此非伤于血肉之溃，乃死于中气之败也。"故法当清上温下、培中补虚，以平调阴阳助一气周流，然久病入络，又当佐以僵蚕、全蝎、水蛭等搜邪剔痰、破结消癥之品。

四、结语

气滞、痰凝、血瘀壅结颈前，是历代医家对瘿病病机的共识，所以行气活血、化痰软坚之法是为消瘿固法。然滞气、浊痰、瘀血者皆为病变之标，而非病变之本，是以不究其源，徒治其标，非其治也。黄元御从人体一气周流的全局出发，准确判断气机郁滞的环节，从而采取标本兼顾的诊治之法，可为临床提供新的思路。

原载《中国中医基础医学杂志》2018 年第 3 期

糖尿病"热伏营分"证与"透热转气"法探析

◎周博文

叶天士《温热论》提出了"卫气营血"的辨证体系："大凡看法，卫之后方言气，营之后方言血。在卫汗之可也，到气才可清气。入营犹可透热转气，入血就恐耗血动血，直须凉血散血。"自此成为温病的辨证纲领，而后诸家对"卫气营血"理论的阐述多详于外感而略于内伤。对此，笔者总结名家经验，并结合现代医学的研究成果，分析某些内伤杂病如糖尿病等，辨为"热伏营分"证与治用"透热转气"法的合理性，借此为中医治疗糖尿病提供新的思路。

一、热伏营分

叶天士的"卫气营血"辨证，是基于《灵枢·营卫生会》"人受气于谷，谷入于胃……其清者为营，浊者为卫，营在脉中，卫在脉外"等相关理论的引申，叶氏借以阐明温病过程中的证治规律，将其主要分为两大阶段，即卫气和营血。病在卫气分时，邪盛正不衰，病位较浅、病情较轻，大多影响肺、胃、肠等脏腑功能；而在营血分时，邪盛正已伤，病位较深、病情较重，心、肝、肾等重要脏腑不仅有功能损伤，也有实质损害。营血虽属同一个主要阶段，但亦有区别。

生理上，营是指与血液共同运行于血脉之中，可以化生血液，但与血液有别的营养物质，是血中的津液，而血则是运行于血脉中的血液，两者均为维持人体生命活动的重要物质；病理上，营处于气分到血分、功能损伤到实质损害的过渡阶段，病情、病位相对血分也较轻、较浅。

现代医学对糖尿病的认识，与广义上的营血理论有相通之处，亦认为血中糖、脂肪、蛋白质等成分是食物消化吸收后的产物，代谢后可以提供给人体生命活动所需的基本能量，是人体不可或缺的营养物质。当人体内胰岛素的分泌、作用，或二者均有缺陷时，血中的糖、脂肪、蛋白质等物质代谢紊乱，则可导致以慢性高血糖为特点的糖尿病。而长期慢性的高血糖引起的过氧化产物对血管壁和内皮细胞的损伤，可导致血流障碍、血管基底膜增厚、动脉粥样硬化及斑块形成，是糖尿病发生血管并发症的病变基础，进而使心、脑、肝、肾、眼等重要器官也发生实质性的损害，这是糖尿病致死、致残的主要原因。故有学者认为，血糖、血脂在生理上应归属于中医学"营气"的范畴，而胰岛素分泌或作用的不足相当于中医学脾胃功能的受损，多因饮食失调、伤脾失运、谷气壅滞中焦所致。土壅而木郁，或情志抑郁，或喜卧懒动者，均可加剧全身气血的涩滞不畅，使脾胃化生的营气失于布散而壅郁营分，郁而化热。营热伤阴，化燥助邪，郁热更甚，进一步深入则煎熬营血，使血液黏稠而与痰瘀等有形实邪胶着于脉络，脏腑虚损，无力祛邪，终致邪热深伏，病情反复难愈。所以，糖尿病应归属于中医学的营分证候，验之于临床也可发现糖尿病患者确以过食少动、形体肥胖者多见。有学者指出，现代临床所见的糖尿病约80%肥胖，80%无明显"三多一少"的症状，故以传统"阴虚燥热"理论指导现代糖尿病的临床治疗，降糖效果不佳。

现代医学研究显示，热入营分时可有体温上升、全血黏度增高、血小板聚集、血栓形成及脂质过氧化等不同程度的损害。这与糖尿病患者从前期的内热中满、热伏营分，发展到后期正气虚损、邪热痼结于血脉，从而发生一系列血管并发症的认识是一致的，表明从"热伏营分"的角度认识糖尿病的发生发展具有合理性。

二、透热转气

邪热既伏营分，则内耗营阴，故需清营养阴。清营以祛邪，养阴以扶正，乃营分证治的根本大法。然营分证除了营热炽盛、营阴耗伤外，还存在气机不畅、血脉郁阻、邪伏难消的机制，且营分证为气分证向血分证的转化阶段，虽营阴多有伤及，脏腑功能亦有影响，但并未耗损精血，脏腑实质也无明显损害，正气仍具有祛邪外出之力，故治应在清营养阴基础上，酌以具有开达透热、枢转气机之品，使闭锢深伏之邪热从内透达，转出气分而解，防其入血动血，以免病情恶化，此正叶天士"入营犹可透热转气"的内涵。赵绍琴先生亦云："透热转气是营分证治中不可缺少的方法，有时起决定营分证机转的重要作用"，可谓深谙其旨。

清营汤作为"透热转气"法的代表方剂，源自《温病条辨》，乃吴鞠通遵《素问·至真要大论篇》"热淫于内，治以咸寒，佐以苦甘"的用药方法及叶天士"卫气营血"证治规律所制而成。方中犀角（无犀角用水牛角代）、玄参、黄连三药咸寒苦泄，清营泄热，但黄连宜少量用之，以防苦燥伤阴、寒遏热伏；生地黄、麦冬、玄参三物甘凉或寒、滋养营阴，然营血相依，叶天士谓"营分受热，则血液受劫"，故加丹参既凉血活血、除烦安神，又防热劫血分、耗血动血；而竹叶心、金银花、连翘三味辛凉轻清之品，以宣泄开郁、转畅气机，更能促使营分之邪热外透气分而解，何廉臣所谓"惟凉血清火、宣气透邪为枢要，而宣气尤为首务，未有气不宣而血热能清、伏火能解者"正是此意，乃"透热转气"法的具体应用。方中竹叶心淡渗利湿，配合生地黄、麦冬增液行舟，又可清利二便，因胃肠相通，故亦可导营热从大小肠而出，此为"透热转气"法的又一重要途径。另外，在邪热由初入营分向深陷血分的发展过程中，因病邪性质、机体反应及体质差异等，可兼夹有不同的病理变化，如饮食积滞，或情志抑郁，或痰瘀内阻，或腑实热结等，均可阻碍营分邪热透转气分，故宜相应选用具有消食导滞，或行气解郁，或祛痰化瘀，或通腑泄热等功效的药物，此属"透热转气"法的发挥，扩展了其论治范围。

现代药理研究显示，清营汤具有调节体温、降低血液黏度及血小板聚集、抑制血栓形成、提高机体抗过氧化能力和维护体内电解质稳定等作用，表明清营汤对营热阴伤证具有确切的治疗效果。而药理研究显示，作为"透热转气"正法的清营汤，方中黄连、麦冬、生地黄、玄参、丹参等具有降低血糖、改善血液循环等作用，则进一步佐证了用"透热转气"法治疗糖尿病的合理性。

三、小结

随着现代诊疗手段的进步和降糖药物的普及，糖尿病的诊断和干预得以大大提前，"三多一少"的典型症状临床已较少见，加之现代人生活水平提高，肥甘厚腻之品普遍摄入过多，又由于生活节奏的加快，普遍缺乏运动，所以，糖尿病与古人对消渴的认识已经有了明显不同。笔者以上论述旨在突破传统理论禁锢，结合临床实际及现代研究成果，尽可能拓宽中医治疗糖尿病的思路。

原载《中国中医药信息杂志》2016 年第 12 期

基于体质的阴阳偏性探讨营气病

◎周博文

引言 饮食入胃，化生营卫，奉养周身，血中的糖、脂在生理上属于中医学"营气"的范围，若饮食不节、五谷偏废，或饮食不定、饥饱不匀，或情志不遂、劳欲过度等，导致脾运不及或脾失健运，血中之糖、脂不能正常布散，营气绝对或相对过剩为患，即糖、脂代谢紊乱表现为糖尿病或代谢综合征时，可从"营气病"论治。然人的体质有偏阴、偏阳之异，病后也有阴化、阳化之别，应辨清寒热虚实，随证治之。

糖尿病是一种以高血糖为主要特征的临床常见病、多发病，糖尿病患者必须严格限制糖分的摄入，故大多数患者摄入的糖分明显少于正常人，为何其血糖仍较常人居高难下？对此，现代医学多从胰岛素抵抗或胰岛素分泌不足论之，但从传统医学角度考虑，出现这种情况的原因与患者营气绝对或相对过剩，及其体质阴阳偏性有关，现探讨如下。

一、论营气生理功能

营气，又作荣气，来源于脾胃运化的水谷精微，具有营养全身的作用。《灵枢·营卫生会》云："人受气于谷，谷入于胃，以传与肺，五脏六腑，皆以受气。"《素问·痹论篇》亦论："荣者，水谷之精气也。和调于五脏，洒陈于六府。"可见五脏六腑、四肢百骸皆奉养于营气。营气，亦称营阴，行于百脉，是血液的重要组成部分，其与血可分不可离，关系密切，故常营血并称。《灵枢·营卫生会》曰："中焦亦并胃中，出上焦之后，此所受气者，泌糟粕，蒸津液，化其精微，上注于肺脉，乃化而为血，以奉生身，莫贵于此，故独得行于经隧，命曰营气。"《灵枢·邪客》亦论："营气者，泌其津液，注之于脉，化以为血，以营四末，内注五脏六腑。"可知营气是秉有阴液的精微之气，其注于脉，化成血液，进而保证了血液量的充足与恒定，并为全身脏腑组织所用。

二、论营气致病机理

营气化生血液与营养全身的生理作用是相互关联的，当营气亏少，则血液亏虚，全身脏腑组织因得不到足够的营养而功能减退。正如《读医随笔·气血精神论》所曰："夫生血之气，营气也。营盛即血盛，营衰即血衰，相依为命，不可分离也。"营气是脾胃运化的水谷精微中的清纯部分，与卫气即水谷精微之悍气相对而言，为秉阴津的精微之气，其化生的关键脏腑即为脾胃。若因饮食没有节制，过食肥甘厚腻之味，或饮食不定，长期饥饱不匀，或情志不遂，木旺克土等，导致脾胃功能受损，清阳不升、浊阴不降、清浊难分则营气不清，清化为浊，并与湿浊、痰瘀搏结，停于脉中，发为营气病。故其主治之法，或益气健脾，或燥湿健脾，或清营养阴等，兼夹肝郁、食积、痰阻、血瘀等病邪者，各宜佐以解郁、消食、化痰、逐瘀等法。

三、论营气与糖、脂的关系

血中的糖、脂代谢后可以提供给人体生命活动所需的能量，所以它们也属于水谷所化生的精微物质，在生理上可归于中医学"营气"的范围。若饮食不节、五谷偏废，尤其肥甘厚腻之品摄入过多，或饮食失调、饥饱不匀，日久损伤脾胃，导致脾运不及或脾失健运，血中之糖、脂不能正常布散，营气绝对或相对过剩为患，即糖、脂代谢紊乱，表现为糖尿病或代谢综合征时，可从"营气病"论治。现代医学认为，胰岛素绝对或相对分泌不足是糖尿病的发生基础，其临床表现主要为糖类、脂类和蛋白质三大物质代谢紊乱，而这些物质均属于脾运化布散全身的水谷精微，因此糖、脂代谢紊乱首责于脾运化失职。如张伟认为脾虚气弱，脾不散精为糖尿病的关键病机；邹时祯则提出2型糖尿病的病位主要在脾肺,脾肺是运化和输布水谷精微的重要脏腑,一旦它们的功能失常,人体血液会发生变质,机体会因为缺乏精微物质的营养而病变,进而出现各种症状及产生并发症。

四、从体质偏性论营气病

人的体质有偏阴、偏阳之异,病后也有阴化、阳化之别,因此体质偏热偏燥、偏动偏瘦实者,属于《黄帝内经》所论"重阳(太阳)、重阳有阴(少阳)"之类,其体质特点表现为"阳气滑盛而扬""阴阳之离合难",因其多阳少阴,阳化太过,所以易阳化伤阴。体质偏寒偏湿、偏静偏胖虚者,则属《黄帝内经》所谓"阴多阳少(太阴、少阴)"之类,体质特点表现为"阴气沉而阳气浮""其气沉而气往难",因其多阴少阳,阳化不足,所以易阴化成形。

(一)偏阳质之营气病

《素问·奇病论篇》云:"肥者令人内热,甘者令人中满。"肥甘厚味、醇酒炙烤之品,摄食过多,化精太过,精微壅滞血脉,脾来不及运化或超越其运化能力,则营气过剩为病。此外,肥甘久蕴体内易酿生湿热,炙烤之品性属燥热,加以偏阳质阳热过剩,是以两阳相加,内热渐盛,消灼营阴则病情加剧。情志失调、肝失疏泄者,其肝阳易亢,木旺乘土,中烁胃阴则善饥多食,脾运不及,亦可发为营气病。此外,偏阳质者,生性活泼,好动少静,《灵枢·行针》言"其神易动,其气易往",故有因深夜不寐,快情纵欲,暗熬阴精,积年累月,内生燥热,病犯中焦,而致营气为病者。上述诸因,皆可阳化伤阴,上刑肺金则烦渴喜饮;中烁胃阴则消谷善饥;下掘肾阴则约束无权,多尿而甜。此正叶天士《临证指南医案·三消》所载:"三消一证,虽有上中下之分,其实不越阴亏阳亢,津涸热淫而已。"

由于偏阳质具有阳热偏盛、性急易怒、消化吸收功能旺盛等特点,所以受邪后多从热化、燥化,易阳化伤阴。若因嗜食肥甘、炙烤辛辣之品,致气血壅遏、郁而化热,或情志失调、气血失和,或快情纵欲,暗熬阴精等,而发营气病者,其人多食谷过化,未成精壮之躯,反为形瘦之体,以无形之热邪、燥邪为主，临床表现为多饮、多食、多尿等症状比较明显，血糖、血脂等生化数值波动较大。可见，偏阳质者，倾向阳化，又因营气出于中焦，受气于谷，故其病则多发于阳明，谷燥而体津易伤，病初其人多体壮剽悍，病呈实热证，治以清热通腑为主。阳热伤阴日久，其人多体弱消瘦，病转虚实夹杂，治当标本兼顾。

（二）偏阴质之营气病

《素问·痹论篇》曰："饮食自倍，脾胃乃伤。"若饮食不定、饥饱不匀，损伤脾胃元气，导致脏腑功能减退，水谷精微不化则营气失用为病。五谷偏废、嗜食厚味者，壅遏中焦，脾失健运，精微失布，亦发为营气病。或因情志不遂，致木郁土壅、升降失和者，则脾失健运、胃失摄纳，饮食水谷不化反滞，为湿为痰，阻滞气机，又可致血脉不畅，络阻为瘀；或因劳欲过度，耗损肾阳，中阳不振，水谷失于腐熟升清则易下流，肾脏失于温蒸约束则溲多味甘，津液失于运化则为痰为瘀；或因懒于运动，阳气不生，谷气难消，血脉失通，水谷积聚为患。上述诸因皆可致痰瘀内阻，脾失健运，水谷失布而发营气病。正如施今墨先生认为：血糖者饮食所化之精微也，若脾运失健，血中之糖就不能输布脏腑营养四肢，积蓄过多则随小便漏泄至体外矣。

由于偏阴质具有阴气偏盛、喜卧懒动、消化吸收功能较差的特点，受邪后多从寒化、湿化，易阴化成形，故有长期饮食不节、五谷偏废或情志不遂、房劳过度等，而致营气病者，其多食谷难化，未成精旺之躯，反为痰瘀之体，以寒湿、痰瘀等有形之邪为主，多饮、多食、多尿等临床症状多不明显，但常伴周围神经、大血管、微血管等病变。可见，偏阴质者，倾向阴化，又因营气出于中焦，受气于谷，故其病则多发于太阴，谷凉而体阳易损，初起多因阳化不足，津液不化，聚湿生痰，而为痰湿困脾证，治以燥湿化痰、运脾健脾为主。病久痰阻气机，致血脉不畅，络阻为瘀，而津血同源，瘀血既久，津液运行受阻，亦可聚而化痰，终致痰瘀互结，当痰瘀同治。不过需要注意的是，邪结日久，也可能生热化燥、损伤阴津，但程度一般不会很明显，佐以滋阴清热之品时，量味应少，以免损阳助邪、闭门留寇。

五、结 语

综上，从人的体质主要有阴阳两种偏性入手，探讨因饮食不节、五谷偏废，或饮食不定、饥饱不匀，或情志不遂、劳欲过度等，导致脾运不及或脾失健运，血中之糖、脂不能正常布散，营气绝对或相对过剩为病时的诊治之法，可为中医药在防治糖、脂代谢紊乱（糖尿病或代谢综合征）等疾病方面，提供一定的借鉴意义。

原载《中国中医药现代远程教育杂志》2021 年第 23 期

便秘的中医证治体悟

◎郑立升

一、便秘简述

1. 便秘定义

便秘是指粪便在肠内滞留过久，秘结不通，排便周期延长；或周期不长，但粪质干结，排出艰难；或粪质不硬，虽有便意，但便而不畅的病症。

2. 中医便秘论治范围

中医的便秘多见于西医学的功能性便秘，便秘型肠易激综合征、肠炎恢复期肠蠕动减弱引起的便秘，直肠及肛门疾患引起的便秘，药物性便秘，内分泌及代谢性疾病的便秘，以及肌力减退所致的排便困难等。

3. 常见的药源性便秘

（1）减少肠道蠕动的药物：①抗胆碱类药物中的阿托品、山莨菪碱等。②抗帕金森药物中的左旋多巴等。③抗过敏药中的氯苯那敏、苯海拉明等。④抑酸药当中的奥美拉唑、西咪替丁、氢氧化铝等。⑤阿片类药物的吗啡、芬太尼、可待因等。

（2）减弱排便意识的药物：①抗精神病药物中的氯丙嗪、奋乃静、奥氮平等。②抗抑郁药物中的阿米替林、氟西汀等。③催眠药中的地西泮、艾司唑仑等。上述药物均有不同程度的抗胆碱作用，可以抑制肠神经及排便中枢，影响排便反射。

（3）抑制肠壁细胞的黏液分泌：①钙离子拮抗剂中的硝苯地平、维拉帕

195

米等。②利尿剂当中的氢氯噻嗪等。③清热镇痛药当中的布洛芬、吲哚美辛等。上述药物能抑制黏液的分泌，使肠道变干，粪便表面失去润滑引起便秘。

（4）粪便变硬：含某些金属的药物，如钡剂（硫酸钡等）、钙剂（碳酸钙、枸橼酸钙等）、铁剂（硫酸亚铁等）可在肠道中与不能吸收的物质结合成不溶性的固体，形成坚硬的粪便，难以排出。

（5）刺激性泄剂：长期应用刺激性泄剂，如蓖麻油、酚酞，以及大黄、番泻叶等蒽醌类药物或直肠栓剂，可因减少直肠的排便反射引起迟缓性便秘，长期服用刺激性泻药还可导致结肠黑变病反而加重便秘。

4. 便秘命名

《黄帝内经》对便秘的论述，多以症状命名，有"大便难""后不利"之称。汉代张机（仲景）在《伤寒杂病论》中提出"不更衣""阴结""阳结"的论述，在《金匮要略》中称之为"脾约"。元代朱震亨《丹溪心法》中有"大便燥结"之述。明代万密斋《广嗣纪要》中载有"妊娠便秘"，首次提出了"便秘"的名称。

5. 便秘溯源

《黄帝内经》认为大小便的病变与脾、肾的关系密切。《金匮要略·五脏风寒积聚病脉证并治》阐明胃热过盛，脾阴不足，以致大便干燥而坚（脾约）的病机与证治。《伤寒论·辨阳明病脉证并治》提出用蜜制药挺（蜜煎导）"纳谷道中"及用猪胆汁和醋"以灌谷道内"治疗便秘的方法，是最早应用外导法和灌肠疗法的记载。宋代《圣济总录·大便秘涩》指出："大便秘涩，盖非一证，皆荣卫不调，阴阳之气相持也。若风气壅滞，肠胃干涩，是谓风秘；胃蕴客热，口糜体黄，是谓热秘；下焦虚冷，窘迫后重，是谓冷秘。或肾虚小水过多，大肠枯竭，渴而多秘者，亡津液也。或胃燥结，时作寒热者，中有宿食也。"以上从病因病机的角度将便秘分为风、热、冷、虚、宿食等证候类型。金元时期，刘完素首倡实秘、虚秘之别。《素问病机气宜保命集·泻痢论》说：凡脏腑之秘，不可一例治疗。有虚秘，有实秘。胃实而秘者，能饮食小便赤……胃虚而秘者，不能饮食，小便清利。"这种虚实分类法，经后世医家不断充实归纳，成为便秘临床辨证的纲领，有效地指导着临床实践。

6. 诊断

（1）主症：排便间隔时间超过自己的习惯 1 天以上，或两次排便时间间隔 3 天以上；大便粪质干结，排出艰难，或欲大便而艰涩不畅。

（2）兼症：常伴腹胀、腹痛、口臭、纳差及神疲乏力、头眩心悸等症。

7. 病因

（1）病史及诱发因素：常有饮食不节、情志内伤、劳倦过度等病史或诱发因素。

（2）发病特点：起病较缓，多表现为慢性病变过程。

8. 治疗原则

以通下为主。

（1）实秘：祛邪泻热，温散通导。

（2）虚秘：扶正益气温阳，滋阴养血。

9. 证治分类

（1）实秘：热秘——麻子仁丸；气秘——六磨汤；冷秘——温脾汤合半硫丸。

（2）虚秘：气虚秘——黄芪汤；血虚秘——润肠丸；阳虚秘——济川煎；阴虚秘——增液汤。

二、经方名家医案

1. 刘渡舟医案

◆ 小承气汤证治大便秘结

甘肃张某，男，小学教员。自述身体太虚，来求补药。曾服人参健脾、十全大补等丸药，病不愈而体虚更甚。自觉头晕少神，四肢倦怠不欲劳动，不欲饮食，强食则腹中胀痛不支，大便秘结而小便黄赤。切其脉滑而有力，舌苦黄腻。此非虚证，乃大实而有羸候也。由于胃家实热内滞，而使胃气不顺，燥热上熏，则头目眩晕；腑气不利，则腹胀痛不欲食；气结于里，壮火食气，是以四肢无力。

夫土气太过则成敦阜，必以泻药平之而方能愈也。

方药 厚朴 15 克 枳实 30 克 大黄 10 克

服药 1 剂，大便泻 3 次，周身顿感轻爽，如释重负，而腹胀、头晕均蠲。

2. 大塚敬节医案

◆ 病例一：大柴胡汤证治便秘

患者，女，17 岁，肤色偏黑呈健康体质。被便秘困扰，腹胀，特别是苦于心窝部堵塞样感觉，后背有凝结样沉重感，头沉重。易疲劳，劳累时有气息不畅的感觉。月经尚属正常，有带下。腹诊，全腹部紧张而膨满，特别是心窝部满而硬。诊断为大柴胡汤证，予 5 剂。

方药 柴胡 黄芩 芍药 半夏 生姜 大枣 枳实 大黄

服药后，大便约每日 3 次，10 天的药服完之后，背部沉重和气息不畅的感觉完全消失。约 1 年后，因症状又有一些反复，而又来诊要求前次的药物，服用数日后即痊愈。

◆ 病例二：麻子仁丸治疗慢性便秘

患者，女，74 岁，从 20 年前开始出现便秘，经常使用泻下剂。约一年前起出现恶心，某医生诊断为胃下垂症。现在无恶心，但心窝部发沉，时有轻微疼痛。脉象弦大，血压为 174/92 毫米汞柱。腹诊，无胸胁苦满，全腹部紧张度弱。投予麻子仁丸料。

方药 麻子仁 芍药 枳实 大黄 厚朴 杏仁

所谓麻子仁丸料，即不做成麻子仁丸，而是把麻子仁丸料作为煎剂使用。另外，通常遇到这种情况，加甘草 1.5 克。给予该患者大黄的量特别小，每天用 0.3 克，但是效果非常好，大便每天有而且通畅。服药 20 天后停药，病愈。

◆ 病例三：桂枝加芍药大黄汤治疗便秘

患者，女，45 岁，三年前开始出现便秘，医师说可能是胃下垂所致。服泻剂后大便通下，但身体感觉不舒服。若不服泻剂，7 天左右持续便秘，腹胀，心情不佳。无发热，但时有头痛、恶寒。腹诊时脐上部位有振水音，心窝部堵塞感。月经正常，喜食甘味和油炸食品。予桂枝加芍药大黄汤治疗。

方药 桂枝　大黄　芍药　甘草　大枣　生姜

大黄一日量 0.7 克。服药后，大便变得通畅，情绪好转，头痛、恶寒等症状消失。桂枝加芍药大黄汤是在桂枝加芍药汤的基础上加大黄而成。用于与桂枝加芍药汤证相似，但便秘倾向较重者。该方中大黄的量多数情况下可用 0.5~1.0 克。即使大黄的量小，但若对证的话，大便也会变得通畅。

三、六经辨证与便秘的治疗

《伤寒论》书中对便秘的表述主要有阳结、阴结、脾约、大便难、不大便、燥屎等。《金匮要略》中直接与便秘有关的条文主要分布在"腹满寒疝宿食病脉证治篇"。便秘的六经辨证总体特点为虚在太阴，实在阳明，时溏时秘者，病在厥阴。阳明之为病，胃家实是也（《伤寒论·辨阳明病脉证并治》第 180 条）。问曰：病有太阳阳明，有正阳阳明，有少阳阳明，何谓也？答曰：太阳阳明者，脾约是也；正阳阳明者，胃家实是也；少阳阳明者，发汗、利小便已，胃中燥烦实，大便难是也（《伤寒论·辨阳明病脉证并治》第 179 条）。

1. 太阳 + 太阴（阳明）证：桂枝加芍药汤（大黄）

条文 本太阳病，医反下之，因而腹满时痛者，属太阴也，桂枝加芍药汤主之；大实痛者，桂枝加大黄汤主之。（《伤寒论·辨太阴病脉证并治》第 279 条）

方药 桂枝三两（去皮）　芍药六两　甘草二两（炙）　大枣十二枚（擘）
生姜三两（切）

本证为表证入里之候，以腹满疼痛为主证；或表证不解，邪气内陷，每随体质差异，而有病兼太阴和病兼阳明之不同。若见腹满疼痛，时轻时重，时作时止，喜温喜按者，为病兼太阴，脾虚气滞所致。故用桂枝汤调和营卫以解表，倍用芍药以和脾止痛，整方具有调和营卫、缓急止痛的功效。本方也可以看成是桂枝汤和芍药甘草汤的合方。病兼阳明腹满实痛便秘者加大黄。

2. 少阳 + 太阴证：小柴胡汤

条文 伤寒五六日，头汗出、微恶寒、手足冷、心下满、口不欲食、大便硬、脉细者，此为阳微结，必有表，复有里也……可与小柴胡汤；设不了了者，得屎而解。（《伤寒论·辨太阳病脉证并治》第148条）

方药 柴胡半斤 黄芩、人参、甘草（炙）、生姜各三两（切）

大枣十二枚（擘） 半夏半升（洗）

"阳微结"是指气结不散，阳气不布，三焦气机不畅而致外有表证，内有邪热郁结，轻浅之实滞。方中柴胡入肝胆经，透解邪热，疏达经气；黄芩清泄热邪；法半夏和胃降逆；人参、炙甘草扶助正气，抵抗病邪；生姜、大枣和胃生津。诸药合用共奏通调气机、开郁散结之功。上焦得通，津液得下，则便结自除。临床上用于治疗肝气郁结、胆火郁滞、枢机不利之便秘。《金匮要略·妇人杂病》中还提及小柴胡汤治疗妇人产后血虚便秘兼外感之证："产妇郁冒，其脉微弱，呕不能食，大便反坚，但头汗出……大便坚，呕不能食，小柴胡汤主之。"新产血虚亡津液胃燥，故大便难。予小柴胡汤可使风邪外出，津液得留，肠道得润。

3. 少阳＋阳明证：**大柴胡汤**

条文 按之心下满痛者，此为实也，当下之，宜大柴胡汤。（《金匮要略·腹满寒疝宿食病脉证治第十》）

方药 柴胡半斤 黄芩三两 芍药三两 半夏半升（洗） 枳实四枚（炙）

生姜五两（切） 大枣十二枚（擘） 大黄二两

方中柴胡清泄少阳胆热；黄芩清阳明之热；芍药与柴胡相用，疏肝利胆，清泄邪热；大黄泄热通腑；枳实消胀除满；半夏、生姜降逆和胃，生姜兼制大黄、黄芩苦寒之性；大枣补益中气，并调和诸药。本方重在和解少阳半里，兼通阳明里实，以往来寒热、胸胁满痛、便秘、苔黄为辨证要点。其治疗原则充分体现了"六腑以通为用""不通则痛，通则不痛"的中医理论。临床上凡见胆胃热实，气机受阻，疏泄不利，病位偏于两侧的急性疼痛，均可加减应用。

4. 少阳＋阳明证：**柴胡加芒硝汤**

条文 伤寒十三日不解，胸胁满而呕，日晡所发潮热，已而微利，此本柴胡证，下之以不得利，今反利者，知医以丸药下之，此非其治也。潮热者，实也，先宜服小柴胡汤以解外，后以柴胡加芒硝汤主之。（《伤寒论·辨太阳病脉证并治》第 104 条）。

方药 柴胡二两十六铢　黄芩一两　人参一两　甘草一两（炙）

　　　　生姜一两（切）　半夏二十铢（洗）　大枣四枚（擘）　芒硝二两

上八味，以水四升，煮取二升，去滓，纳芒硝，更煮微沸，分温再服。不解，更作。现代用法：水煎服，芒硝后下。

5. 阳明证：三承气汤证

条文 阳明病脉迟，虽汗出，不恶寒者，其身必重，短气腹满而喘，有潮热者，此欲外解，可攻里也。手足濈然而汗出者，此大便已硬也，大承气汤主之。若汗多，微发热恶寒者，外未解也，其热不潮，未可与承气汤。若腹大满不通者，可与小承气汤微和胃气，勿令致大泄下。（《伤寒论·辨阳明病脉证并治》第 208 条）

阳明病，潮热，大便微硬者，可与大承气汤。（《伤寒论·辨阳明病脉证并治》第 209 条）

伤寒十三日，过经谵语者，以有热也，当以汤下之。若小便利者，大便当硬，而反下利，脉调和者，知医以丸药下之，非其治也。若自下利者，脉当微厥，今反和者，此为内实也，调胃承气汤主之。（《伤寒论·辨太阳病脉证并治》第 105 条）

方药 大黄四两（酒洗）　厚朴半斤（炙，去皮）　枳实五枚　炙芒硝三合

上四味，以水一斗，先煮二物，取五升，去滓，纳大黄，更煮取二升，去滓，纳芒硝，更上微火一两沸，分温再服，得下，余勿服。

方中大黄泻热通便，荡涤肠胃，为君药；芒硝助大黄泻热通便，并能软坚润燥，为臣药。二药相须为用，共奏峻下热结之力。佐以厚朴、枳实行气散结，消痞除满，并助硝、黄推荡积滞以加速热结之排泄，共为佐使。

同大承气汤相比较，小承气汤不用芒硝，且大黄、枳实、厚朴同煎，枳、朴用量亦减，攻下之力较轻，主治痞、满、实而燥不明显之阳明热结轻证；调胃承气汤不用枳、朴，虽后纳芒硝，但大黄与甘草同煎，故泻下之力较前二方缓和，主治阳明燥热内结，有燥、实而无痞、满之症。

6. 阳明＋太阴证：麻子仁丸

条文 趺阳脉浮而涩，浮则胃气强，涩则小便数，浮涩相搏，大便则硬，其脾为约，麻子仁丸主之。（《伤寒论·辨阳明病脉证并治》第247条）

方药 麻子仁二升　芍药半斤　枳实半斤（炙）　大黄一斤（去皮）

厚朴一尺（炙，去皮）　杏仁一升（去皮尖，熬，别作脂）

上六味，蜜和丸，如梧桐子大，饮服十丸，日三服，渐加，以知为度。

方用大黄、枳实、厚朴泄热通腑；火麻仁（麻子仁）、白芍、杏仁养血润肠；蜂蜜甘缓润。本方为治疗胃肠燥热、脾津不足之"脾约"证的常用方，临床以大便秘结、小便频数、舌苔微黄少津为辨证要点。

7. 少阴＋太阴证：大黄附子汤

条文 胁下偏痛，发热，其脉紧弦，此寒也，以温药下之，宜大黄附子汤。（《金匮要略·腹满寒疝宿食病脉证治第十》）

方药 大黄三两　炮附子三枚　细辛二两

上三味，以水五升，煮取二升，分温三服。若强人煮二升半，分温三服。服后如人行四五里，进一服。

方中重用辛热之附子，温里散寒；以苦寒泻下之大黄，泻下通便，荡涤积滞；细辛助附子温里散寒之功。苦寒之大黄配伍辛散大热之附子、细辛，则寒性被制而泻下之功犹存，为去性取用之法。三味协力而成温散寒凝、苦辛通降之剂，合成温下之功。本方为温下法的代表方，亦是治疗冷积便秘实证的常用方。临床应用以腹痛便秘、手足厥冷、苔白腻、脉弦紧为辨证要点。

8. 少阴＋太阴证：白术附子汤

条文 伤寒八九日，风湿相搏，身体疼烦，不能自转侧，不呕不渴，脉浮虚而涩者，桂枝附子汤主之。若其人大便硬，小便自利者，去桂加白术汤。（《金匮要略·痉湿暍病脉证治第二》第23条）

方药 附子三枚（炮，去皮，破）　白术四两　生姜三两（切）

大枣十二枚（擘）　甘草二两（炙）

上五味，以水六升，煮取二升，去滓，分温三服。

脾性恶湿，寒湿袭中，饮入于胃，上输于脾，脾气不能散精，肺无以通调水道，水液运化失调，故大便硬，小便自利。去桂加白术汤方用炙甘草、生姜、大枣、附子、白术，治以解表祛湿，同时补中生津通便。原方重用白术四两，为后世重用白术治疗慢性便秘提供借鉴。

四、福州市中医院特色通便疗法

（一）内治

1. 通便膏

组　成　肉苁蓉、当归、桃仁、太子参、熟地黄、山茱萸、麦冬、枸杞子、阿胶等。

功　效　益气养阴、润肠通便。

适应证　适用于中老年人，产后、病后、术后等虚性便秘及习惯性便秘。

2. 乙字汤

治疗肛肠疾病的著名方剂，因结肠形似"乙"字而得名。药味不多，精当中证，值得学习。"乙字汤"方为日本原南阳氏治疗各种痔疮的良效验方，原方组成为：大黄 1 克，甘草 2 克，黄芩 3 克，柴胡 5 克，升麻 1.5 克，当归 6 克。以本方治疗各种痔疮，一般服 5~10 剂，即可收到止痛、止血、痔核逐渐内收之效。

（二）外治

福州市中医院肛肠科的通便散，由大黄、芒硝、冰片组成。大黄和芒硝剂量 1：1，加少量冰片磨成粉状后，用茶油调，脐贴神阙穴。福州市中医院儿科使用的敷脐 2 号方，以芒硝、大黄、冰片、砂仁、丁香研末敷脐。

五、体悟

1. 便秘的六经辨证

虚在太阴，实在阳明，时溏时秘者，病在厥阴。便秘一证，病位主要在大肠，但其发生与肺、肝、脾、肾等功能失调都有密切的关系。肺与大肠相表里，肺失宣降则大肠涩滞；肝失疏泄，气机郁滞则大肠传导失职；脾胃气虚，升降失常则运化无力；肾阴不足，津液亏虚则肠道失于滋润；肾阳不足，传导无力则肠道失于温运。

从年龄段分类，婴幼儿便秘，桂枝加芍药汤、桂枝加大黄汤证常见；青壮年便秘，大柴胡汤、承气类方证居多；老年人便秘，麻子仁丸、炙甘草汤证较普通，但承气类方证也有。

从症状表现分析，面色白，动则汗出，属于肺气虚弱，病在太阴；面色红，食则汗出，胃火炽盛，病在阳明；面色黄，不易出汗，血虚津亏，病在太阴。夜尿多，脾肺肾虚；吃水果、蔬菜也便秘者，病属太阴；吃肉食煎炸便秘者，属阳明；慢病迁延，久治不愈者，病多厥阴。

2. 便秘治疗当分虚实

实热便秘，治以泻下胃肠积热，用承气汤类；虚证便秘，临床所见多为脾虚津少，多倾向于健脾、润肠、导运为大法，忌用大黄之类泻下法，可以用麻子仁汤，同时应根据不同情况，加入生黄芪、生白术 30~80 克，枳实（麸炒）15~20 克，瓜蒌仁 30 克为基础方，滋脾阴、转脾机、润肠道。临床需结合病因病机，根据脉证灵活加减。

肺气不宣配杏仁、紫菀，宣降肺气；气虚甚加黄芪补通相兼，升降自调；阴虚少津加生地黄、玄参、麦冬养阴增液；阳虚失于温运加肉苁蓉、锁阳温通开秘；血虚加当归、熟地黄养血润燥；血瘀加桃仁活血润通。注意理气药的使用，理气通便，枳实、槟榔、莱菔子都可以选择使用。

老年人夹有虚热便秘加决明子、炒莱菔子；小儿便秘唐江山老师用炒莱菔子 60 克，文火炒至膨胀有香气，加炒熟山药 30 克，共研极细末调匀，每次 5~10 克，加白糖和蜂蜜开水冲泡喂服，数日后可自调。此外，还常在处方中加少量升麻以升清降浊。对大便干结如羊粪者，可添加玄明粉 6~10 克，分冲或同煎，排软便后即停药。

慢性便秘提倡综合治疗，饮食、运动、定时排便、按摩（腹部、支沟穴）、多喝水、心理治疗等。用药更应坚持久服，巩固疗效，维持一段时间后逐渐减量，慢慢停药，防止复发，改善惰性的肠道生物钟。凡便秘者，必有原发病灶，且有先后缓急，故在解决便秘问题的同时，应当西学中用，明确诊断，遵循"急则治标，缓则治本"的原则，积极治疗原发疾病。

论虚劳病证治的临床价值

◎郑立升

一、虚劳病的定义

虚劳又称虚损，是以脏腑亏损、气血阴阳虚衰、久虚不复成劳为主要病机，以五脏虚证为主要临床表现的多种慢性虚弱证候的总称。

劳病乃是内伤四大难证（风、痨、鼓、膈）之一，其病因总是先天不足与后天失养，其本质总属虚证。

虚损就是不足。《黄帝内经》特别强调"邪之所凑，其气必虚"和"正气存内，邪不可干"的理论，说明疾病的发生都是在正气亏虚的基础上感受邪气而产生的，因此虚劳存在许多疾病中，是许多疾病不可忽视的病因之一。

虚劳包含现代医学的自身免疫功能低下或免疫功能稳定失调、内分泌功能紊乱、造血功能障碍、代谢紊乱、营养缺乏、神经功能低下或过分抑制引起的疾病，以及其他器官、系统功能衰退性疾病。

中医认为五劳（心劳、肝劳、脾劳、肺劳、肾劳）、六极（气极、血极、筋极、骨极、肌极、精极）、七伤（大饱伤脾，大怒气逆伤肝，强力举重、久坐湿地伤肾，形寒、寒饮伤肺，忧愁思虑伤心，风雨寒暑伤形，大恐惧不节伤志）都属于虚劳病范畴。

虚劳涉及的内容很广，可以说是中医内科中范围最广的一个病证。凡属于多种慢性虚弱性疾病，发展到严重阶段，以脏腑气血阴阳亏损为主要表现的病症，均属于虚劳病证的范围。西医学中多个系统的多种慢性消耗性和功能衰退性疾病，出现类似虚劳的临床表现时，均可参照虚劳病辨证论治。

当今中国正处在经济快速发展的阶段，人们生活节奏快，工作压力大，饮食无常，导致慢性疾病发病率大幅度增加，如糖尿病、高血压、肿瘤、骨关节退行性病变等都有慢性虚损的一面，故认真分析探讨虚劳病证治特点并运用于临床或提早预防是非常重要的。以下试从《黄帝内经》及《伤寒杂病论》和明清后世医家对虚劳证治情况来分析总结虚劳证治的特点以指导临床。

二、《黄帝内经》虚劳病证治的特点

1. 定义

《黄帝内经》没有虚劳病名，但从虚劳的定义可以看到有关论述。如《素问·通评虚实论篇》将虚劳的定义概括为"精气夺则虚"，可视为虚证的提纲。

2. 症状

《素问·脏气法时论篇》概括了"五脏虚"的症状，可见"肝虚，则目无所见，耳无所闻，善恐，如人将捕之；心虚，则胸腹大，胁下与腰相引而痛；脾虚，则腹满肠鸣，飧泄，食不化；肺虚，则少气不能报息，耳聋嗌干；肾虚，则胸中痛，大腹、小腹痛，清厥，意不乐"。

3. 病因

《素问·上古天真论篇》指出："今时之人……以酒为浆，以妄为常，醉以入房，以欲竭其精，以耗散其真，不知持满，不时御神，务快其心，逆于生乐，起居无节，故半百而衰也"，认为长期饮食不节、劳欲过度、起居无节的生活方式可耗损人体元气，导致虚损。《素问·调经论篇》曰："喜则气下，悲则气消，消则脉虚空，因寒饮食，寒气熏满，则血泣气去，故曰虚矣"，指出悲喜过度可使气机涣散、血脉凝涩、元气亏虚而形成虚损。《素问·缪刺论篇》云："邪之客于形也，必先舍于皮毛，留而不去，入舍于孙脉，留而不去，入舍于络脉，留而不去，入舍于经脉，内连五脏，散于肠胃，阴阳俱感，五脏乃伤"，说明外感邪气流连不解会损伤内脏，导致虚损，认识到外邪会导致内损。

《灵枢·根结》指出："虚而泻之，则经脉空虚，血气竭枯，肠胃摄辟，皮肤薄着，毛腠夭膲，予之死期"，均强调了明辨虚实的重要性，否则就会因误治而犯"虚虚"之戒，使虚者更虚，导致普通的虚弱性疾病进展恶化为严重的虚损性疾病，提出误治致损。

4. 病机

《素问·调经论篇》曰："阳虚则外寒，阴虚则内热"，进一步说明虚证有阴虚、阳虚的区别，并指明阴虚、阳虚的主要特点，可为虚损性疾病的辨证纲领。

5. 治疗

《素问·阴阳应象大论篇》云："形不足者，温之以气；精不足者，补之以味。"《素问·至真要大论篇》提出"劳者温之""损者温之"的治疗虚证的总则。

《素问·腹中论篇》提出治疗虚劳的四乌鲗骨一蘆茹方，"以四乌鲗骨一蘆茹二物并合之，丸以雀卵，大如小豆，以五丸为后饭，饮以鲍鱼汁，利肠中及伤肝也"。用动物药治疗虚损类疾病，采用血肉有情之品以类补类，填精补虚，正切中虚损类疾病真精耗竭的病机关键。动物药长于走窜通络、活血化瘀，可以除恶血、通痹着。所以《黄帝内经》也重视活血生新治疗在虚劳疾病中的作用。

6. 预防

《素问·上古天真论篇》提出："法于阴阳，和于术数，食饮有节，起居有常，不妄作劳""恬淡虚无，真气从之，精神内守，病安从来"，认为只有淡泊名利才能内心宁静追求高远，才能够保持形体与精神的高度统一，从而杜绝虚损，健康延年。

所以《黄帝内经》对虚劳病的病因、病机、病症及其治疗都有较明确的指导意见，为后代医家治疗虚劳疾病奠定了比较完善的理论基础。

三、《金匮要略》虚劳病证治的特点

虚劳病名首见《金匮要略·血痹虚劳病脉证并治》，该篇涉及条文18条，方剂8方，附方3方。但虚劳病证治不限于该篇。下面就张机（仲景）对虚劳病的脉象、证治等方面的论述加以分析。

（一）张仲景虚劳病的脉象特点

《金匮要略》虚劳篇中描述的脉象中有十多种，如浮、大、芤、革、沉、弱、微、细、迟、小、动、涩、弦、紧、结等，又多以复合脉的形式出现。

例如第3条曰：男子平人，脉大为劳，极虚亦为劳。本条可为虚劳病的提纲脉。平人是脉病形不病，脉大是言其形，指脉大而无力，形似有余，内实不足，为气虚。脉极虚是言其力，脉轻按即软，重按极无力，是精气内损之象。

虚劳脉象多见阴脉、虚脉，多见复合脉如虚沉弦、虚弱细微、极虚芤迟、浮弱而涩、沉小迟等脉象。

（二）张仲景虚劳病的证治特点

1. 虚劳失精

◆ 桂枝加龙骨牡蛎汤

条文 夫失精家少腹弦急，阴头寒，目眩，发落，脉极虚芤迟，为清谷亡血、失精。脉得诸芤动微紧，男子失精，女子梦交，桂枝加龙骨牡蛎汤主之。（《金匮要略·血痹虚劳病脉证并治第六》第8条）

方药 桂枝、芍药、生姜各三两　甘草二两　大枣十二枚

　　　　龙骨、牡蛎各三两

上七味，以水七升，煮取三升，分温三服。

功用 调和阴阳，潜镇摄纳。

本方证论述的是阴阳两虚，偏于下焦阳虚遗精的证治。桂枝加龙骨牡蛎汤中用桂枝汤类方治疗虚劳，是《金匮要略》的一大特色。徐忠可在《金匮要略论注》中指出"桂枝汤外证得之能解肌去邪气，内证得之能补虚调阴阳"。本病精血久亏，导致阳无所附，阴损于下，阳浮于上，因此在用桂枝汤调和阴阳的基础上，配合龙骨、牡蛎潜镇摄纳。

◆ 天雄散

方药 天雄三两（炮）　白术八两　桂枝六两　龙骨三两

上四味，杵为散，酒服半钱匕，日三服，不知，稍增之。

功用　生精益阳，脾肾双补。

本方为补阳摄阴之方。天雄补阳效力雄厚，禀纯阳之性，补命门三焦，壮阳强肾强于附子；桂枝温经通阳，协助天雄温肾阳；龙骨涩精止遗；白术温补中阳。本方用于脾肾阳虚，治男子失精，腰膝冷痛。

2. 虚劳里急

◆ 小建中汤

条文　虚劳里急，悸，衄，腹中痛，梦失精，四肢酸疼，手足烦热，咽干口燥，小建中汤主之。（《金匮要略·血痹虚劳病脉证并治第六》第 13 条）

方药　桂枝三两（去皮）　甘草三两（炙）　大枣十二枚　芍药六两
　　　生姜二两　胶饴一升

上六味，以水七升，煮取三升，去滓，纳胶饴，更上微火消解，温服一升，日三服。呕家不可用建中汤，以甜故也。虚劳就是对阴阳气血虚损的总称。里急是腹部因为濡养不够而发生的拘急疼痛。

功用　甘温建中，缓急止痛。

这一条文论述的是阴阳两虚的虚劳证治。小建中汤中饴糖、炙甘草、大枣等温中补虚，使脾胃健运，水谷精微得以化生气血，各脏腑得气血充养，则诸虚逐渐得治。阴虚生热，则衄血，手足烦热，咽干口燥；阳虚生寒，则里急腹中痛，心营不足则心悸；肾阴虚不能内守，则梦遗失精；气血虚衰，不能营养四肢，则四肢酸痛。小建中汤即桂枝汤倍芍药加饴糖而成，既有温阳药，也有养阴药。饴糖是君药，能够温中散寒，补益脾胃，缓急止痛；重用芍药，补养阴血，伐肝和脾，敛阴走里，与甘草相配，具有缓急止痛，酸甘化阴之功；桂枝配甘草辛甘化阳，温补阳气；姜、枣调和营卫，补脾胃。六味相协，辛甘养阳，酸甘化阴，和调阴阳，中焦之气得复，气血得充，虚劳愈矣。

◆ 黄芪建中汤

条文　虚劳里急，诸不足，黄芪建中汤主之。于小建中汤内加黄芪一两半，余依上法。（《金匮要略·血痹虚劳病脉证并治第六》第 14 条）

功用　温中补虚，缓急止痛。

阳虚更重，阴阳气血俱不足，腹部拘急疼痛，倦怠无力，身重不仁，自汗，盗汗，短气，功用大于小建中汤。

3. 虚劳挟风气

◆ 薯蓣丸

条文 虚劳诸不足，风气百疾，薯蓣丸主之。（《金匮要略·血痹虚劳病脉证并治第六》第 16 条）

方药 薯蓣三十分　当归、桂枝、干地黄、豆黄卷各十分　甘草二十八分

人参七分　芎䓖、芍药、白术、麦冬、杏仁各六分

柴胡、桔梗、茯苓各五分　阿胶七分　干姜三分　白蔹二分

防风六分　大枣百枚（为膏）

上二十一味，末之，炼蜜和丸，如弹子大，空腹酒服一丸，一百丸为剂。

功用 健脾益气，养血散风。

该方首倡补虚不忘治实。虚劳诸不足，是泛指脾胃虚弱，气血阴阳不足，一切虚损疾病。风气百病，是泛指外界病邪侵犯人体引起的多种疾病。

薯预丸是以调补为主，驱邪为辅。山药（薯蓣）为君药，专补脾胃肾，治疗虚劳。人参、白术、茯苓、甘草、当归、芍药、芎䓖（川芎）、地黄补益气血，麦冬、阿胶滋阴养血，干姜温胃散寒。柴胡、桂枝、防风、桔梗、杏仁、白蔹升阳达表，疏散风邪，通行经脉，条畅气血，和补益药同用，能够使气血流通，增强补益的效果。豆黄卷透邪解表，利湿清热。

薯蓣丸为医圣张仲景经方之一，主治虚证，兼顾外邪。福州市中医院膏方炮制室把薯蓣丸改良为薯蓣膏并运用于临床。临床广泛用于慢性虚损疾病，如正气虚衰容易感冒的患者，各种疾病易反复者，体质虚亏、形体瘦弱者，癌症术后以及化疗、放疗后调理者，亚健康者等，有明显改善患者体质，增加体重的作用。

薯蓣膏治疗胃癌放化疗术后。林某，男，46 岁。2017 年 7 月 15 日初诊。胃胀反复 10 多年，胃癌术后胃胀加剧 1 年。患者于 2016 年体检腹部 CT 检查发现胃窦区前下部不规则增厚。病理结果显示胃印戒细胞癌。在某医院行手术切除，同时准备进行 8 次静脉化疗及 2 次口服化疗。后因腹泻等副作用大，未能完成疗程。症见术后消瘦 10 斤，伴胃脘部不适感，纳寐可，二便正常。查体舌质淡红，水滑苔，苔中根部稍厚浊，双手寸脉浮细，关尺脉沉细。诊断为印戒细胞型胃癌术后。治以香砂六君丸合三金汤健脾养胃、理气消食，同时配合

薯蓣膏以补益正气、增强抵抗力。经过一年多的治疗，自述药后症减，无明显不适，纳寐可，二便调。治疗期间患者坚持配合服用薯蓣膏，体重增加近 10 斤，精神饱满，各项指标复查正常。患者持续服用薯蓣膏达 20 余瓶，均为福州市中医院自制膏方。

4. 虚劳腰痛

◆ 八味肾气丸

条文 虚劳腰痛，少腹拘急，小便不利者，八味肾气丸主之。（《金匮要略·血痹虚劳病脉证并治第六》第 15 条）

方药 干地黄八两　山茱萸、薯蓣各四两　泽泻、茯苓、牡丹皮各三两
　　　　桂枝、附子（炮）各一两

上八味，末之，炼蜜和丸梧子大，酒下十五丸，加至二十五丸，日再服。

功用 温阳化气，振奋元阳。

本条肾气丸用于肾阳不足虚劳腹痛，小便不利和少腹拘急。此条文论述的是肾阴阳两虚的虚劳证治，其中八味肾气丸以桂枝、附子等温补肾气，但同时也配伍了山药、茯苓以健脾益气，增强了补肾气之力，也协调了脾肾关系。

八味肾气丸中，六味补阴，壮水之主；桂附二味温阳，益火之源。桂附于滋阴剂中，意不在补火，而在微微生火，即生肾气也。全方重用生地黄为王，附子用量最小，可见本方是主治肾阴肾阳两虚而以阴虚为主的方剂。补阳之药，每多辛燥，易伤肾阴，必阴阳兼顾，才能相互为用。肾阴是肾的物质基础，首先要肾阴充足，肾阳才能发挥动力作用。

本方对后世影响很大，从肾气丸化裁有 100 多方。

5. 虚劳干血

◆ 大黄䗪虫丸

条文 五劳虚极羸瘦，腹满不能饮食，食伤、忧伤、饮伤、房室伤、饥伤、劳伤、经络营卫气伤，内有干血，肌肤甲错，两目黯黑。缓中补虚，大黄䗪虫丸主之。（《金匮要略·血痹虚劳病脉证并治第六》第 18 条）

方药 大黄十分（蒸）　黄芩二两　甘草三两　桃仁一升　杏仁一升

　　芍药四两　干地黄十两　干漆一两　虻虫一升　水蛭百枚

　　蛴螬一升　䗪虫半升

上十二味，末之，炼蜜和丸小豆大，酒饮服五丸，日三服。

功用　祛瘀生新，缓中补虚。

本条论述虚劳兼瘀血的证治。虚劳经久不愈，气血运行受阻而瘀血。因虚致瘀，内有干血，新血难生，外不能荣养肌肤，肌肤粗糙，如鱼鳞状；上不能荣于目，两目眶周围暗黑。大黄䗪虫丸为峻剂缓投，其用药特点为润以濡其干，有杏仁、桃仁、生地黄；虫以动其瘀，有䗪虫、虻虫、水蛭、蛴螬；通以去其闭，有大黄。瘀血祛，血脉通，腹中胀满得以缓解。本方以活血祛瘀为主，兼以补虚润燥，祛瘀而生新。邪祛正复，即谓"缓中补虚"之意。

大黄䗪虫丸为抗肿瘤之验方，其药理作用为：①增强机体免疫能力，使白蛋白升高，球蛋白下降，对肿瘤患者免疫力低下有一定调节作用。②活血破瘀，祛瘀生新，去腐生肌，促进瘀血肿块的消散和吸收，可促进术后恢复。③改善血液微循环，降低血液黏度，抑制血栓形成和血小板聚集，增加纤维蛋白溶解酶活性，抑制肿瘤转移，治疗肿瘤合并静脉血栓。因此本方具有活血破瘀、祛瘀生新、消癥通络、软坚散结之功，适用于胁下癥块。本方为消癥化结之名方，以胁下癖块、触之硬痛、推之不移、舌黯无华、脉弦细为证治要点，可用于原发性肝癌、胃癌、肝脾肿大、腹腔肿瘤有上述证候特点者。

鳖甲煎丸亦为抗肿瘤之验方，其组成为鳖甲胶、阿胶、蜂房（炒）、鼠妇、土鳖虫（炒）、蜣螂、硝石（精制）、柴胡、黄芩、半夏（制）、党参、干姜、厚朴（姜制）、桂枝、白芍（炒）、射干、桃仁、牡丹皮、大黄、凌霄花、葶苈子、石韦、瞿麦。

《医林改错》中活血化瘀诸方在虚劳病治疗中也有着重要意义。《医林改错》二卷，由王清任撰刊于道光十年（1830），是他访验脏腑 42 年呕心沥血之作，也是我国中医解剖学上具有重大革新意义的著作。本书约有 1/3 的篇幅为解剖学内容，以其亲眼所见，辨认胸腹内脏器官，与古代解剖作比较，画出他自认为是正确的十三幅解剖图以改错。其对血瘀证的辨证及所创制的活血化瘀诸方对后世活血化瘀理论的发展具有极为重要的指导意义。书中共载方 33 首，其中具有活血化瘀作用者 22 首，经历代医家临床验证，绝大部分疗效显著。这些方分为补气活血法、行气活血法、泻热活血法、温阳活血法、解毒活血法、通窍活血法、祛痰活血法等14种。张仲景创制有桃核承气汤、下瘀血汤、抵当汤等著名活血方药，王清任的血府逐瘀汤、通窍活血汤、膈下逐瘀汤、身痛逐瘀汤、补阳还五汤等在临床一样有重要意义。

6. 虚劳失眠

◆ 酸枣仁汤

条文 虚劳虚烦不得眠，酸枣仁汤主之。（《金匮要略·血痹虚劳病脉证并治第六》第17条）

方药 酸枣仁二升　甘草一两　知母二两　茯苓二两　芎窮二两

上五味，以水八升，煮酸枣仁，得六升，纳诸药，煮取三升，分温三服。

功用 养阴清热，宁心安神。

本条以肝阴不足为主，阴虚生内热，寐不能藏魂则失眠；心血亏虚，复加热扰神明，神难守舍则心烦失眠。

综上所述，张仲景辨治虚劳重视脉诊，重视脉症结合判断虚劳疾病。治疗重视辨证施治，补益脾肾，调和阴阳；扶正祛邪，攻补兼施；虚实兼顾，活血生新。并提出8个常用方药。其中桂枝、甘草用了7次，芍药6次，生姜5次，干地黄4次，茯苓3次，桂枝汤中的药出现的频率最高，可见桂枝汤是虚劳疾病的主要方剂，故后世医家有曰桂枝汤为调补剂。

张仲景对虚劳病的论述为后世医家治疗虚劳病奠定诊疗证治方药基础。

四、明清等后世医家虚劳病证治的特点

明代名家辈出，著述甚丰，学术思想活跃，对虚损学说的理论与临床均有独到的阐述。

戴思恭（原礼）为明初医家，是朱丹溪的得意门生。他论治虚损宗丹溪之说，从肝肾论治，提倡补水重泻火、养阴泻火、甘寒先于苦寒。

刘宗厚为朱震亨（丹溪）的再传弟子，在接受丹溪学术思想的同时也较多地汲取了李杲（东垣）的学术特长，从脾肾论治，益气养阴。

张景岳为明代杰出的医学大家，其学术成就是多方面的，其中对虚损学说的研究成就更为突出，对阴阳精气不足证的治疗多采用"阴阳相济"的法则。他提出"善补阳者必于阴中求阳，则阳得阴助而生化无穷；善补阴者必于阳中求阴，则阴得阳助而泉源不竭"。这种"阴中求阳""阳中求阴"的治法，为后世治疗虚损疾病树立了典范。其代表方有左归丸、右归丸。

清代虚劳医家洪缉庵论治虚劳名著《虚损启微》，言"虚损之由，不论酒色劳倦，七情饮食，皆能致此，而惟阴阳之辨为最要"。他认为虚劳的基本病机在于气血亏虚兼有阴虚。用药中补阴药多于补阳药，较少使用有毒性药物。所用补虚药，补气药多用炙甘草、人参、白术、山药。洪氏用药并非仅限于补虚，亦常佐以清热、安神、利水渗湿、收涩之品，形式灵活多样，注重补肾以治虚损根源，健脾益胃以扼虚损传变。

清代吴澄著有《不居集》，可称集虚劳病之大成，是一部不可多得的虚劳专著。他提倡"随机活用，因证施治"的原则，创立了一种外感类内伤，似损非损的外损论治法，发明了"解托""补托"二法，以分治外损诸病。他特别指出，治虚劳病当以保护脾胃为主，因此，又新定了"补脾阴"一法。

清代医家叶天士，对于内伤病证亦有较深造诣。叶氏非常重视情志劳倦因素，在虚劳病的发展过程中起着至关重要的作用。常于滋阴药中参以潜阳之品，用牡蛎、龙骨、茯神之属镇心宁神，以治其本，使上下得交，阴阳自调，气血自和。叶氏治疗虚劳病能恰当地选用药物，避用温热与寒凉，以免损伤真阴或真阳，以防因药致病，因病致偏，偏久致损。喜用熟地黄、山茱萸、人参、杜仲、枸杞子、菟丝子、肉苁蓉等温润不燥的养阳之品，而肉桂、附子等刚烈之药较为谨慎。其用药提倡通补奇经，充养血肉。奇经根于肾脏，为脾胃之所主。虚劳病至奇经，都缠绵难愈，每致形瘦肌削，精血枯槁。"精血皆有形，以草木无情之物为之补益，声气必不相应"，如紫河车、鱼鳔、鹿茸、阿胶及猪、牛、羊诸脊髓等有情之品，栽培身内之精血，才能同气相应。然血肉有情之品，黏腻不利脾运，故叶氏用药，补虚每须通涩互施，常用茯苓、砂仁、白术制脾湿、助运化；少佐附子、桂枝、茴香类助少火、促温蒸；参以当归、牛膝、牡丹皮通血脉、祛瘀血。如此补中有通，通中有补，通补结合，化气行水，通利水湿，活血润导，通瘀生新。

五、论虚劳病证治的临床价值及特点总结

虚劳就是不足，虚劳存在于许多疾病中，是许多疾病不可忽视的病因之一。《黄帝内经》为后代医家治疗虚劳疾病奠定了比较完善的理论基础。张仲景对虚劳病的论述为后世医家治疗虚劳病奠定诊疗证治方药基础。明清后世医家代有发挥并著有虚劳专著。

虚劳病证治特点总结：①病因上主要强调先天不足与后天失养，后天失养包括饮食、情志、起居、运动失调和医药误伤以及外邪所伤。②强调饮食有节，起居有常，恬淡虚无，不妄作劳。③立足整体，扶正祛邪，首倡补虚不忘治实。④重视活血化瘀，祛瘀生新，缓中补虚。⑤治疗注重先后天，补益脾肾。后天治疗以甘温为主，甘温扶阳，用桂枝汤类方；先天治疗以八味肾气丸为主，阴阳双补。⑥注重宁心安神。⑦擅用血肉有情之品。

治未病——理念与方法

◎郑立升

一、中医治未病与养生概念

（一）中医治未病思想

《素问·四气调神大论篇》云："是故圣人不治已病治未病，不治已乱治未乱，此之谓也。夫病已成而后药之，乱已成而后治之，譬犹渴而穿井，斗而铸锥，不亦晚乎。"

中医提倡未病先防，已病早治，瘥后防复，既病防变。

有则关于扁鹊与治未病的故事。魏文王曾求教于扁鹊："你们家兄弟三人，都精于医术，谁是医术最好的呢？"扁鹊说："大哥最好，二哥差些，我是三人中最差的一个。"扁鹊解释说："大哥治病，是在病情发作之前，那时候患者自己还不觉得有病，但大哥就下药铲除了病根，使他的医术难以被人认可，所以没有名气，只是在我们家中被推崇备至。我的二哥治病，是在病初起之时，症状尚不十分明显，患者也没有觉得痛苦，二哥就能药到病除，使乡里人都认为二哥只是治小病很灵。我治病，都是在病情十分严重之时，患者痛苦万分，患者家属心急如焚。此时，他们看到我在经脉上穿刺，用针放血，或在患处敷以毒药以毒攻毒，或动大手术直指病灶，使重患者病情得到缓解或很快治愈，所以我名闻天下。"魏王大悟。

《"健康中国2030"规划纲要》是为推进健康中国建设，提高人民健康水平，根据党的十八届五中全会战略部署制定的，由中共中央、国务院于2016年10月25日印发并实施。纲要主要遵循健康优先、改革创新、科学发展、公平公正的原则，以提高人民健康水平为核心，以体制机制改革创新为动力，从广泛的健康影响因素入手，以普及健康生活、优化健康服务、完善健康保障、建设健康环境、发展健康产业为重点，把健康融入所有政策，全方位、全周期保障人民健康，大幅提高健康水平，显著改善健康公平。

（二）中医养生理论的基本知识

1. 天人合一

人在天地之间、宇宙之中，所有的生命活动都与大自然息息相关。中国传统医学认为：人身是个小天地，人与自然界是个大天地，它们都相通相应。不论是季节气候、昼夜晨昏，还是日月运行、地理环境，各种自然界变化都会对人体的生理、病理产生影响，从而直接影响人的情志、气血、脏腑，以致疾病的发生。

2. 形神共养

养生以保持健康、延年益寿为目的。

（1）中医的四维健康观：健康的四个维度分别为第一维度躯体健康；第二维度躯体健康、心理健康；第三维度躯体健康、心理健康、社会适应良好；第四维度躯体健康、心理健康、社会适应良好、道德健康。

（2）形与神俱的健康标准：中医养生学将健康形象地概括为"形与神俱"。

精神心理健康的特征为：①精神愉快；②记忆良好；③心态平和；④适应良好；⑤道德高尚。

形体生理健康的特征为：①眼睛有神；②呼吸微徐；③二便正常；④脉象缓匀；⑤形体壮实；⑥面色红润；⑦牙齿坚固；⑧双耳聪敏；⑨腰腿灵便；⑩声音洪亮；⑪须发润泽；⑫食欲正常。

3. 动静互涵

（1）以静养神。

（2）动以养形。运动可促进精气流通，气血畅达，疏通经络，通利九窍、防病健身。

（3）动静适宜。提倡动静结合，形神共养，才能"形与神俱"，达到养生保健的目的。

4. 正气为本

中医所指的"正气"，是维护人体健康的脏腑生理功能的动力和抵御病邪的抗病能力。"正气存内，邪不可干"。保养正气，就是保养精、气、神。肾为先天之本，脾为后天之本。《素问·上古天真论篇》曰："女子七岁，肾气盛，齿更，发长；二七而天癸至，任脉通，太冲脉盛，月事以时下，故有子；三七，肾气平均，故真牙生而长极；四七，筋骨坚，发长极，身体盛壮；五七，阳明脉衰，面始焦，发始堕；六七，三阳脉衰于上，面皆焦，发始白；七七，任脉虚，太冲脉衰少，天癸竭，地道不通，故形坏而无子也。丈夫八岁，肾气实，发长齿更；二八，肾气盛，天癸至，精气溢泻，阴阳和，故能有子；三八，肾气平均，筋骨劲强，故真牙生而长极；四八，筋骨隆盛，肌肉满壮；五八，肾气衰，发堕齿槁；六八，阳气衰竭于上，面焦，发鬓斑白；七八，肝气衰，筋不能动，天癸竭，精少，肾脏衰，形体皆极；八八，则齿发去。"

5. 辨证施养

辨证施养是从辨证分析的角度，通过观察个体的反应状态和体质差异，充分考虑个体所在的时间和地域的不同，进行个体化的养生保健治疗。辨证施养的突出环节就是因时（不同季节）、因人（体质、性别、年龄）、因地（地域）制宜。

二、传统养生方法和技能

（一）精神养生

（1）清静养生：少私寡欲，养心敛思。

（2）立志养生：意志坚强与否和健康密切相关。意志具有统率精神、调和情志、抗邪防病等作用。

（3）修身养性，开朗乐观："喜则气和志达，营卫通利"。

（4）调摄情绪：情志相胜法可以克制有害的情志活动，如喜伤心者，以恐胜之（范进中举）。

（二）作息养生

"作息"即指劳作和休息。作息养生就是指在中医理论指导下，顺应自然变化的规律，合理安排日常生活、作息时间，使之有益于身心的养生方法。

（1）和谐自然：气候环境、地理环境、居住环境。

（2）起居有常：合理作息的作用、作息失常的危害。

（3）劳逸适度：以"常欲小劳"适可而止为宜，"形劳而不倦"。

（三）饮食养生

饮食养生，又称食疗，是按照中医理论调整饮食，注意饮食宜忌，合理地摄取食物，以增进健康、延年益寿的养生方法。

1.遵循的原则

（1）"谨和五味"食不可偏，要合理配膳，全面营养。

（2）"饮食有节"不过饱，亦不可过饥，食量适中。

（3）饮食卫生，防止病从口入。

（4）根据不同情况、不同体质，采用不同的配膳营养。

2.饮食养生的作用

（1）滋养调整作用。《难经》曰："人赖饮食以生，五谷之味，熏肤，充身，泽毛。"《寿亲养老新书》曰："主身者神，养气者精，益精者气，资气者食。食者生民之天、活人之本也。"这些论述提示精、气、神不足时可通过饮食来滋养。药补不如食补。

❈食补方法❈

1.根据食物的五味不同，对五脏的营养作用有所不同

五味与脏腑相配属。《素问·至真要大论篇》云："夫五味入胃，各归所容。故酸先入肝，苦先入心，甘先入脾，辛先入肺，咸先入肾。"

2.食物的归经不同，对脏腑的滋养状况不同

茶入肝经，粳米入脾、胃经，梨入肺经，黑豆入肾经等。

3. 根据气血阴阳失调的情况选择相应的食物

阳虚可用羊肉、狗肉、牛肉、核桃仁、韭菜、干姜等甘温、辛热的食物沮补阳气；阴虚可用甲鱼、银耳、黑木耳、枸杞子、桑椹等甘凉、咸寒的食物滋阴生津；气虚可用粳米、糯米、小米、山药、大枣、蜂蜜等甘温或甘平的食物进行补气；精不足可进食血肉有情之品以填精，或者根据"精血同源"的理论补血以养精等，可用海参、紫河车、猪肝、菠菜等。

（2）御邪防病作用。合理安排饮食可保证机体的营养，使五脏功能旺盛，气血充实，从而预防疾病的发生。《黄帝内经》曰："正气存内，邪不可干。"如大蒜预防腹泻，绿豆预防中暑，葱白、生姜预防风寒感冒。中医学早在一千多年以前，就有用动物肝脏预防夜盲症，用海带预防甲状腺肿大，用谷皮、麦麸预防脚气病，用水果和蔬菜预防坏血病等记载。

（3）抗衰益寿作用。《养老奉亲书》曰：高年之人真气耗竭，全仰饮食以资气血。清代养生家曹廷栋认为，以粥调治颐养老人，可使其长寿。他指出："老年有竟日食粥，不计顿，饥即食，亦能体强健，享大寿。"

芝麻、桑椹、枸杞子、龙眼肉、核桃、蜂王浆、山药、牛奶、甲鱼等，都含有抗衰老的物质成分，都有一定的抗衰延寿作用。

（四）运动养生

1. 运动养生机理

运动可促进血液循环，改善大脑及全身脏腑组织营养；使心肌发达，增强心肺机能；增加膈肌和腹肌的力量，促进消化吸收；促进和改善体内脏器自身的血液循环；提高机体的免疫机能及内分泌功能；增强肌肉关节的活力，使人动作灵活轻巧。

2. 传统运动养生的特点

传统运动以祖国医学理论为指导，意守、调息和动形谐调统一，导引、气功、武术、医理融为一体。

3. 运动养生的原则

（1）掌握运动养生的要领，以意领气，以气动形。

（2）强调适度，不宜过量。《千金要方》曰："养性之道，常欲小劳，但莫大疲及强所不能堪耳。"

（3）提倡持之以恒，坚持不懈。所谓"流水不腐，户枢不蠹"。

4. 运动养生的方法

（1）太极拳：太极始于无极，无极分两仪，两仪分三才，三才显四象，四象演八卦。太极拳是根据阴阳之理、中医经络学以及道家导引、吐纳，综合创造而成的一套有阴阳性质、符合人体结构和大自然运转规律的一种拳术。

（2）五禽戏：由东汉名医华佗创建。华佗研究了虎、鹿、熊、猿、鸟等动物的活动特点后，根据古代吐纳、导引之术，结合脏腑、经络、气血功能创编的一套健身气功功法。

（3）八段锦：两手托天理三焦，左右开弓似射雕。调理脾胃须单举，五劳七伤往后瞧。摇头摆尾去心火，两手攀足固肾腰。攒拳怒目增气力，背后七颠百病消。这是中国古代流传下来的一套气功功法。由以上八节组成，体势动作古朴高雅，故名。八段锦形成于12世纪，后在历代流传中形成许多练法和风格各具特色的流派。

（五）娱乐养生

所谓娱乐养生，是指通过轻松愉快、活泼多样的活动，在美好的生活气氛和高雅的情趣之中，使人们舒畅情志、怡养心神、增加智慧、动筋骨、活气血、锻炼身体、增强体质，寓养生于娱乐之中，从而达到养神健形、益寿延年的目的。

中医养生学有其丰富的内容及独特的养生方法，重视和培养广泛的兴趣和爱好。工作之余，进行各种娱乐活动，对怡神养性、防病健身，具有十分重要的意义。

1. 娱乐养生注意事项

（1）因人而异：根据不同的年龄、职业、生活环境、文化修养、性格、气质，选择不同的娱乐形式，才能达到良好的养生作用。

（2）保持轻松愉快的心情：只求调养身心，切勿争强好胜，勿做力不从心的活动，以免伤害身体。

（3）和谐适度：不可沉迷不返，乐不思蜀。娱乐太过，就成为《素问·上古天真论篇》所谓"务快其心，逆于生乐"的背离养生之道的行为，于身体非但无益，反而有害。

2. 娱乐养生方法

娱乐养生的内容丰富，形式多样，可以学习琴棋书画，也可以种养花木、鱼鸟、还可以旅游、垂钓等。

（六）针灸按摩保健养生

针灸按摩保健养生包括针灸、推拿、按摩、刮痧、拔罐等。针、灸、推拿（按摩）是祖国医学的重要组成部分。它不仅是中医治疗疾病的重要手段，也是中医养生的重要保健措施和方法。利用针、灸、推拿进行保健强身，是中医养生的特色之一。

1. 针灸

针灸是针与灸的合称。针法是把毫针刺入患者体内一定穴位，通过提、插、捻、转、迎、随、补、泻等不同方法来治疗疾病。灸法是用燃烧着的艾绒烧灼一定穴位的皮肤，利用热能刺激治疗疾病。

2. 推拿

推拿又称按摩，是以人体的手、肘、足或器械，主动或被动地使用一定的手法，作用于身体的特定部位，通过"推而行气血，摩而顺其气，合而舒其筋，按而调其经，点而理其络，揉而活其血"等产生的物理作用，改变人体特定部位或全身生理病理的过程，从而达到防病、治病、保健之目的的一种方法。

3. 刮痧

刮痧是中国传统的自然疗法之一，它是以中医皮部理论为基础，用器具（牛角、玉石、火罐等）在皮肤相关部位刮拭，以达到疏通经络、活血化瘀之目的。刮痧可以扩张毛细血管，增加汗腺分泌，促进血液循环，对于高血压、中暑、肌肉酸疼、风寒痹症等都有立竿见影之效。经常刮痧，可起到调整经气、解除疲劳、增强免疫功能的作用。

（1）刮痧器具：刮痧板、润滑剂。

（2）皮肤颜色：紫黑色——湿气、邪气、阴虚；紫色——湿热；紫红色——湿热，风湿气重，肝热；红色——血热，肺热；颗粒状——宫寒、体寒、胃寒。

（3）刮痧五度：①角度。刮板与刮拭方向保持45°~90°进行刮痧。②长度。刮拭时应尽量拉长刮痧部位，如背部每条6~15厘米。③力度。刮拭力量应适中均匀。④速度。刮拭速度应适中。⑤程度。一般刮拭20次左右，以出现痧痕为度。如一些不出痧或出痧少，不可强求。

4. 拔罐

（1）拔罐的概念：拔罐法，古称角法，又称吸筒疗法，是以罐为工具，利用燃火、抽气等方法排除罐内空气，造成负压，使罐吸附于腧穴或应拔部位的体表，使局部皮肤充血、瘀血，以达到防治疾病为目的的方法。

（2）拔罐的作用：①排毒祛浊，增强体质；②疏通经络，行气活血；③驱寒除湿，消肿止痛；④反应病候，协助诊断。

（3）罐的种类：玻璃罐、陶罐、竹罐、抽气罐。

中医的临证思路

◎郑立升

疗效是医者的生命活力，是中医学科学的见证，正确的临证思路是疗效的保证。

一、辨证论治——中医传统有效的临证思路

1. 辨证论治概述

辨证论治是中医学的特点，是中医临床的灵魂，是每个中医师必须掌握的基本技能。辨证施治，包括辨证和论治两个过程。辨证论治根据个体状态进行治疗，具有个体化治疗特点。

（1）辨证：辨证即是认证识证的过程。所谓辨证，就是根据望、闻、问、切四诊所收集的资料，通过中医理论分析、综合，辨清疾病的病因、性质、部位，以及邪正之间的关系，概括、判断为某种性质的证。例如：外感风热证。

（2）论治：论治又称施治，是根据辨证的结果，确定相应的治疗方法。例如：外感风热证，治以祛风清热。

2. 中医的辨证方法

（1）外感病辨证：六经辨证、卫气营血辨证、三焦辨证等。

（2）内伤病辨证：气血津液辨证、脏腑辨证等。

（3）八纲辨证：阴、阳、表、里、寒、热、虚、实。八纲辨证是所有辨证方法中的纲领，其中阴阳又是八纲的总纲。

3.举例

例如，胃炎，属中医胃脘痛，症见胃痛反复、畏冷、喜温喜按、口不干、大便溏泻，证属脾胃虚寒，治当温中健脾，予理中汤（党参15克　白术12克　炙甘草10克　干姜10克）、理中丸、附子理中丸等。

又如，急性畏冷、胃痛、舌苔白、脉浮，证属外感风寒，治当祛风散寒，予藿香正气汤、胶囊、滴丸等；急性咽喉疼痛、发热、头痛，证属外感风热，治当祛风清热，予维C银翘片、小柴胡冲剂等。

二、从病治疗

针对专病治疗，多以专方专药形式出现。如中耳炎验方，用麦冬20克，洗净，浸泡半小时，置小碗，与瘦肉1两（切片）合炖。

每日1剂，日两煎，口服，连服5~7天。

又如，腰痛，腰肌劳损，药用狗脊40克，威灵仙20克，牛膝10克，杜仲20克，枸杞子15克；阳痿，肾气不足，治以五子衍宗丸，药用枸杞子、菟丝子（炒）、覆盆子、五味子（蒸）、车前子（盐炒）。

三、从症治疗

按照症状进行治疗，如急性胃肠炎的止吐验方，取生大黄粉1~3克，冲入开水20毫升，少量频频服用，每次5毫升，10分钟口服一次，也可以加入藿香10克煎服。本方对急性肠胃炎以呕吐为主者，有很好的止吐效果。

又如，反酸，治以左金丸或汤，药用黄连6克，吴茱萸2克。

四、从因治疗

针对病因进行治疗。如胃幽门螺杆菌感染，可在辨证基础上加入体外实验证明有杀灭幽门螺杆菌作用的中药黄连、黄芩、蒲公英、大黄等。又如，外感风寒用红糖生姜汤；肿瘤属热毒者，应清热解毒散结，可加用白花蛇舌草、半枝莲、七叶一枝花等。

五、从理治疗

按照疾病机理即病机进行的治疗。如唐老治疗萎缩性胃炎，病机考虑脾胃气虚、气滞血瘀、热毒内蕴，治疗给予益气健脾、活血化瘀、清热解毒，创立抗萎平异汤，取得良好的疗效。抗萎平异汤由黄芪、党参、白术、枳壳、莪术、徐长卿、刺猬皮、蒲公英、白花蛇舌草、木蝴蝶、石斛、天花粉等组成。又如，冠心病治以复方丹参滴丸；慢性支气管炎治以复方丹参注射液。

六、分期治疗

年轻女性月经过期，治疗上经前应予活血通络，经后应予补肾养血。骨折初期治以活血化瘀，消肿止痛；骨折中期治以和营止痛，接骨续筋；骨折后期治以补益肝肾等。

七、临证提高疗效的思路

1. 从治法上找突破

如顾护先后天脾肾，可予香砂六君丸补脾胃，六味地黄丸补先天肾阴，金匮肾气丸补肾阳。

2. 博采单方、验方

单方、验方一般都是经过长期实践积累下来的民间防治疾病的有效经验，药味简单，取材方便，花钱少，疗效好，颇受患者欢迎。

晋代葛洪所著的《肘后方》中有许多单方、验方，有重要价值。青蒿素是从青蒿中提取的抗疟药，这一研究就来源于《肘后方》的记载。大蒜敷足心（涌泉穴）治疗妇人鼻血，见于《本草纲目》的记载。此外，大蒜茶叶内服治疗腹泻，柚子炖童子母鸡治疗哮喘，麦冬炖瘦肉治疗中耳炎，芒硝冷水拌匀外敷、芙蓉叶外敷治疗乳腺炎，洋茄子治疗糖尿病，牛骨髓治疗再生障碍性贫血，仙人掌捣烂外敷治疗腮腺炎，鸽子炖汤治疗脑外伤综合征，均有满意的疗效。

3. 善于起用草药新秀

临床上常可遇见一些顽固的疾病，如银屑病、类风湿性关节炎、慢性胃炎、红斑狼疮、肾病综合征等，病程很长，缠绵难愈，治疗颇感棘手。发现草药"新秀"，善于起用草药新秀，有助于治疗疑难疾病。如雷公藤及同属植物昆明山海棠治疗类风湿性关节炎、红斑狼疮疗效满意，有抗炎、解毒、止痛、增强自身免疫功能等作用，有激素样作用而无激素样副作用。又如苦草、水蜈蚣（肝炎草）治疗慢性肝炎、肝硬化，白花蛇舌草、半枝莲、菝葜治疗肿瘤。

4. 不传之密是药量

增大剂量，提高疗效。当然加大药物剂量，要有理论根据，可借鉴别人用药经验，不能盲目乱投。

（1）生脉散加味治疗心房颤动，药用党参60克、麦冬30克、五味子30克、苦参30克、玉竹15克，连服6剂，心房颤动消失。

（2）安神使用炒酸枣仁、夜交藤时一般用量达到30克以上。

（3）白术土炒少量能健脾止泻，大剂量单味生用有通便作用，用于气虚便秘，每剂轻则60克，重者100克，才有良好的生津液、润肠道通便作用。

（4）半夏秫米汤为失眠第一方，是《黄帝内经》仅有的十三方之一，专为不寐而设。"以流水千里以外者八升，扬之万遍，取其清五升煮之，炊以苇薪，火沸，置秫米一升，治半夏五合，徐炊，令竭为一升半，去其滓，饮汁一小杯，日三稍益，以知为度。故其病新发者，覆杯则卧，汗出则已矣；久者，三饮而已也。"现代用量：半夏50克，秫米一把。5碗清水煮沸，再加入秫米、半夏，小火慢煮，煮到只剩一碗即成。这一碗分3次服下，早中晚各一次。这是一天的用量。"流水千里以外，扬之万遍"者，即后人所谓的甘澜水。半夏性温味甘，能通阳、降逆而通泄卫气，李时珍《本草纲目》言半夏能除"目不得瞑"。

八、方人、药人的临证思路

（一）方人、药人理论的渊源

方人、药人的临证思路创始人是黄煌教授，他是江苏省名中医、南京中医药大学教授，擅长经方方证、药证研究。

1973年，黄老师开始跟家乡江苏省江阴市的名老中医叶秉仁学医，其间又向夏奕钧、邢鹂江等先生问业。夏、邢两先生均是苏南名医朱莘农先生的弟子。黄老师虽无缘亲睹朱莘农先生诊病的风采，但从夏奕钧、邢鹂江先生的用药来看，他们非常重视强调客观指征，常常或凝神直视，或按压腹部，或察看咽喉，临床思忖良久，而后当机立断，说"此人要吃桂枝""此人要吃黄连""此人是桂甘龙牡汤证"这种以药—人相应、方—人相应的思路，对他方人、药人的临床思路的形成影响很大。

20世纪80年代中后期，黄老师已经开始注意到不同体型、不同体貌患者在辨证用药上的不同点，即同类方、同类药的患者有类似的体质共同点，将临床诊疗的思路从单纯的症状辨别以及对病论治转向辨体质论治。

（二）方人、药人的临证思路

不同体型、不同体貌患者在辨证用药上的不同点，不同于单纯的症状辨别以及对病论治的临床诊疗思路。

1. 药人的临证思路

所谓"药人"，就是适合长期服用某种药物及其类方的体质类型。这种体质，服用这种药及其类方，往往起效快，而且相对安全。《中医十大类方》中提出了五种"药人"，即桂枝体质、麻黄体质、柴胡体质、黄芪体质、大黄体质等"药人"。

◆ **桂枝体质**

体型 偏瘦者多，肌肉比较坚紧，一般无浮肿，腹部平，腹部肌肉较硬而缺乏底力，如同鼓皮，严重者腹部扁平而两腹直肌拘急。

皮肤 白而缺乏光泽，湿润而不干燥。

舌脉 舌质淡红或暗淡，舌体较柔软而舌面较湿润，舌苔薄白（桂枝舌）。

脉象以虚缓为多见。口唇暗淡而不鲜红。

多见于循环系统疾病、消化道疾病、营养不良患者。桂枝体质是适合长期服用桂枝以及桂枝汤类方的一种体质类型。代表方为桂枝汤、小建中汤、桂枝加龙骨牡蛎汤等。例如虚人感冒多用桂枝汤：桂枝三两，芍药三两，甘草（炙）二两，生姜（切）三两，大枣（擘）十二枚。

◆ 柴胡体质

体型　中等或偏瘦，肌肉比较坚紧。

皮肤　微暗黄，或青黄色，或青白色，缺乏光泽。

舌脉　舌苔正常或偏干。

主诉以自觉症状为多，对气温变化反应敏感，情绪波动较大，食欲易受情绪的影响，四肢冷。女性月经周期不准，经前多见胸闷，乳房胀痛、结块等。多见于精神神经系统疾病、免疫系统疾病、呼吸系统疾病、胆道疾病患者。柴胡体质是适合长期服用柴胡以及柴胡类方的一种体质类型。代表方为小柴胡汤、柴胡桂枝汤、柴胡加龙骨牡蛎汤、四逆散、逍遥散等。

◆ 麻黄体质

体型　壮实，肌肉发达或较肥满，胖或浮肿、粗壮，腹肌较有弹性，腹壁脂肪较厚。

皮肤　面色黄暗无光泽，皮肤干燥且较粗糙，感觉和反应比较迟钝，不容易出汗。

舌脉　舌体较胖，苔白较厚，脉浮有力。

着凉后多肌肉酸痛、无汗发热、身体沉重，多见于体格壮实的中青年和体力劳动者，呼吸道疾病、骨关节痛、寒冷、疲劳等常是这种体质患者患病的主要诱因。麻黄体质是适合较大剂量服用麻黄以及安全使用麻黄以及麻黄类方的一种体质类型。代表方为麻黄汤、麻黄附子细辛汤、葛根汤等。

◆ 大黄体质

体型　健壮，肌肉丰满，食欲旺盛，容易腹胀，或大便秘结。

皮肤　易生疮痘。

舌脉　舌、口唇红或暗红，舌苔多厚，脉有力。

大黄体质多见于中老年人。精神状态饱满，易烦躁，易激动。血压、血脂或血黏度偏高。消化系统疾病、代谢病、感染性疾病等多见这种体质。这种患者长期使用大黄比较有效而且安全。代表方为大柴胡汤、三黄泻心汤、桃核承气汤、黄连上清丸、防风通圣散等。

◆ **黄芪体质**

体型 肌肉松软，腹壁软弱无力，犹如棉花枕头，按之无抵抗感以及痛胀感。

皮肤 目无精彩，面色黄白或黄红隐隐，或黄暗，缺乏光泽，浮肿貌。

舌脉 舌质淡胖，舌苔润。

平时易于出汗，畏风，遇风冷易于过敏，或鼻塞，或咳喘，或感冒。易于浮肿，特别是下肢肿，手足易麻木。这种体质的形成，除与遗传有关外，尚与缺乏运动、营养不良、疾病、衰老等有关。患有心脑血管疾病、糖尿病、骨关节退行性改变、免疫系统疾病、血液病、呼吸道疾病、消化道疾病的中老年人多见黄芪体质。黄芪体质是适合长期服用黄芪及其类方的体质类型。代表方如黄芪桂枝五物汤、防己黄芪汤、黄芪建中汤、玉屏风散等。

2. 方人的临证思路

适合使用某方的患者在体型体貌、心理行为特征、发病趋势等方面有共同的特征，并以此方命名此类患者，简称"方人"。也就是说，所谓"方人"，即某方对其有效而且适合长期服用此方的体质类型。如对那些服用温经汤有效，而且长期服用也比较安全的患者，常常称之为温经汤体质。比起药人来说，方人更具体，范围更明确，往往与某些疾病或某类疾病相关。可以说，方人是体质与疾病的结合体。

◆ **温经汤体质**

体型 羸瘦，肌肉松弛，腹壁薄而无力。

皮肤 皮肤干枯发黄发暗，缺乏光泽，或潮红，或暗红，或黄褐斑。有些患者的手掌、脚掌出现裂口，有疼痛感或发热感。指甲变薄变脆，缺乏光泽。

舌脉 口唇干燥而不红润。

还有的女性可以出现阴道炎、阴道干枯瘙痒，毛发出现脱落、干枯、发黄，易于折断。许多妇科疾病，特别是卵巢功能性疾病患者多见这种体质类型。

◆ **三黄泻心汤体质**

体型 营养状态比较好，无明显虚弱表现，腹部充实有力。

皮肤 面部暗红。

舌脉 唇色或舌质红或暗红。脉象滑数。

食欲较好，大便干结或便秘，多有出血倾向。咽喉多充血，体检血压、血脂、血液黏度、血尿素氮较高。多见于高血压、动脉硬化患者以及出血性疾病患者。

◆ **桂枝茯苓丸体质**

体型 体质比较强壮，腹部相对充实，脐两侧尤以左侧下腹更为充实，触之有抵抗，主诉大多伴有压痛。

皮肤 面色多红或暗红，皮肤干燥或起鳞屑。

舌脉 唇色暗红，舌质暗紫。

多有头痛、便秘、腹痛腰痛、心悸等症状。妇科病、男性生殖系统疾病、皮肤病、周围血管病变以及五官科疾病等患者多见这种体质。

（三）重视体质特征——中医学的基本思想

体质的确定，是有效并且安全使用中药的基础。由于当前疾病谱的变化，中医的服务对象主要是慢性病患者，慢性病的治疗原则以调整体质状态为主，服用药物的周期长，如果不针对体质用药，常常会出现许多副作用。

方人、药人，可以让当今学习中医的学生们的临证思路发生重大转变。一方面，让他们从纷繁的理论中摆脱出来，转向朴实无华的临床技术；另一方面，让他们从"对病用药"以及"对症用药"的思路中解放出来，转向整体的用药思路。所以，药人、方人说的提出，是一种中医临床思维方式的技术调整。

在经典著作《伤寒论》《金匮要略》中，有许多有关患者的体貌体态特征及疾病的易趋性记载。如尊荣人、失精家、亡血家、支饮家、中寒家、湿家、喘家、呕家、冒家、淋家、黄家、疮家、衄家、汗家、盛人、强人、瘦人等。这些患者的个体特征，为张仲景的处方用药提供了十分重要的参照及依据。"药人"与"方人"，很多都能从张仲景所说的那些"人"、那些"家"中找到影子，比如黄芪体质与尊荣人相似，桂枝体质与失精家相似，麻黄体质与湿家相似。

◆ **黄煌教授临证举例**

2006 年 6 月的一天，门诊上来了一位拿着厚厚的病历本、肤色黄暗、表情痛苦的中年妇女。她患有原发性胆汁淤积性肝硬化多年，目前出现腹部胀痛、皮肤瘙痒难忍，以及肝功能损害而出现的黄疸不退，多处求医未见明显缓解。黄煌教授据其有腰痛连及下肢，而断为芍药甘草汤证，在处方上写了 3 味药：白芍 30 克，赤芍 30 克，甘草 10 克。这个处方记载在东汉时期的《伤寒论》中，名芍药甘草汤。患者接方后有点迟疑，她看过许多医生，未见有如此简单、如此便宜的中药处方。能有效吗？但仅仅服用一周，患者肤色黄染减轻，皮肤瘙痒明显缓解，大便畅通，腹胀痛也好转，食欲和睡眠改善了。患者欣喜不已，在场的医生也惊讶称奇。黄煌回答却平淡：这叫有是证用是方！

一次，从安徽省来安县来了一位确诊为晚期胃癌的中年女性患者。患者严重贫血，形容枯槁，连伸出舌头的力气也没有。面对奄奄一息的患者，黄煌教授思考良久，毅然开出了经方炙甘草汤。这张原本治疗"心动悸、脉结代"的古方，竟然使患者起死回生，半月后又能进食，三月后还能下地走路。乡邻相传她遇到了神医。黄煌教授说：这叫不治其病，但治其人，是留人治病！

"方—病—人"的诊疗思维模式，也称为"方证三角"，每个经方，有其主治疾病谱，还有其适用体质特征，有时仅治其病，有时但治其人，有时病、人兼治。方证相应与药证相应，体现了经方的极为严格的经验性，这是中医辨证论治的基本内容。

九、中西医结合的临证思路

中西医结合中中医的角色为何？要回答这个问题，就要掌握中西医结合的切入点。

1. 辨证辨病结合使辨治精确得当

随着现代医学对疾病研究的深入，近年在中西结合的道路上，医务人员作

233

了探索，认为中医治疗在考虑辨证的同时，一定不能忽视现代医学"病"的特点，使辨证与辨病相结合的认识疾病的方法是中医的必经之路。有学者认为辨证如不与辨病相结合，中医诊断不与现代科学相结合，整个中医药技术就只能停留在经验基础上，难有大的发展。

在疾病诊断方面，中医根据现代科学检测手段，引进运用现代仪器、生化等检测手段，在明确疾病诊断基础上进行辨证分型。

治疗上主要是结合现代病理特点和现代药理研究成果，在辨证用药的基础上选用一些与此病有关的药物，来进行针对性治疗。如对肿瘤的治疗，除了辨证，某些肿瘤属气虚痰瘀型或热毒痰瘀型，分别运用益气化痰软坚和清热化痰软坚等药物，结合现代药理研究加入一些具有抗癌作用的中药，得到良好疗效。又如肺炎，属感染性疾病，西医抗感染，中医提高免疫力，可互相取长补短。再如治疗幽门螺杆菌感染，西药四联用药，而中药可减少其副作用。

2. 中西医结合的必然性

我们应该以哲学辨证的观点来看待中西医各自的优缺点，让二者并驾齐驱，共同发展。中医和西医本来就是不同社会、不同思维、不同理论体系下的两种产物，对疾病的认识和诊疗方式也截然不同，不能用"现代科学"作为标准尺度来衡量中医。两种医学应该并存，共同服务于人类抗争疾病，不必"打架"。

中西医结合是中医走向现代化的必由之路。中西医有一个共同目标——为人类健康做贡献！

肿瘤中医药辅助治疗临证思悟

◎郑立升

一、中医药治疗肿瘤的优势

中药通过扶正祛邪，巩固疗效，可以减少肿瘤的复发和转移。

二、肿瘤康复期中医药治疗意义

肿瘤康复期指经过手术、化疗、放疗等治疗手段后，肿瘤被临床治愈了，一般指结束治疗后的 5 年时间内。这个时间段为患者调养身体的时期，此时不仅需要做好生理上的调节，还需要注意心理上的调节，使患者达到真正意义上的康复。

癌症患者在经过一个阶段的集中治疗之后，便进入了漫长的康复期。但这并不意味着肿瘤已经完全控制，更不能高枕无忧、掉以轻心。进入康复期，只是说明疾病的治疗进入了一个新的阶段。

中医认为"正不抑邪"是肿瘤复发、转移的关键。经过放化疗、手术等治疗后，并不能保证体内肿瘤都被清除，加之治疗后机体免疫能力的减弱，身体内正邪依旧在对峙，当残余的肿瘤致病力胜出，疾病发展，则出现肿瘤的复发、转移。在肿瘤患者的康复期，服用中医药扶正祛邪，增强身体免疫能力，抵抗肿瘤的复发、转移，使一些有残存肿瘤病灶的患者，仍旧可以长期生存，有较好的生活质量。

中医在预防癌症复发和转移方面确实有其独到之处，最突出的优势是辨证论治，因人而异，使人体达到阴阳平衡，免疫系统得到恢复。患者术后应该尽早开始接受中医中药持续性的调理和治疗，运用中医的方法调整机体的阴阳平衡，扶正祛邪，从根本上改善体内环境，破坏癌细胞生存、分裂、增殖的条件，从而保证机体的"长治久安"。

在治疗过程中患者所接受的放疗及化疗均属"全面封杀""只攻不守"，在杀死癌细胞的同时也会将正常细胞杀死，还会导致胃肠功能紊乱、骨髓抑制等毒副反应，尤其是破坏了人体的免疫系统，严重时可导致并发感染和人体机能衰竭而死亡。因此，放化疗后如不及时进行免疫修复，可加剧癌症的转移、复发。而合理应用中医中药则有助于消除放化疗的毒副反应，同时可以提高人体免疫功能，避免癌症的转移、复发。

中医从辨证论治出发，对肿瘤患者进行整体调治和局部治疗相结合的方法。在遵循扶正抗癌的治疗原则下，根据患者不同康复阶段，不断调整中药给患者进行康复治疗。中医药试图改善宿主体质，提高免疫功能，调节机体内环境的稳定。中药的作用重点并不是直接杀灭癌细胞，而是通过增强人体免疫功能、改变人体异常的内环境，抑制癌细胞生长环境，从而达到抗癌的目的。

三、肿瘤康复期的辅助治疗方法

1. 综合治疗

没有一个人能够保证自己不生癌，也不可能出现一个无癌的社会，但每个人都可以有信心自我防癌，依靠自己的知识才智和毅力，选择最佳的生活方式，排除和避免可能引发癌症的种种因素及风险，担负起推行健康的责任，用科学实现不生癌的愿望，用知识来拯救生命。

转变观念，智慧抗癌。癌症不等于死亡，癌症只是慢性病。治疗为标，康复为本。练郭林气功，走康复之路。善于学习，智慧应对，融入群体。

运动锻炼时运动要适度，避免超出自己体能所能承受的范围。郭林功等适当运动可以提高患者的抵抗力，保持身心健康，可以辅助提高生活质量。例如郭林气功属吐纳派功法，是郭林根据家传气功并结合自身练功实践的探索和研究所创编，主要用于癌症患者。

2.中医药治疗

术后治以益气、活血、解毒。化疗期间治以补气养血、滋补肝肾。放疗期间治以养阴生津、活血解毒、凉补气血。肿瘤缓解期或稳定期治以益气、活血、解毒。不适宜手术、放化疗和晚期肿瘤患者治以益气养血、解毒散结。

常用治法有扶正培本法、清热解毒法、软坚散结法、理气开郁法、化痰除湿法、活血化瘀法。

四、肿瘤的六经辨证治疗方法

（一）六经辨证的定义

《伤寒论》是东汉末年张仲景所著，该书为现存最早的中医临床医学经典著作。《伤寒论》将外感疾病演变过程中的各种证候群，按照太阳、阳明、少阳、太阴、少阴、厥阴六种病进行辨证论治，后世将其称为六经辨证。

《伤寒论》系统地分析了伤寒的原因、症状、发展阶段和处理方法，奠定了理、法、方、药的理论基础。仲景将临床所见疾病以三阴三阳统领归纳，提出了分属于六经的提纲证、各经的变证、不同经证的交叉见证等，形成了六经辨证独特的疾病诊疗体系。每一经各有自己所属的脏腑、经络，还有疾病的提纲特点以及治疗的原则和方药。

《伤寒论》的指导思想源于《周易》和《黄帝内经·素问》（简称《素问》）。《伤寒论·自序》中仲景写到他"撰用《素问》《九卷》《八十一难》《阴阳大论》《胎胪药录》，并平脉辨证，为《伤寒杂病论》，合十六卷"。其中《阴阳大论》一书，根据推断应是《周易》之别名。可见《伤寒论》与《周易》和《素问》有源与流的关系。

（二）六经辨证体系特点

1.六经辨证是《伤寒论》辨证论治的纲领

六经辨证是张仲景在《易经》及《素问·热论篇》等的基础上，根据伤寒病的证候特点和传变规律总结出来的，为外感病的一种辨证方法，为中医临床辨证之首创，也是后世各种辨证方法的基础。六经辨证体现了脏腑经络辨证的内容。

为什么《伤寒杂病论》的方药效如桴鼓？主要是因为六经辨证是它的特色和精华。

2. 六经辨证是中医临床辨治的基础

六经辨证是中医临床重要的临床辨证论治的方法，学习掌握张仲景的六经辨证思维，建立六经辨证体系，是提高临床疗效的重要途径。《伤寒论》113方，《金匮要略》143方，256方在六经辨证体系的指导下，可以加减化裁、左右逢源，能为百病立法。六经辨证是中医临床医生都应该掌握的一门基本技能。

柯琴（韵伯）指出：仲景之六经，为百病立法，不专为伤寒一科，伤寒杂病，治无二理，咸归六经之节制。

俞肇源（根初）曰：以六经钤百病，为确定之总决。仲景被称为医圣，六经也被誉为开万世之法门。

（三）六经辨证与八纲辨证

八纲辨证来源于六经辨证，阴阳表里寒热虚实是对六经辨证的完善。

（四）六经治法及代表方剂图

六经	太阳	阳明	少阳	太阴	少阴	厥阴
卦象	☰	☲	☳	☷	☵	☶
治法	解表祛邪	清热泻下	和解	温中散寒健脾燥湿	寒化证：回阳救逆 热化证：滋阴清火	清上温下寒热并用
代表方	麻黄汤桂枝汤	白虎汤承气汤	小柴胡汤	四逆汤理中丸	寒：四逆汤、附子汤 热：黄连阿胶汤	乌梅汤

（五）医案分享

◆ **病例一：半夏散及汤合苦酒汤治声音嘶哑**

林某，男，88岁。2021年8月10日初诊。

主诉 声音嘶哑2个多月。

现症 患者不明原因声音嘶哑 2 个多月。2021 年 6 月 1 日电子喉镜检查提示右声带占位，怀疑肿瘤可能。目前无咳嗽，无明显进行性消瘦，纳可寐可，二便正常。

查体 舌暗红，有瘀点，苔白稍厚，咽红。

脉象 左寸浮弦，关细弦，尺沉细；右寸浮弦，关细弦，尺细弦。

方药 （1）半夏散及汤合麻黄升麻汤加减

半夏 20 克 桂枝 10 克 甘草 10 克 桔梗 10 克 浙贝母 20 克

牡蛎 2 袋（先煎） 玄参 20 克 升麻 20 克 天冬 15 克 麻黄 6 克

6 剂，每日 1 剂，煎 2 次，共 400 毫升，早晚分服。

（2）苦酒汤

半夏 10 克（颗粒）

6 剂，每日 1 剂，米醋 10 毫升煎煮后加一个鸡蛋花冲服。

附

1. 半夏散及汤方

条文 少阴病，咽中痛，半夏散及汤主之。（《伤寒论·辨少阴病脉证并治》第 313 条）

方药 半夏（洗） 桂枝（去皮） 甘草（炙）

上三味，等分，各别捣筛已，合治之。白饮和，服方寸匕，日三服。若不能服散者，以水一升，煎七沸，纳散两方寸匕，更煮三沸，下火，令小冷，少少咽之。半夏有毒，不当散服。

2. 苦酒汤

条文 少阴病，咽中伤，生疮，不能语言，声不出者，苦酒汤主之。（《伤寒论·辨少阴病脉证并治》第 312 条）

方药 半夏（洗，破如枣核）十四枚 鸡子一枚（去黄，内上苦酒着鸡子壳中）

上二味，纳半夏苦酒中，以鸡子壳置刀环中，安火上，令三沸，去滓，少少含咽之。不瘥，更作三剂。

3. 麻黄升麻汤

条文 伤寒六七日，大下后，寸脉沉而迟，手足厥逆，下部脉不至，喉咽不利，唾脓血，泄利不止者，为难治，麻黄升麻汤主之。（《伤寒论·辨厥阴病脉证并治》第357条）

方药 麻黄二两半（去节）　升麻一两一分　当归一两一分　知母十八铢　黄芩十八铢　葳蕤十八铢（一作菖蒲）　芍药六铢　天冬六铢（去心）　桂枝六铢（去皮）　茯苓六铢　甘草六铢（炙）　石膏六铢（碎，绵裹）　白术六铢　干姜六铢

上十四味，以水一斗，先煮麻黄一两沸，去上沫，纳诸药，煮取三升，去滓。分温三服。相去如炊三斗米顷，令尽，汗出愈。

2021年8月17日二诊。病情如前述，声音稍好转，纳寐可，二便调。舌偏暗，有瘀点，苔微黄稍厚。脉大致如前。守上方加夏枯草继服6剂。

2021年8月25日三诊。声音有声，咽不痛，二便正常，纳可。精神好转，舌暗（较前好转），苔黄厚。脉象左寸浮弦，关弦微滑，尺弦微滑；右寸浮弦，关弦微滑，尺弦微滑。守上方继服6剂，巩固治疗。

药证 ①半夏，《神农本草经》曰：味辛，平。主伤寒寒热，心下坚，下气，喉咽肿痛，头眩，胸胀，咳逆，肠鸣，止汗。桂枝，《神农本草经》曰：味辛，温。主上气咳逆，结气，喉痹，吐吸，利关节，补中益气，久服通神，轻身，不老。生南海山谷。③升麻，《神农本草经》曰：味甘，平。解百毒，杀百精老物殃鬼，辟温疫瘴气邪气蛊毒。久服不夭。一名周麻。生益州山谷。《名医别录》曰：升味苦，微寒，无毒。主解毒入口皆吐出，中恶腹痛，时气毒疠，头痛寒热，风肿诸毒，喉痛口疮。久服轻身长年。生益州。二月、八月采根。日干。

◆ **病例二：猪苓汤合当归贝母苦参汤治尿道癌术后**

卢某，女，68岁。2020年9月24日初诊。

主诉 反复血尿1年。

现症 反复血尿1年，2019年10月于某医院住院治疗，出院诊断为右侧输尿管乳头状尿路上皮癌、右肾积水。行右侧输尿管、右肾切除术。2020年8月18日住院行膀胱肿瘤微创术，间断行卡介苗膀胱灌注疗法。术后每有尿急、尿痛，尿频，无疲劳，无腰酸，纳可，寐差，口干微苦，大便每日1~2次，便软。

既往史 有高血压、2型糖尿病。2020年9月22日尿常规基本正常。

查体 面色欠华，舌质淡，苔薄白，中间厚，扁桃体1度肿大。

脉象 左寸浮弦，关沉细，尺沉细；右寸浮弦，关弦微滑，尺弦微滑。

方药 猪苓汤合当归贝母苦参汤加减

猪苓20克　茯苓20克　泽泻10克　滑石20克　阿胶10克（烊）

当归10克　浙贝母15克　苦参10克　黄芪20克　人参片10克

玉米须30克　瞿麦15克

每日1剂，煎2次，共400毫升，早晚分服。

附

1. 猪苓汤

条文 若脉浮，发热，渴欲饮水，小便不利者，猪苓汤主之。（《伤寒论·辨少阴病脉证并治》第223条）

少阴病，下利六七日，咳而呕渴，心烦不得眠者，猪苓汤主之。（《伤寒论·辨少阴病脉证并治》第319条）

方药 猪苓（去皮）、茯苓、泽泻、阿胶、滑石（碎）各一两

上五味，水四升，先煮四味，取二升，去滓，纳阿胶烊消。温服七合，日三服。

2. 当归贝母苦参丸

条文 妊娠，小便难，饮食如故，当归贝母苦参丸主之。（《金匮要略·妇人妊娠病脉证并治第二十》第7条）

方药 当归、贝母、苦参各四两

上三味，末之，炼蜜丸如小豆大，饮服三丸，加至十丸。

2020年10月6日二诊。药后症减，上周二灌注治疗有血尿（卡介苗治疗），纳可，寐如前，口干微苦，大便正常，小便正常。舌淡红，苔微黄稍厚。脉象左寸浮弦，关细微弦，尺沉细；右寸浮弦，关细微弦，尺弦细。照上方继服10天。后多次前来复方，酌情照上方加减。

2021年2月1日末诊。病情稳定好转，体质增强，面色红润，仍在卡介苗灌注，每日1次，治疗后小便频繁灼痛，纳寐可，大便正常。舌淡红，苔薄白。脉象左寸浮细，关细缓，尺沉细；右寸浮细，关缓微弦，尺细弦。续予上方加减服14天。

药证 ①滑石，清热利尿不伤阴（王雪华老师）。《神农本草经》曰：味甘，寒。主身热，泄澼，女子乳难，癃闭。利小便，荡胃中积聚寒热，益精气。久服轻身，耐饥，长年。生赭阳山谷。《名医别录》曰：大寒，无毒。通九窍六府津液，去留结，止渴，令人利中。《药性论》曰：臣。一名夕冷。能疗五淋，主难产。服其末，又末与丹参、蜜、猪脂为膏。入其月。即空心酒下弹丸大。临产倍服，令滑胎易生。除烦热心躁，偏主石淋。②苦参，《神农本草经》曰：味苦，寒。主心腹结气，癥瘕，积聚，黄疸，溺有余沥。逐水，除痈肿，补中，明目，止泪。《名医别录》曰：无毒。养肝胆气，安五藏，定志，益精，利九窍，除伏热，肠澼，止渴，醒酒，小便黄赤，治恶疮，下部蜃，平胃气，令人嗜食。轻身。现代研究认为其具有清热燥湿、杀虫利尿之功。③猪苓，《神农本草经》曰：味甘，平。主治痎疟。解毒，辟蛊疰不祥，利水道。久服轻身，耐老。一名豭猪矢。生衡山川谷。《名医别录》曰：味苦，无毒。生衡山及济阴宛朐。二月、八月采，阴干。现代研究认为其具有利尿、保肝、淡渗利湿、通淋泄浊之功，可提高机体免疫功能、抗肿瘤、减轻化疗引起的副作用。

◆ **病例三：小柴胡汤治疗肺癌术后**

吴某，男，28岁。2020年12月22日初诊。

主诉 左上肺癌术后10天。

现症 患者体检发现左上肺癌，2020年12月11日在全麻下行"胸腔镜下肺叶切除术＋淋巴结清扫术"。辰下微咳，无胸痛，纳欠，背酸痛，口干苦，大便每日1~2次，入睡不易，多梦，小便正常。

既往史 无特殊。

查体 舌暗红，苔白，根部稍厚，咽红。

脉象 左寸浮弦，关弦微滑，尺弦细；右寸浮弦，关弦微滑，尺弦细。

方药 六味小柴胡汤加厚朴杏仁子汤加味

北柴胡 20 克　黄芩 12 克　法半夏 12 克　甘草 10 克　干姜 6 克

五味子 10 克　厚朴 15 克　杏仁 10 克　百合 20 克　龙骨 24 克

牡蛎 24 克　麦芽 20 克　山楂 20 克　鸡内金 15 克　酸枣仁 20 克

百部 15 克　炙黄芪 15 克

5 剂，每日 1 剂，煎 2 次，共 400 毫升，早晚分服。

药后症减，定期随诊至今。多以柴胡剂加减治疗。身体状况不断好转，睡眠、饮食得以改善。随访复查正常。

附

1. 小柴胡汤

条文 伤寒五六日，中风，往来寒热，胸胁苦满，嘿嘿不欲饮食，心烦喜呕，或胸中烦而不呕，或渴，或腹中痛，或胁下痞硬，或心下悸、小便不利，或不渴、身有微热，或咳者，小柴胡汤主之。（《伤寒论·辨太阳病脉证并治》第 96 条）

方药 柴胡半斤　黄芩、人参、甘草（炙）、生姜（切）各三两　大枣十二枚（擘）　半夏半升（洗）

上七味，以水一斗二升，煮取六升，去滓，再煎取三升，温服一升，日三服。若胸中烦而不呕者，去半夏、人参，加栝楼实一枚；若渴，去半夏，加人参合前成四两半，栝楼根四两；若腹中痛者，去黄芩，加芍药三两；若胁下痞硬，去大枣，加牡蛎四两；若心下悸、小便不利者，去黄芩，加茯苓四两；若不渴、外有微热者，去人参，加桂枝三两。温覆微汗愈；若咳者，去人参、大枣、生姜，加五味子半升，干姜二两。

2. 六味小柴胡汤

方含柴胡、黄芩、半夏、炙甘草、干姜、五味子，共六味，故合称六味小柴胡汤。治疗少阳太阴合病咳嗽，为止咳良方。

药证 ①柴胡，《神农本草经》曰：味苦，平。主心腹，去肠胃中结气，饮食积聚，寒热邪气，推陈致新。久服轻身，明目，益精。一名地薰。生弘农川谷。《名医别录》曰：微寒，无毒。主除伤寒，心下烦热，诸痰热结实，胸中邪逆，五脏间游气，大肠停积水胀及湿痹拘挛。亦可作浴汤。经方中有推陈致新作用的中药有三个：柴胡、大黄、麻黄。②人参，《神农本草经》曰：味甘，微寒。主补五脏，安精神，定魂魄，止惊悸，除邪气，明目，开心益智。久服轻身延年。《名医别录》曰：微温，无毒。主治肠胃中冷，心腹鼓痛，胸胁逆满，霍乱吐逆。调中，止消渴，通血脉，破坚积，令人不忘。一名神草，一名人微，一名土精，一名血参。如人形者有神。生上党及辽东。二月、四月、八月上旬采根。

◆ **病例四：海白冬合汤治疗肺癌术后**

赵某，男，75 岁。2019 年 12 月 5 日初诊。

主诉 左肺癌术后 1 年余。

现症 患者体检发现左肺癌，2018 年 1 月 9 日于某医院行 CT 下肺肿物穿刺（左肺穿刺活检）示腺癌。2018 年 1 月 16 日行微创胸腔镜下（VATS）左下肺癌根治术，术顺，术后病理示浸润性腺癌。现微咳，偶胸闷，纳寐正常，口干微苦，二便正常。

既往史 左肾囊肿，高血压，规则服用降压药。

查体 舌淡红，苔薄白有裂纹，咽红。

脉象 左寸浮细，关沉细，尺沉细；右寸浮细，关沉细，尺弦细。

方药 海白冬蛤汤加减

蛤壳 20 克　人参片 10 克　天冬 15 克　麦冬 10 克　半夏 12 克
百合 20 克　丹参 20 克　百部 20 克　鱼腥草 30 克　炙甘草 9 克
灵芝 10 克　白茅根 30 克　牡蛎 24 克　浙贝母 15 克　醋鳖甲 10 克
薏苡仁 20 克　白术 10 克　红景天 6 克　炙黄芪 20 克　密蒙花 5 克

14 剂，每日 1 剂，煎 2 次，共 400 毫升，早晚分服。

药后感觉良好，咳嗽少，无胸痛。间断复诊。

末诊：2020 年 9 月 1 日，现症见清晨微咳，痰少白，口干，纳可，寐可，大便正常。舌淡红，苔薄黄。肺科医院随诊复查正常。脉象左反关脉，浮缓；右反关脉，浮缓。续予海白冬蛤汤加减治疗14天。

王三虎教授治疗肺癌的主打方海白冬合汤，由麦冬、人参、半夏、海浮石或蛤壳、白英、百合、生地黄、瓜蒌、玄参等组成，功能化痰散结、益气养阴，主治痰浊泛肺、气阴两虚型肺癌，以咳嗽、胸闷、胸痛、气短、乏力、口干等为主症。海白冬合汤以海浮石化痰散结，人参气阴双补，共为君药；白英清肺解毒抗癌，麦冬、百合、生地黄、玄参滋阴润肺，瓜蒌、半夏化痰散结，鳖甲、生牡蛎等软坚散结，共为臣药；灵芝止咳平喘为佐药；炙甘草止咳化痰，调和诸药，为使药。全方共奏化痰散结、益气养阴之功，使化痰而不伤阴，滋润而不腻膈，扶正而不碍邪，驱邪而不伤正，相反相成，相得益彰，符合肺癌主要证型痰浊犯肺、气阴两虚的基本病机。

王三虎教授认为"肺癌可从肺痿论治"，以经方麦门冬汤集滋阴润肺和化痰散结于一方、扶正与祛邪并用的思路为基础，结合多年治疗肺癌的临床经验和现代实验研究拟定的方药。在《中医抗癌进行时——随王三虎教授临证日记》一书的"辨病抗癌有专方，其中肺癌效尤长""理法方药理服人，海白冬合汤堪珍""海白冬合汤堪珍，积少成多大样本""标本兼治留住根，肺癌五月如常人""厚积薄发显身手，肺癌就是突破口"等篇均能看出具体的应用情况。

药证 ①麦冬，《神农本草经》曰：味甘，平。主心腹结气，伤中，伤饱，胃络脉绝，羸瘦，短气。久服轻身，不老，不饥。生函谷川谷。《名医别录》曰：微寒，无毒。疗身重目黄，心下支满，虚劳客热，口干燥渴。止呕吐，愈痿蹶，强阴，益精，消谷调中，保神，定肺气，安五脏，令人肥健，美颜色。②鳖甲，《神农本草经》曰：味咸，平。主心腹癥瘕，坚积，寒热。去痞疾，息肉，阴蚀，痔，恶肉。生丹阳池泽。《名医别录》曰：无毒。疗温疟，血瘕，腰痛，小儿胁下坚。（肉）味甘。治伤中。益气，补不足。生丹阳。③红景天，有补气活血、通脉平喘的功效，可提高机体免疫力，有抗病毒作用，还能够保护心血管系统，保护黏膜组织，帮助减少或者减轻糖尿病患者的症状。红景天还能帮助舒缓哮喘现象，调节神经系统，能够有效消除人体的紧张情绪，均衡调节中枢神经，改善睡眠以及抑郁、烦躁、亢奋或者抑郁状态。

五、总结

肿瘤是正邪斗争失衡的表现，扶正祛邪、恢复保护机体的正气是中医肿瘤治疗的目标。肿瘤治疗离不开中医辨证论治，中医辨证论治离不开望闻问切，六经辨证是经方理论的精髓，经方方证对应疗效显著。中医药治疗肿瘤越早介入，患者预后越好。学习经典，提高中医疗效是中医人的使命。

《伤寒论》和法治疗脾胃病的体会

◎陈　霖

　　和法是中医学治疗八法中最常用的一种治疗方法，是指通过调和的手段达到治愈疾病的方法。和法具有调和表里、上下、气血、脏腑等多病位以及阴阳、寒热、虚实等多病性的作用，是中医学多靶点综合调整的典范。和法起源于《黄帝内经》，如"和于阴阳，调于四时""疏其血气，令其条达，而致和平"等。在《伤寒论》中和法得到长足的发展，张仲景创立了许多和法的方剂并应用于临床，有和解少阳、调和阴阳、调和气血、调和寒热、调和肝脾、调和虚实等多方面，方如小柴胡汤、桂枝汤、桂枝加芍药汤、半夏泻心汤、黄连汤、乌梅丸、四逆散、厚朴生姜半夏甘草人参汤等，这些和解剂，只要辨证准确，其疗效确切，至今在临床上仍广泛应用。

　　脾胃病以脘腹疼痛为多见，或见呕吐、呃逆、吐酸、大便稀溏或秘结，甚至呕血、便血等症。其病位在脾胃，脾胃互为表里。脾为阴脏，喜燥恶湿；胃为阳腑，喜润恶燥。脾主运化，胃主受纳，脾升胃降，相反相成。它们阴阳相合，升降相因，燥湿共济，共同维持人体正常的纳运功能。笔者认为，虽然脾胃气机升降失常是脾胃病的根本病机，调畅气机是治疗脾胃病的基本方法，但脾胃病以慢性过程较为常见，常存在脏腑兼病、阴阳失调、气血不和、寒热错杂、虚实互见、升降逆乱等错综复杂的病机。因此，根据不同的病机特点，采用和法是治疗脾胃病的一种重要方法。现举三则学习应用《伤寒论》中和法治疗脾胃病之医案，以求正于同道。

一、调和气血、滋阴和阳

《伤寒论》第 292 条云："本太阳病，逆反下之，因而腹满而痛，属太阴也，桂枝加芍药汤主之。"本条是论述太阴脾本身的阴阳气血不和的证治。气不和则腹胀，血不和则时有腹痛，腹满时痛是脾胃本身阴阳气血不和所造成的。桂枝加芍药汤中芍药主入血分，补血和营，与炙甘草合用，酸甘化阴，缓急止痛，主治腹痛；桂枝主入气分，行气温中，与姜、枣、草合用，辛甘化阳，调和气分，主治腹满。本方药物组成与桂枝汤相同，但芍药用量加倍。由于加重了芍药的用量，这就意味着本方不像桂枝汤那样调和营卫、调和肌表，而是属里、属太阴，以调和阴阳气血为主。由于脾胃既为气血生化之源，又为气机升降枢纽，因此脾胃与气血的盛衰及运行密切相关。脾胃病常出现气血失调的情况，临床上对于脾胃本身阴阳气血不和、不寒不热的病变，笔者常以调和气血、滋阴和阳为主，以桂枝加芍药汤治疗而获效。

◆ **病例一**

张某，女，36 岁。2013 年 10 月 14 日就诊。

主诉 脘腹胀痛反复 1 月余。

现病史 患者近 1 个月来自觉脘腹轻微胀满，时有闷痛，无嗳气泛酸，行胃镜及肝胆胰脾等 B 超检查均未见异常。就诊时见患者形体消瘦，诉脘腹胀闷，时作疼痛，伴时感头晕，肢体乏力，纳食量少，二便尚调。查其舌质淡红，舌苔薄白，脉弦细。

辨证 气血不和，阴阳失调。

治则 调和气血，滋阴和阳。

方药 桂枝加芍药汤加味。

　　　桂枝 9 克　白芍 18 克　炙甘草 6 克　大枣 7 枚　生姜 3 片

　　　木香 9 克（后入）　砂仁 6 克（后入）　枳壳 9 克　白术 9 克。

每日 1 剂，水煎服。服药 3 剂，脘腹胀痛消除，后又以桂枝加芍药汤原方继续服 7 剂，以善后。

二、调和肝脾、升降兼施

《伤寒论》第 318 条云："少阴病，四逆，其人或咳，或悸，或小便不利，或腹中痛，或泄利下重者，四逆散主之。"本条原是论述肝脾不和、阳郁致厥的四逆散证的证治。其主症为四肢厥冷。但目前临床上常取四逆散具有调和肝脾的作用，用于肝脾不和之脾胃病的治疗。方中柴胡疏肝理气，使肝气条达则气机宣畅；白芍养血柔肝，平抑肝木；枳实行气散结，与柴胡升降相用，调畅气机；炙甘草补脾益气，扶正抑木，同时与芍药合用，酸甘化阴，以达滋水涵木、缓急止痛之功。笔者临床上常以调和肝脾的方法，以四逆散为主治疗胃食管反流病、胆汁反流性胃炎等脾胃病，取得良好疗效。

◆ **病例二**

林某，男，35 岁。2013 年 8 月 3 日就诊。

主诉 胃脘灼痛、嘈杂反复 2 年余。

现病史 患者因工作紧张劳累，近 2 年多来，常觉胃脘灼痛、嘈杂，且每于餐后卧床休息时明显，伴时有嗳气泛酸。曾行胃镜检查，诊断为慢性浅表性胃炎、反流性食管炎，常服镁加铝咀嚼片以缓解症状，但常反复发作。就诊时诉胃脘灼痛、嘈杂，多食觉胀，口微苦，睡眠及二便均正常。查其舌质偏红，苔薄白，脉弦缓。

辨证 肝脾不和，肝胃郁热，升降失调。

治则 调和肝脾，解郁清热，升清降浊。

方药 四逆散合左金丸加减。

柴胡 9 克　白芍 15 克　枳实 9 克　炙甘草 6 克　海螵蛸 30 克

黄连 6 克　吴茱萸 2 克　蒲公英 15 克

每日 1 剂，水煎服。服药 3 剂，诸症明显缓解，效不更方，继服半个月，后改为每周 2 剂，共服 2 个月，并嘱患者调畅情志，节制饮食，劳逸结合。随访半年未见复发。

三、平调寒热、补虚泻实

《伤寒论》第149条云："伤寒五六日，呕而发热者，柴胡汤证俱，而以他药下之，柴胡证仍在者，复与柴胡汤。此虽已下之，不为逆，必蒸蒸而振，却发热汗出而解。若心下满而硬痛者，此为结胸也，大陷胸汤主之；但满而不痛者，此为痞，柴胡不中与之，宜半夏泻心汤。"本条是论述少阳病误下后出现的三种不同情况，第三种情况就是出现寒热错杂的痞证，用半夏泻心汤治疗。从半夏泻心汤的药物组成分析，半夏、干姜辛温之品能辛散脾气、温中散寒；黄芩、黄连苦寒之品能苦降胃气、泄热开痞；半夏、干姜与黄芩、黄连配伍，达到辛开苦降、调和寒热作用；而人参、甘草、大枣合用，则补中益气、调和脾胃，以斡旋中焦气机，恢复脾升胃降之常。全方寒热并用，补泻兼施，共奏平调寒热、补虚泻实、燮调气机、消除痞证的目的。正如《本草纲目》中所言"此皆一冷一热，一阴一阳，寒因热用，热因寒用，君臣相佐，阴阳相济，最得制方之妙，所以有成功而无偏盛之害也。"临床上对脾胃病日久，表现为寒热虚实错杂者，笔者常以半夏泻心汤为主治疗而获佳效。

◆ **病例三**

李某，男，50岁。2013年6月5日就诊。

主诉 上腹不适、饱胀反复4月余。

现病史 患者平素多思善虑，近4个多月来自觉上腹不适、饱胀，曾求治于某三甲医院，经行胃镜及病理检查，诊断为慢性萎缩性胃炎，经多方服中西药治疗（具体用药不详），未见明显缓解。患者甚为苦恼，而来求诊。就诊时诉上腹不适，食后早饱，伴食量减少，形寒肢冷，时有嗳气，口黏口苦，睡眠欠佳，小便正常，大便溏软。查其舌质暗红，舌苔黄厚腻，脉弦缓无力。

辨证 中阳损伤，寒热错杂，气滞血瘀。

治则 平调寒热，补虚泻实，行气活血。

方药 半夏泻心汤加减。

姜半夏9克　黄芩9克　黄连6克　干姜6克　甘草3克　党参9克
柴胡9克　莪术9克　枳壳9克　白术9克　大枣5枚

每日 1 剂，水煎服。服药 3 剂，上症明显减轻，纳食有味，舌苔由厚变薄。药已见效，继以上方治疗 1 周，诸症消除，舌苔转为薄白。后以香砂六君子汤为主调治 4 个月以巩固疗效，并嘱患者宜调畅情志，解除顾虑。今年 1 月行胃镜复查示慢性浅表性胃炎。

四、体会

"和"是中国古代哲学的指导思想之一，也是中华民族文化的精髓，它对中医学有着广泛而深远的影响。中医认为"阴平阳秘，精神乃治"。一切疾病的发生均是由于阴阳失调所致，治宜"和于阴阳""执中致和"。因此，和法是中医学治疗八法中最具鲜明特色的治法之一。蒲辅周曾指出："和解之法，具有缓和疏解之意，使表里寒热虚实的复杂证候、脏腑阴阳气血的偏衰偏盛归于平复。寒热并用，补泻合剂，表里双解，苦辛分消，调和气血，皆谓和解。"脾胃因其特殊的生理特性及病理特点，使和法在脾胃病的治疗中具有非常广泛的应用。《伤寒论》中张仲景对和法的遣方用药丰富多彩，笔者常用之治疗脾胃病，每每多方兼顾，从而取得良好的疗效。如病例一患者，除了采用调和气血、滋阴和阳外，其实还包含了调和脾胃、润燥互用的方法，如用姜、枣、草调和脾胃，白芍阴柔滋润与桂枝辛温燥热互用；病例二患者，虽然主要采取调和肝脾、升清降浊之法，其实也包含了散收结合、寒热并用的方法，如柴胡与白芍配伍以达散收结合，黄连与吴茱萸配伍达到寒热并用；病例三患者，虽说是平调寒热、补虚泻实，但其中包含了辛开苦降、升清降浊的方法，如半夏、干姜与黄芩、黄连配伍。因此，脾胃病采用和法治疗，正如《温病条辨》所言"治中焦如衡，非平不安"。

学用经方治疗肺系疾病的体会

◎陈　霖

笔者通过学习张仲景的《伤寒杂病论》，回归中医本源，并运用经方辨证论治肺系疾病，取得良好效果。现不揣粗陋，将临证体会浅述如下，以抛砖引玉。

一、麻杏石甘汤治疗寒热夹杂之感冒

麻杏石甘汤由麻黄、杏仁、石膏、甘草 4 味药组成，《伤寒论》第 63 条指出："发汗后，不可更行桂枝汤，汗出而喘，无大热者，可与麻黄杏仁甘草石膏汤。"多数医家认为麻杏石甘汤是用于表证汗不得法、邪气入里化热、邪热壅肺作喘的证治。有文章从麻杏石甘汤用药配伍规律及组方原理研究认为，麻杏石甘汤既非辛凉解表剂，也非单一清宣肺热剂，而是属于寒热并治剂[1]。笔者认为，从麻杏石甘汤的药物组成看，方中既有辛温之麻黄解表散寒，又有辛寒之石膏清宣肺热。本方寒温并用，应为治疗寒热夹杂证之经方。因此常用之治疗寒热夹杂之感冒。经多年临床验证，疗效良好。寒偏甚者，常加桂枝、羌活、独活；热偏甚者，常加板蓝根、金银花、连翘。

◆ 病例一

叶某，女，35 岁，2012 年 12 月 2 日初诊。发热恶寒头身疼痛 3 天伴咳嗽 1 天。患者 3 天前因受凉后出现发热恶寒（体温在 38~38.5℃），头痛，全身关节酸痛，自服三九感冒冲剂、双黄连口服液等药，汗出热稍退，但不久又反复，就诊前 1 天又伴有咽痛咳嗽。诊见发热恶寒，头身疼痛，咽痛咳嗽，痰黄质稠，口渴喜饮，饮食、睡眠及二便均正常，舌质红，苔薄黄，脉浮数。查体体温 38.1℃，心率每分钟 102 次，呼吸每分钟 20 次，咽部充血，扁桃体无红肿，双肺呼吸音清晰，未闻及干湿性啰音。血常规示白细胞计数 4.2×10^9/ 升，中性粒细胞百分数 64%，淋巴细胞百分数 36%。胸片示心肺未见异常。

诊断　中医：感冒（寒热夹杂）；西医：急性上呼吸道感染。

治则　散寒清热，宣肺止咳。

方药　以麻杏石甘汤加减。

处方　麻黄 9 克　杏仁 9 克　石膏 30 克　甘草 3 克　羌活 9 克　独活 9 克
　　　　板蓝根 15 克　桔梗 9 克　连翘 15 克　瓜蒌实 15 克

2 剂，水煎服，一日服完。患者服药 2 剂后，汗出热退且诸症减轻，再继续加减治疗 3 剂（每日 1 剂）而告愈。

按语　感冒是最常见的肺系疾病，教科书中常将感冒分为风寒、风热、暑湿及体虚感冒。但在实际临床诊疗过程中，许多患者常常是寒热夹杂，其原因可能为外感风寒，一部分寒邪未去，另一部分寒邪郁而化热或因患者为热性体质表现为表寒里热，从而呈现出寒热夹杂的证候表现。患者既有恶寒发热、头身疼痛等寒象，又有咽痛、咳嗽痰黄等热象，因此治疗上宜采用寒温并用的方法。麻杏石甘汤中麻黄辛温发汗、解表散寒无可非议。其石膏的作用，根据张锡纯《医学衷中参西录》记载"石膏……其性凉而能散，有透表解肌之力，……无论内伤、外感，用之皆效。"由此可见，石膏既能辛凉解表又能清泻里热，无论表寒郁热还是表寒里热，均能应用。因此以麻杏石甘汤治疗寒热夹杂之感冒可达寒热并用、解表祛邪的目的。

二、麻黄连翘赤小豆汤治疗湿热郁肺之咳嗽

麻黄连翘赤小豆汤出自《伤寒论》第 262 条："伤寒，瘀热在里，身必黄，麻黄连翘赤小豆汤主之。"本方由麻黄、连翘、赤小豆、杏仁、生梓白皮、生姜、大枣、甘草 8 味药组成，原为治疗湿热黄疸兼表而设，其功效为宣肺解表、清热利湿。基于该方的主治病机，全国名老中医洪广祥教授常用之加减治疗湿

热咳嗽。洪教授认为湿热咳嗽也是临床上常见的一种咳嗽证型，主要表现为干咳痰少而黏伴湿热证候。笔者在临床诊治咳嗽患者的过程中，发现湿热咳嗽确实存在，并学习洪教授用麻黄连翘赤小豆汤为主，配合甘露消毒汤加减治疗湿热咳嗽，疗效满意。

◆ **病例二**

黄某，男，38 岁。2013 年 3 月 7 日初诊。咳嗽反复 20 天。患者平素嗜烟酒，近 20 天来反复咳嗽，多为夜间或晨起干咳或有少许黏痰，经服中西药物（具体不清）并静脉滴注头孢米诺治疗 1 周，患者病情仍反复。昨日咳嗽时发现痰中夹有少许血丝，患者较为紧张，今求治于我院，经行胸部 X 线检查示支气管炎，血常规示白细胞计数 6.5×10^9/升，中性粒细胞百分数 66%，淋巴细胞百分数 34%。诊见咳嗽频繁，咳则连声，痰少而黏，色白或微黄，口黏口苦，腹胀纳少，小便色黄，大便不爽，舌红苔厚腻而黄，脉濡滑。

诊断　中医：咳嗽（湿热郁肺）；西医：急性支气管炎。

治则　清利湿热，宣畅肺气。

方药　麻黄连翘赤小豆汤合甘露消毒丹加减。

　　麻黄 9 克　杏仁 9 克　连翘 12 克　赤小豆 15 克　桑白皮 15 克
　　白豆蔻 6 克（后入）　茵陈 15 克　滑石 15 克（布包）　石菖蒲 9 克
　　黄芩 9 克　薏苡仁 30 克　射干 9 克　薄荷 6 克（后入）

2 剂，每日 1 剂，水煎服。并嘱患者戒烟酒，清淡饮食。经治 2 天，患者咳嗽明显减轻，舌苔也明显减退，后又继续调治 1 周而愈。

按语　湿热咳嗽可因外感湿热之邪或素体脾虚，湿热内生，导致湿热郁肺，肺失宣降所致。湿热咳嗽与痰热咳嗽不同，前者一般表现为干咳或夹少量黏痰，伴有头身困重、口黏口苦、不喜饮、食欲不佳、小便色黄、大便不爽或便秘、舌红苔黄厚腻、脉濡滑或浮滑偏数等湿热弥漫的表现，而后者以咳嗽痰多，痰稠色黄为主要表现。治疗上湿热咳嗽多从清利湿热为主治疗，麻黄连翘赤小豆汤虽本为主治湿热黄疸，但根据其组方特点，具有清利湿热、宣肺止咳的作用，适用于湿热咳嗽的治疗。而甘露消毒丹本是用于湿热并重的温病，两方加减合用，加强了清利湿热的作用，经临床验证，常常取得相得益彰的效果。

三、射干麻黄汤治疗风痰交阻之咳嗽

射干麻黄汤由射干、麻黄、半夏、紫菀、款冬花、细辛、五味子、生姜、大枣9味药组成。《金匮要略》中指出："咳而上气，喉中有水鸡声，射干麻黄汤主之。"本方主治咳喘证，具有祛风散寒、宣降肺气、化痰止咳平喘之功。咳嗽变异性哮喘是以咳嗽为主要临床表现的一种特殊类型哮喘，无明显喘息、气促等症状，但有气道高反应性。主要表现为阵发性干咳、呛咳或咯少量黄痰、白黏痰，部分患者有咽痒、胸闷等反复发作。本病是内外因素相互作用的结果：宿痰伏肺是其内因，感受六淫之邪，风邪引动宿痰是外因[2]，风痰交阻气道，肺失宣降。笔者根据其病因，认为此类咳嗽应为风痰咳嗽。张景岳认为"六气皆令人咳，风寒为主"，风痰咳嗽患者多为外感风寒之邪，治宜疏风散寒、降气化痰、宣肺止咳，笔者常以射干麻黄汤为主加减治疗风痰咳嗽而取效。

◆ **病例三**

邱某，男，26岁。2013年5月8日初诊。咳嗽反复3个月。患者近3个月来反复咳嗽，多为干咳，时夹少许白色黏痰，吸入烟尘或闻及异味气体时尤甚，曾用抗感染、止咳等药治疗无效，后求治于省级某三甲医院，经行支气管激发试验为阳性，诊断为咳嗽变异性哮喘，经服用甲氧那敏、泼尼松等治疗症状可减，但停药又反复，故求治于我院，要求中药治疗。诊见咽痒咳嗽，频频连声，痰白量少，饮食尚可，口不干苦，小便正常，大便溏软，舌淡红，苔薄白腻，脉弦。

诊断 中医：咳嗽（风痰交阻）；西医：咳嗽变异性哮喘。

治则 祛风散寒，降气化痰，宣肺止咳。

方药 射干麻黄汤合过敏煎加减。

　　射干9克　麻黄9克　半夏9克　紫菀12克　款冬花9克

　　五味子9克　乌梅9克　蝉衣6克　牛蒡子9克　防风9克

　　僵蚕9克

3剂，每日1剂，水煎服。患者服药3剂后，咳嗽明显减轻，后又以上方加减调理半个月而愈，随访半年未见复发。

按语 咳嗽变异性哮喘为慢性咳嗽的主要原因之一，其临床特点是以咳嗽为主，持续数周甚至数月，一般抗炎、镇咳治疗无效。本病属中医咳嗽范畴，其原因为内有伏痰，外感风邪，风邪引动伏痰发为本病，其发病机理与哮病相似。射干麻黄汤具有祛风散寒、降气化痰、宣肺止咳之功，正切中本病病机，而咳嗽变异性哮喘为变态反应性疾病，根据辨证与辨病相结合的原理，故合用过敏煎治疗常可取得理想效果。

四、桂枝加厚朴杏子汤治疗风寒袭肺之喘证

桂枝加厚朴杏子汤出自《伤寒论》，曰："太阳病，下之微喘者，表未解故也，桂枝加厚朴杏子汤主之"；"喘家作，桂枝汤，加厚朴、杏子佳"。此方由桂枝汤加厚朴、杏仁组成，适用于太阳中风兼喘的患者或素有喘病，复感风寒。慢性支气管炎急性发作属中医"喘证"范畴，为新感引动宿痰引发咳喘，多为本虚标实。《金匮要略·脏腑经络先后病脉证》曰："夫病痼疾加以卒病，当先治其卒病，后乃治其痼疾也。"故笔者常以桂枝加厚朴杏子汤先治其卒病。根据《素问·咳论篇》："五脏六腑皆令人咳，非独肺也"，"聚于胃，关于肺"及《金匮要略·痰饮咳嗽病脉证并治》"病痰饮者，当以温药和之"，笔者又常在本病的缓解期以苓甘五味姜辛汤合六君子汤加减以治其痼疾。

◆ 病例四

郑某，男，62岁。2013年1月5日初诊。咳嗽气喘反复10年，加剧伴恶风身痛2天。患者长期吸烟，近10年来反复咳嗽气喘，每因感冒或冬季加剧，晨起常咳嗽咳痰，平素活动后常气喘。3天前因气候寒冷致咳喘加剧，且伴恶风汗出，头身疼痛。诊见咳嗽咳痰，痰白质稀，动则气喘，汗出恶风，头身疼痛，纳食乏味，小便正常，大便溏软，舌质淡暗，舌体偏胖，边有齿痕，苔薄白腻，脉浮缓。查体体温36.5℃，心率每分钟76次，呼吸每分钟22次，血压120/80毫米汞柱，咽无充血，桶状胸，双肺呼吸音减弱，可闻及少许湿性啰音。

血常规提示白细胞计数 $7.1 \times 10^9/$ 升，中性粒细胞百分数 40%，淋巴细胞百分数 60%。胸片示支气管炎、肺气肿。

诊断 中医：喘证（肺脾两虚，风寒袭肺）；西医：慢性支气管炎急性发作，肺气肿。

治则 根据急则治其标的原则，先予疏风解表、调和营卫、止咳平喘。

方药 桂枝加厚朴杏子汤加减。

桂枝 9 克　白芍 9 克　甘草 3 克　杏仁 9 克　厚朴 9 克　川芎 9 克

白芷 9 克　五味子 9 克　生姜 3 片　大枣 7 枚

2 剂，每日 1 剂，水煎服，并嘱患者慎起居，防受凉。服药 2 剂，患者恶风、头身疼痛皆除，咳喘减轻，仍动则气喘、汗出，纳少乏味，大便溏软，舌淡暗，边有齿痕，苔薄白腻，脉沉细。此乃表寒已解，但肺脾气虚、痰瘀阻肺，治以补脾益肺，温化痰饮，佐以活血化瘀，以苓甘五味姜辛汤合六君子汤加减。

茯苓 15 克　干姜 6 克　炒白术 12 克　甘草 3 克　陈皮 6 克

半夏 9 克　党参 15 克　黄芪 30 克　丹参 15 克　五味子 9 克

细辛 3 克　防风 9 克

上方加减调治半个月，以善其后。

按语 慢性支气管炎，以咳嗽气喘为主症，属中医"咳嗽""喘证"范畴，由于咳喘日久，多伤及肺气，继则子病及母，脾气亦虚，甚则肾虚。因此本病多属于虚中夹实。由于肺气亏虚，卫外不固，故易为外邪侵袭，而使病情出现急性发作。根据《素问·标本病传论篇》"间者并行，甚者独行"的治则，在其急性发作症状严重时，宜采取"甚者独行"的治则，以桂枝加厚朴杏子汤加减治疗，达到发表解机、调和营卫、止咳平喘作用，而当病情缓解后，则采取"间者并行"的治则，采取补脾益肺以治本，兼以温化痰饮以治标，以苓甘五味姜辛汤合六君子汤加减，既健脾和中，又温阳化饮，达到标本兼治的目的。

参考文献

[1] 王帮众. 麻黄石甘汤方证新解 [J]. 中医药通报，2013，12（2）：35-36.

[2] 原铁，蔡彦，曾靖. 温肺祛风蠲痰法治疗咳嗽变异型哮喘疗效观察 [J]. 新中医，2012，44（5）：21-22.

抗萎平异汤治疗脾虚湿热血瘀型慢性萎缩性胃炎疗效观察

◎严子兴

　　在中国以及世界范围内，胃癌都是常见的、高发的恶性肿瘤。据统计，全球胃癌病死率在所有恶性肿瘤中位居第2位。由于胃癌早期发病不典型，缺乏较为敏感的早期诊断方法，所以患者就医时多已为中晚期，预后很差，5年生存率不超过25%。虽然胃癌的具体发病机制仍不明确，但胃癌的发生发展与包括慢性萎缩性胃炎、胃黏膜肠上皮化生等胃部慢性疾病密切相关。慢性萎缩性胃炎癌前病变（Precancerous lesions of chronic atrophic gastritis），是指在慢性萎缩性胃炎基础上胃黏膜的异常改变，主要包括胃黏膜不完全型肠上皮化生和中、重度不典型增生。目前，多数研究者赞同由慢性胃炎—胃黏膜萎缩—肠上皮化生—异型增生—胃癌的演变模式，但其中所涉及的分子机制至今尚未阐明。因此，积极防治慢性萎缩性胃炎的发生发展具有重要意义。

　　福建省名老中医唐江山老师认为慢性缩性胃炎及其相关胃黏膜病变（肠上皮化生、不典型增生）从中医角度讲，是由虚→滞→瘀→毒逐步演变加重的病理过程。由于脾胃气虚，运化升降失常，气机郁滞，日久及络，脉络瘀阻，因此本病的基本病机为脾胃气虚，气滞血瘀，热毒内蕴。抗萎平异汤是省级名老中医唐江山经验方，我们前期临床研究显示，抗萎平异汤治疗治疗萎缩性胃炎能明显地改善临床症状，在一定程度上能逆转病理改变，延缓萎缩性胃炎的进一步发展。

一、临床资料

（一）一般资料

选择 2019 年 3 月 1 日至 2020 年 6 月 30 日到我院消化科门诊就诊的符合西医慢性萎缩性胃炎诊断并符合中医脾虚湿热血瘀证的患者 72 例，随机将其分为观察组、对照组各 36 例。在对照组 36 例中，男、女各 18 例；年龄 21~74 岁，平均（55 ± 11.50）岁；患者的病程在 5 个月至 5 年内，平均（1.48 ± 1.53）年；其中幽门螺杆菌（Hp）阳性者 15 例，阴性者 21 例。观察组 36 例，男性例 20，女性例 16；年龄 28~72 岁，平均（56.2 ± 10.1）岁；病程最短者 6 个月，最长者 5 年，平均（1.47 ± 1.52）年；其中 Hp 阳性者 20 例，阴性者 16 例。两组患者一般资料比较，差异不具有统计学意义（$P > 0.05$）。

（二）诊断标准

1. 西医诊断标准

参照中华医学会消化病学分会于 2017 年颁布的《中国慢性胃炎共识意见》。

（1）临床表现：缺乏特异性症状，包括腹部饱胀、不规则隐痛，嗳气，食欲不振，饭后上腹部不适感加重等，或伴乏力和体重下降等全身性的症状，体征可有剑突下压痛或是按压不适感、消瘦等。

（2）胃镜诊断标准：内镜下可见黏膜红白相间，以白相为主，皱襞变平甚至消失，部分黏膜血管显露，可伴有黏膜颗粒或结节状等表现。

（3）病理组织学诊断标准：根据病变情况和需要，取 2 块或更多。活检重点部位应位于胃窦、胃角、胃体小弯侧以及可疑病灶处。

2. 中医诊断标准

参照中华中医药学会脾胃病分会 2017 年颁布的《慢性胃炎中医诊疗专家共识意见》及《慢性萎缩性胃炎中医诊疗共识意见》。

（三）纳入标准

符合慢性萎缩性胃炎的西医诊断标准；慢性萎缩性胃炎患者中医辨证分型为脾虚湿热血瘀型；受试者年龄在 18~70 岁（包含 18 岁和 70 岁）；受试者性别、

学历和职业不限；受试者提供的必须是纳入试验前 1 个月内的诊断检查；就诊时及就诊前 1 周内未服用任何治疗萎缩性胃炎的相关药物；受试者知情同意本次试验，并且签署知情同意书。

（四）排除标准

相关检查显示病理诊断疑有恶变者或已有恶变者；合并消化系统疾病患者，包括胃食管反流病等的患者；合并心、脑、肝、肾和造血系统等严重的原发性疾病，或其他影响其生存的重大疾病，如艾滋病、恶性肿瘤等；无完全民事行为能力或是限制民事行为能力的患者，如精神病患者；既往有胃部手术病史者；妊娠期或是准备妊娠妇女及哺乳期妇女；已知对本次试验药物组成成分过敏的患者；与此同时已参加其他药物临床试验的患者。

二、方法

（一）治疗方法

1. 观察组

观察组予抗萎平异汤：

　　　黄芪 30 克　天花粉 15 克　白术 10 克　枳壳（麸炒）10 克

　　　木蝴蝶 10 克　白花蛇舌草 15 克　蒲公英 15 克　刺猬皮 10 克

　　　莪术 10 克　石斛 10 克　潞党参 15 克　甘草 3 克

选用中药颗粒剂，1 次 1 袋，1 日 2 次，12 周为 1 疗程，服药 1 个疗程。颗粒剂厂家为天江药业。

2. 对照组

对照组予胃复春片：成分为红参、香茶菜、炒枳壳，杭州胡庆余堂制药厂生产。口服，每次 4 片，每日 3 次，12 周为 1 疗程，服药 1 个疗程。

（二）疗效标准

症状分级量化标准：参照 2017 年颁布的《慢性胃炎中医诊疗专家共识意见》及 2009 年 7 月版《中药新药治疗慢性萎缩性胃炎的临床研究指导原则》制定的

症状分级量化标准。

胃镜分级量化标准：参照日本八木一芳教授创立的胃炎的放大内镜分类（A–B 分类），在胃镜下运用放大内镜联合内镜窄带成像技术（ME–NBI），通过观察胃黏膜表面微结构判断胃黏膜的炎症及萎缩程度。

病理组织学分级量化标准：参照 2017 年《中国慢性胃炎共识意见》。

（三）观察指标

1. 临床症状积分

观察临床相关症状及体征，在用药前后采用统一表格记录患者临床表现；症状积分按《中药新药治疗慢性萎缩性胃炎的临床研究指导原则》的症状分级量化标准具体划分记录，分为无、轻、中、重 4 级，各级评分依次为 0、3、6、9 分；各症状得分之和为总积分，治疗前后各记录 1 次。

2. 胃镜病理积分

统一使用奥林巴斯 H260 型号电子放大胃镜，根据《中药新药治疗慢性萎缩性胃炎的临床研究指导原则》制定的慢性萎缩性胃炎（CAG）胃镜下诊断及病理标准，按照悉尼分类系统要求，治疗前后统一钳取胃窦大弯、胃体小弯临床病理标本，将病理检查萎缩、肠化、异型增生、慢性炎症、活动性分为无、轻、中、重 4 级，分别记为 0、3、6、9 分；治疗前后各记录 1 次。

3. 幽门螺杆菌转阴率

两组患者治疗前后做 ^{13}C 呼气实验（^{13}C 呼气分析仪由广州华友明康光电科技有限公司生产，型号：HY–IREXB）以检测幽门螺杆菌清除情况。

（四）统计学方法

所有符合试验纳入要求、依从性好、完成证候调查表和证候分级量化表的病例，对基线特征和疗效进行统计分析。采用 SPSS20.0 统计软件分析处理所有数据，计量资料采用 $\bar{x} \pm s$ 表示，组间比较采用单因素方差分析和 t 检验，计数资料采用 X^2 检验，$P < 0.05$ 为差异具有统计学意义。

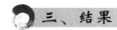

三、结果

（一）两组患者临床疗效比较

综合疗效比较

组别	例数	临床痊愈	显效	有效	无效	总有效率
对照组	36	4	8	11	13	63.9%
观察组	36	7	10	14	5	86.1%

注：两组间比较差异有统计学意义（$P < 0.05$）。

病理疗效比较

组别	例数	痊愈	显效	有效	无效	总有效率
对照组	36	5	10	9	12	66.7%
观察组	36	8	9	15	4	88.9%

注：两组间比较差异有统计学意义（$P < 0.05$）。

（二）两组患者治疗前后主要症状积分比较

两组患者治疗前后主要症状积分比较（$\bar{x} \pm s$，分）

组别	例数	时间	胃脘胀满	胃痛痛有定处	身体困重	大便黏滞或溏滞
对照组	36	治疗前	4.75±1.81	2.50±1.68	2.75±1.66	2.50±1.68
		治疗后	2.50±2.21	1.08±1.63	1.75±1.81	1.42±1.52
观察组	36	治疗前	4.75±1.95	1.75±2.08	2.75±1.81	3.00±1.60
		治疗后	1.42±1.96	0.50±1.13	0.75±1.50	1.42±1.52

注：两组间比较差异有统计学意义（$P < 0.05$）。

（三）两组胃镜及病理疗效比较

两组患者治疗前后病理积分比较（$\bar{x} \pm s$，分）

组别	例数	时间	萎缩	肠腺化生	异型增生	慢性炎症	活动性
对照组	36	治疗前	5.08±2.13	2.67±2.35	1.33±1.96	3.42±1.46	2.42±2.25
		治疗后	3.17±1.89	1.92±2.29	0.67±1.45	2.67±1.39	0.92±1.73

续表

组别	例数	时间	萎缩	肠腺化生	异型增生	慢性炎症	活动性
观察组	36	治疗前	5.00±2.15	2.67±1.91	0.67±1.91	3.67±1.62	2.83±2.48
		治疗后	2.67±2.00	1.50±2.09	0.42±1.46	2.33±1.45	1.17±2.06

注：两组间比较差异有统计学意义（$P < 0.05$）。

（四）两组患者治疗后幽门螺杆菌转阴情况比较

两组患者治疗前后 Hp 转阴率比较

组别	时间	Hp	例数	转阴率
对照组	治疗前	阳性	15	53.30%
	治疗后	转阴	8	
观察组	治疗前	阳性	20	80.00%
	治疗后	转阴	16	

注：两组间比较差异有统计学意义（$P < 0.05$）。

四、结论

慢性萎缩性胃炎是消化内科常见病、多发病。随着饮食结构的改变和幽门螺杆菌普遍感染，研究发现国内慢性萎缩性胃炎内镜下检出率达17%，病理可达25.8%。慢性萎缩性胃炎与胃癌密切相关，尤其萎缩伴有肠上皮化生和上皮内瘤变增加了进展为胃癌的风险，我国的癌变率可达1.2%~7.1%。幽门螺杆菌感染平均感染率为50%，其与慢性萎缩性胃炎的发病有密切关系，慢性萎缩性胃炎发病率因幽门螺杆菌感染而升高，故幽门螺杆菌感染被公认为是慢性萎缩性胃炎的I类危险因素，参与萎缩的发生和进展，但随着疾病严重程度的增加，幽门螺杆菌感染率呈下降趋势。

慢性萎缩性胃炎临床表现不典型，可表现为上腹痛、饱胀感、嗳气、反酸等广泛症状谱，部分患者没有明显症状，也会有部分患者表现出较明显的焦虑、情绪低落等精神状态。临床中诊断慢性萎缩性胃炎通常依靠胃镜，镜下萎缩黏膜表现为色泽发白、表面粗糙、皱襞变平，可透见黏膜下血管。病理是诊断的

"金标准"，表现为固有腺体的萎缩，包括肠上皮化生和异型增生，后者即上皮内瘤变，均属于癌前病变。故治疗上以根除幽门螺杆菌及促胃动力、抑酸等对症治疗为主，伴有精神心理因素者加用抗焦虑、抑郁药。但临床上常常出现难治性幽门螺杆菌及抗生素副作用加重消化道症状的情况，导致病情反复、病程长，且逆转癌前病变的疗效有限。

根据症状可将慢性萎缩性胃炎归入中医"胃脘痛""痞满""嘈杂""反酸"等范畴，中医药治疗慢性萎缩性胃炎具有很大优势，基于个体化的辨证论治及整体观、标本兼治的特点，实践证实中医药能够控制甚至逆转萎缩性胃炎。陆喜荣等研究发现健脾理气、活血化瘀法（党参、黄芪、白术、茯苓、山药、木香、炙甘草、当归、川芎、香附、枳壳、白花蛇舌草、丹参等）治疗慢性萎缩性胃炎大鼠，可以通过抑制胃组织白细胞介素11（IL-11）、转化生长因子 β_1（TGF-β_1）表达，提高增殖细胞核抗原（PCNA）、Reg I 表达而减少腺体萎缩，促进胃黏膜腺体良性增值。许话认为慢性萎缩性胃炎气虚贯穿始终，血瘀是腺体失于濡养，发生萎缩的病机之一，其采用异功散和活络效灵丹治疗脾虚血瘀CAG的研究发现，益气健脾、活血化瘀能有效改善胃黏膜的炎症损伤。张丰田等认为慢性萎缩胃炎病程较久，久病入络，脾胃司水谷运化，为气血生化之源，水湿不化，聚湿成痰，气血亏虚，瘀血内阻，萎缩的病理改变与血瘀、痰凝相关，临床治疗主张消瘀血、化痰湿，其研究的化痰消瘀方（仙鹤草、鸡内金、法半夏、茯苓、半枝莲、莪术、白花蛇舌草、陈皮、丹参等）不仅能改善慢性萎缩性胃炎的临床症状，而且能降低胃黏膜糜烂、萎缩的病理积分。

慢性萎缩性胃炎以脾虚为本，湿热、气滞、血瘀、痰浊为标，其主要病位在胃，与脾、肝相关。《诸病源候论》记载："脾胃二气相为表里，胃受谷而脾磨之，二气调，则谷化而能食。"脾胃同属中焦，脾胃在经络循行上互为表里，《灵枢·经脉》曰："脾足太阴之脉，起于大指之端……属脾，络胃，上膈，挟咽，连舌本，散舌下……胃足阳明之脉，起于鼻……其支者……循喉咙，入缺盆，下膈，属胃，络脾。"在生理功能上，脾升胃降，为气机升降之枢纽；在生理特性上，脾喜燥，胃喜润，燥湿相济。其病因多为饮食、起居不规律，或因病致虚，损伤脾胃之气，运化失司，升降不调，发为痞满。另肝脏在解剖位置上与胃相邻，在经络循行上，《灵枢·经脉》载："肝足厥阴之脉……挟胃，属肝，络胆。"在生理方面，肝主疏泄，调畅全身气机，亦影响脾胃之气的升降。在病理上情志不畅、恼怒，导致肝郁气滞，疏泄失常，横逆犯胃。如《血证·脏腑辨证病机论》言："木之性主于疏泄，食气入胃，全赖肝木以疏泄之，而水谷乃化；设肝之清阳不升，则不能疏泄水谷，渗泄中满之证，在所不免。"肝气不疏，胃气逆乱，发为中满。慢性萎缩性胃炎基础病机是脾虚气滞，脾虚不能运化水谷精微则神疲、乏力；精微不化聚而成湿，湿浊内生又进一步加重脾虚，同时湿久酿热，故而湿热交结难除。胃为腑，以降为顺，气滞则胃不能受纳水谷而出现痞满，气滞甚而气逆则可出现恶心嗳气、反酸。慢性萎缩性胃炎多由浅表性胃炎迁延而来，病程较长，久病入络，血瘀的形成在胃黏膜萎缩乃至进一步发展、恶化中起重要作用。久病易虚，因而往往形成脾虚为本，湿热、血瘀、痰浊等病理产物为标的虚实夹杂之象。

本研究结合福州地区地处东南沿海，为亚热带季风气候，居民体质受气候地理因素影响偏于湿热。笔者观察到临床脾虚湿热血瘀证型的患者居多，因此本研究观察抗萎平异汤治疗慢性萎缩性胃炎的临床疗效以脾虚湿热血瘀证为主，以此为慢性萎缩性胃炎在临床中的辨证论治提供思路。研究结果发现，观察组胃镜、病理疗效及临床疗效均优于对照组（$P < 0.05$）；两组治疗后胃脘胀满、胃痛痛有定处、身体困重、大便黏滞或溏滞等主要临床症状均见改善（$P < 0.05$）。这一结果说明，抗萎平异汤对于CAG具有确切的治疗效果。抗萎平异汤由黄芪、天花粉、刺猬皮、木蝴蝶、莪术、白花蛇舌草、蒲公英、枳壳、白术、石斛、潞党参、甘草等组成。方中黄芪、党参补益中焦之气，脾气健，则清气升；党参性平和，补而不燥，滋而不腻；白术益气健脾、燥湿和胃，健脾祛湿并重；枳壳行气消胀；木蝴蝶疏肝和胃；蒲公英、白花蛇舌草清热解毒、消肿散结；石斛、天花粉清热生津、益胃护阴，防止湿热伤津；配莪术、刺猬皮活血化瘀、行气止痛，刺猬皮兼能止血；并以甘草调和诸药。全方以攻补兼施，健运中焦为本，清热化湿、行瘀止痛为标，益气养阴同调，共奏健脾清热化瘀之功。

现代药理研究表明，黄芪多糖有提高机体免疫力，削弱或者切断组织的脂质过氧化反应，以达到保护胃黏膜的作用，并且能够对病毒诱生干扰素，调节胃肠激素分泌，促进胃黏膜局部病变的好转及萎缩腺体的恢复，改善胃黏膜的异型增生。党参具有保护胃肠道、增强免疫、抗氧化、抗肿瘤、抗菌、抗炎等功效。白花蛇舌草可以较好地抑制肿瘤细胞中的急性淋巴细胞型、慢性粒细胞型、单核细胞型及粒细胞型，同时对萎缩、肠上皮化生性胃炎的病理状态可以起到明显的改善作用。刺猬皮具有凉血消炎、清热解毒、生肌的功效，在纤维细胞的增殖和上皮的形成与再生中起着极其重要的作用。莪术具有抗凝血、消炎止痛的作用，还具有改善胃黏膜的血液循环、加强胃肠功能、维持黏膜血供充足的功能，并以此重建胃黏膜，同时莪术还可以抑制肠上皮化生及异型增生，依靠其抗肿瘤的作用从早期防治癌变。蒲公英能够抑制幽门螺杆菌，并对胃黏膜有保护作用。甘草能抑制血管内皮生长因子及一氧化氮合酶表达，降低幽门螺杆菌对黏膜的侵害。

同时，本研究对比了观察组和对照组的幽门螺杆菌清除率，结果显示观察组幽门螺杆菌根除率高于对照组（$P < 0.05$）。这说明，抗萎平异汤在清除幽门螺杆菌感染方面也具有一定的作用。方中党参具有提高免疫力，清除 Hp 感染所致氧自由基的作用。现代药理学研究结果表明，黄芪皂苷、三七皂苷具有较强的杀灭幽门螺杆菌的作用，其杀菌作用仅次于黄连。此外，白术、白花蛇舌草在杀菌上均能发挥一定的作用。因此，CAG 患者合并幽门螺杆菌感染，在四联疗法的基础上配合抗萎平异汤具有一定疗效。

本研究从临床疗效、中医证候积分、病理及胃镜结果、幽门螺杆菌清除率等方面对比抗萎平异汤及胃复春片治疗脾虚湿热血瘀型慢性萎缩性胃炎，发现抗萎平异汤疗效及各项指标均优于对照组，证实抗萎平异汤对改善脾虚湿热血瘀型慢性萎缩性胃炎伴有癌前病变者具有较好疗效，临床价值高，值得推广运用。

原载《光明中医杂志》2021 年第 17 期

唐江山老师运用调畅气机复衡升降纳运法治疗脾胃病的经验介绍

◎吴文狮

引言 全国名老中医唐江山主任医师治疗脾胃病具有丰富的经验，集古今医家学术思想，结合自己临床经验，认为脾胃是人体升降纳运的枢纽，升降纳运失常是脾胃病的基本病机，施治准则以调畅气机复衡升降纳运为纲，运用升脾气、降胃气为主，兼以疏肝气、宣肺气的方法，在临床取得良好疗效，这些经验值得学习借鉴。

唐江山主任中医师是全国第三批中医药专家学术经验传承指导老师，"唐江山全国名老中医传承工作室"专家，福建省名中医。他从医50余年，善治内、儿科为主的疾病，尤其对脾胃病的治疗有较丰富的经验。笔者有幸师从学习，启迪颇多，现将唐老运用调畅气机复衡升降纳运法治疗脾胃病的经验和典型案例整理如下，以飨同仁。

气机升降学说的理论源远流长，自《素问·六微旨大论篇》即有记载"非出入，则无以生长壮老已；非升降，则无以生长化收藏。是以升降出入，无器不有"，奠定了气机升降学说的理论基础，形成了气机升、降、纳、运的人体生命活动的基本形式。李杲（东垣）首创脾胃论之先河，对脾胃气机升降做了具体的论述，并扩大了脾胃气机升降功能的范围，提出脾胃升降协调，纳运有序，方为维持人体各种生理功能活动之根本，使气机升降的理论得到了进一步发展。

脾胃居中，通连上下，为人体升降纳运之枢纽，共同维持食物的消化、吸收和体内气血精津液的输布，协同肺气的宣发、肃降，肝气的升发、疏泄，心火的下降，肾水的上升，配合共同完成气机的升降纳运，以保证新陈代谢的正常功能，维持人体正常的生命活动[1]。脾胃病是指人体在感受外邪、内伤饮食、情志不遂、脏腑失调等病因的影响下，发生在脾胃、食管、肝胆、肠道的病证，是临床的常见病、多发病，因此受到了历代医家的重视。

唐老在临床上对脾胃病的治疗颇有自己的认识，他认为气机升降纳运失常是脾胃病的根本病机，治疗的方法不在补，不在泻，而在调，旨在恢复气机升降的正常功能。升即畅达气机，疏其壅塞，使脾气得升；降即通降气机，导引食浊滞结下降，消其积滞。也就是通过"调中"的方法使脏腑气机升降协调，纳运正常，气血流畅，使人体在新的基础上恢复阴阳平衡[2]。治疗应选用调畅气机复衡升降纳运的方法，以升脾气、降胃气为主，兼以疏肝气、宣肺气，临证获得良好的疗效。

一、临证经验

（一）升脾气，降胃气，主脾胃气机通畅

临床上脾胃病多出现于消化道疾病，无论是内伤饮食、形神劳倦、情志所伤，还是外感六淫之邪等诸多原因，其病机主要表现在脾胃升降纳运机能失常，唐老通过升脾气、降胃气，恢复脾胃正常升降功能。升脾气与降胃气两者又是相辅相成的，脾气升则胃气自降，故升脾气能达到降胃气的目的；反之，降胃气也能达到升脾气的效果。

1. 升清健脾，消痞化瘀

唐老在治疗胃痞、纳呆、食积、反酸、便秘等脾胃疾病时，发现这些疾病都离不开中焦虚弱、运化无力的病机，故常选用枳术丸一补一消为主扩展治疗，用白术以健脾，枳实以消痞，起升清降浊之作用。对于兼有体弱、夹痰、兼寒、化火、生瘀之证，在枳术丸基础上加用补益、理气、化痰、消食、导滞、温中、清热、化瘀之品，扩大枳术丸的适应证。

临床在用枳术丸时应有考究，通常是枳壳易枳实，因枳壳重在行气消胀、消痞止痛，枳实重在破行消积、导滞通便；白术长于补脾胃、燥水湿。白术与

枳壳配伍，相互制约，相互为用，枳壳以消为主，白术以补为要，走守并用，缓急有异，达虚实兼顾、标本同治的功效。两者用量应根据病情新久、虚实而调整，若虚实并重，枳壳与白术等量应用[3]。若体弱久病，脾虚食少，则升脾促运为主，佐以降胃导滞，白术用量大于枳壳，并以党参、黄芪佐之，以加强健脾升清之功；若体壮新病能食者，则降胃消痞为主，佐以升脾运化，枳壳用量大于白术，并加刺猬皮、莪术、徐长卿行气化瘀，蒲公英、白花蛇舌草清热解毒，石斛、天花粉益胃生津，诸药合用，以降胃气。

对枳术丸的继承与创新，充分体现了唐老对枳术丸治疗脾胃病思想的不断深入，亦体现出中医辨证论治、异病同治的精髓。

2. 补中益脾，升清化浊

脾胃升降协调是维持脏腑正常功能的重要因素，而脾胃升降纳运失常可导致病理变化。如脾虚或湿浊困阻脾胃，导致脾气不升，清阳不能上荣头面则眩晕、视物不清、面色萎黄；脏腑失于提摄则泄泻、便溏、胃下垂、脱肛等；胃气不降，上逆则呃逆。治疗以升清化浊为主，旨在审察升降纳运机能失常的原因所在，纠正失常的升降功能，使之恢复正常。治疗时常在使用益气健脾药中佐以风药，风药气轻上行，能振奋脾阳，使脾之清气上升，浊气得降，升降协调，气机调畅。

唐老在治疗脾胃气虚、湿邪困阻脾胃、内生湿热之外感风寒时，常选用李杲的升阳益胃汤。方中以四君子汤加黄芪为基础补中益脾；再加柴胡、羌活、防风、独活等风药，既能升发清阳，又能祛风散寒；佐以黄连、泽泻清利湿热，以化浊阴。诸药合用，达到升清化浊、恢复升降之枢的目的。

3. 泻热通腑，降浊升清

阳明主里，纯属胃肠，胃肠主要功能是受纳、腐熟水谷，吸收精华和排泄糟粕。一旦外邪内传阳明之腑，入里化热，在大肠中与宿食互结，浊气堵塞，糟粕结聚，燥屎内结，则大便秘结，腑气不通，清阳被遏，浊气上逆则呕吐。治以通下热结，荡涤胃肠，肠道通畅，胃气下行，中土转机，浊阴得降，清阳自升，推陈致新，通利水谷，调中化食，胃肠合安。

临床上对于热结胃肠、燥屎内结、胃浊不降、清阳被阻的患者，唐老常选用大承气汤治疗，以通降热结，急下存阴。对兼有呕吐的，可加用竹茹、芦根、半夏和胃止呕，生津止渴；对兼有腹痛的，可加用香附、乌药、延胡索行气止痛。诸药合用，达到浊阴降而清气自升的效果。

（二）疏肝气，宣肺气，助脾胃气机调畅

肝气具有疏通、条达全身气机的作用。肝主疏泄，主要表现出促进脾胃运化和胆汁分泌排泄的作用。《血证论》记载："食气入胃，全赖肝木之气以疏泄之，而水谷乃化。"若肝失疏泄，气失条达，日久郁结于内，化火生热，进而横逆，犯及脾土，可致肝胃郁热。胃失和降，上逆食管，则会出现反酸、烧心、胸骨后烧灼感等肝气犯胃的症状。

肺与大肠相表里，肺气的肃降功能则直接影响到大肠的通畅功能，而胃为六腑之大源，胃的通降功能正常，则六腑皆通，胃腑和则六腑和，故肺气肃降与胃气通降相互影响。

调治脾胃病时，除了调理脾胃本身的气机升降纳运失常外，其他脏腑气机升降失调也常会影响脾胃的升降，如肝失疏泄、肺失肃降等，唐老认为治当疏肝理气、宣肺降气以促脾运化，调理脾胃。

1. 疏肝理气，促脾运化

肝主疏泄的功能正常，可促进脾胃的运化，使脾升胃降正常，此谓"土得木则达"。肝疏泄太过或不及，都会影响脾胃的升降功能，出现肝气犯胃、肝胃不和、肝火犯胃、肝郁胃逆等证候，或肝脾不和、肝郁脾虚、肝气乘脾、脾虚肝旺、脾虚肝热、脾虚肝亢等证候。故在治疗脾胃病时又必须结合调肝疏肝方能和胃，而疏肝和胃时又要注意升降润燥。

唐老常用柴胡、枳壳、香附、娑罗子、佛手、郁金、麦芽等疏肝药。其中柴胡疏肝解郁，透解少阳之邪以升清；枳壳、香附、娑罗子、佛手疏肝理气、宽中和胃；郁金、麦芽既能宣发肝气郁结，又有利于胃气之下降，止胀痛、助消化，善走能守，无耗伤津液之弊。

2. 宣肺降气，调理脾胃

脾土生肺金，是正常五行相生；而肺气宣降，又能调节脾胃气机。宣则"宣

五谷味"，降则"通调水道"，皆有助于脾气之升清，因此宣降肺气能助脾气上升。如参苓白术散治疗脾虚湿困泄泻，在益气健脾化湿药中，加桔梗一味以宣通上焦肺气，旨在引脾气之升清。

治便秘勿忘理肺。肺为华盖，主一身之气，肺与大肠相表里，肺之肃降与大肠传导息息相关，肺气壅滞或肺气虚，均可导致气机升降失常，大肠传导迟缓；肺为水之上源，脾主运化水液，有赖于肺气宣发和肃降功能的协调，肺失宣降，水液不下行，则肠道干枯而大便难行。治便秘以理肺，正是前人所谓"开上窍以通下窍"之提壶揭盖法。

唐老常在治疗便秘汤剂中酌加紫菀、枇杷叶、杏仁、桔梗等宣降肺气之品，以利津液输布、大肠传导。对肺气壅塞、宣降失司而见咳喘胸闷、大便不通者，亦常以麻黄、杏仁、枳壳、紫苏子、前胡、白前、牛蒡子等宣畅肺气之药，往往喘平而大便亦随之通畅；若肺阴虚而大便燥结者，每选用沙参、麦冬、百合、黄精、瓜蒌等养阴润肺，使肺阴复而津返肠润，肺气足而大肠传导得施。

二、验案举隅

◆ 病例一

陈某，男，20 岁，学生。2013 年 6 月 15 日初诊。反复腹泻 1 年多。每因学习紧张、伤食、劳累而引发，发作时腹痛泻下糊状便，日两三次不等。曾行肠镜检查未见异常。诊见腹痛即泻，泻下痛减，大便糊状，时夹黏液，未见脓血，口黏口苦，纳呆食少，舌淡红，苔黄腻，脉左关弦，右关缓。

诊断 泄泻（腹泻型肠易激综合征）。

辨证 肝郁脾虚，湿热内蕴。

治则 疏肝健脾，清利湿热。

方药 二四汤（自拟方）。

　　　　柴胡 6 克　炒白芍 15 克　党参 9 克　白术 15 克（土炒）　茯苓 15 克

　　　　炙甘草 6 克　防风 9 克（炒）　陈皮 6 克　木香 9 克（后入）

　　　　黄连 6 克　野麻草 30 克　诃子 9 克（煨）

服 6 剂，腹痛止，大便日 1 次，偏软，仍纳差食少，以参苓白术散调治一月余而告愈。

按语　本案患者曾行肠镜检查未见异常，考虑肠功能紊乱，中医诊断为泄泻，辨证为肝郁脾虚、湿热内蕴证，属虚实夹杂，治当祛邪扶正，自拟"二四汤"加减。方中选取"四逆散"中柴胡疏肝解郁、轻清升阳，白芍养肝体而助肝用，配柴胡一疏一养，达调畅气机之效；加用"四君子汤"的党参、白术、茯苓、炙甘草健脾燥湿以治脾虚；用防风专入肝脾，辛能散肝郁，香能舒脾气，其性升浮，能胜湿止泻；陈皮、木香理气健脾；诃子破壅满而下冲逆，疏壅塞而收脱陷；野麻草、黄连清热、燥湿、止泻。全方补脾之中寓有疏肝，使肝疏脾健，气机调畅，痛泻自止。

◆ **病例二**

彭某，女，65 岁，退休教员。2011 年 9 月 17 日初诊。大便难解、乏力 1 个月。诊时患者咳嗽日久，痰少而黏，咽干食少，大便不硬而难于排出，努挣则汗出气短，肢倦乏力，舌淡红，苔白，脉缓。

诊断　便秘。

辨证　肺脾两虚，肺失宣降，腑气不通。

治则　益气健脾，宣降肺气，润肠通便。

方药　炙黄芪 20 克　生白术 30 克　炙紫菀 15 克　玄参 15 克　白前根 10 克
　　　　紫苏子 10 克　瓜蒌仁 30 克　当归 10 克　枳实 15 克（麸炒）
　　　　桃仁 10 克　火麻仁 10 克

水煎蜜调服。服 1 剂，大便较顺畅。继服 2 剂，大便调，兼见体倦少食，上方去枳实、桃仁、火麻仁，加党参 15 克、山药 15 克，继服 7 剂，诸症告愈。

按语　本案患者咳嗽日久，继发大便难解、乏力，考虑肺脾两虚，肺失宣降，腑气不通，治当益气健脾，宣降肺气，润肠通便。方中黄芪、党参、白术补益肺脾之气；紫菀、白前根、紫苏子宣降肺气，止咳化痰；瓜蒌仁配枳实润肺、下气、软便；玄参配当归滋阴养血；桃仁、火麻仁、蜂蜜润肠通便；且桃仁配当归能活血，降低血管阻力，增加血流量，促进大肠蠕动。全方一升一降，一宣一润，使脾气得升，肺气得以宣降，则胃肠之气通润，下行之气推动糟粕排出，共同起到润肠通便的作用。

三、小结

在长期的临床实践中，唐老集古今医家学术思想，结合自己临床经验，认为气机升降失调是脾胃病的主要病机，治疗既要重视恢复脾胃升清降浊功能，又要兼顾调畅肝气，宣降肺气，并主张宏观与微观相结合，活用经方与时方，在精准辨证用药的同时，注重患者饮食和心理调摄，做到治疗与调护相结合。

参考文献

［1］王永炎，鲁兆麟. 中医内科学［M］. 2版. 北京：人民卫生出版社，2011.

［2］唐江山，张峻芳，余光清. 杏林撷英：唐江山中医传承实录［M］. 福州：福建科学技术出版社，2016.

［3］曾昭龙，张瞥. 实用临床中药学［M］. 北京：学苑出版社，2001.

唐江山主任辨治胃痞经验总结

◎王　芸

引言　目的：通过整理福建省名老中医唐江山在临床治疗胃痞的医案，总结其在治疗胃痞时的处方思路及用药习惯。方法：列举三则较为经典的胃痞患者医案，总结其中的处方思路以及药物临证加减的依据。唐江山主任认为，胃痞的病因病机是平素饮食不节，损伤脾胃，导致脾虚运化失司，或肝气郁结日久横逆犯胃，导致中焦气机升降失调，发为胃痞。故临床大部分胃痞患者都见脾虚证，如舌体胖大，胃纳不佳，胃脘部隐痛，疲乏无力等，或见情志抑郁，烦躁易怒，胸胁不舒等肝郁之证。故唐江山主任治疗胃痞，常以补虚为基础，加以行气消痞除胀，或疏肝理脾、开宣肺气之品，再结合患者兼夹之证做相应的加减，其治疗胃痞经验丰富，疗效显著。

一、唐江山主任医生对胃痞的见解

唐江山主任医师是福建省名老中医，其临床经验50余年，擅长急慢性胃肠炎、功能性胃肠病、消化性溃疡、消化道出血、反流性食管炎、胰腺炎、慢性肝炎、肝硬化、脂肪肝等消化科疾病的治疗，以及慢性疾病、肿瘤的管理调养。其治疗脾胃病时，往往从肝、脾、胃论治，擅治补脾、和胃、疏肝等治疗方法。笔者有幸师从于唐江山主任学习，受益匪浅，现将其治疗胃痞的三则典型医案进行归纳总结，浅析如下。

1. 胃痞的常见症状

胃痞患者的主诉往往是胃脘部胀闷不适，或兼有纳差、乏力，或兼有舌体胖大，或兼有肠鸣、便溏，或兼面色不华、唇甲欠红润，或兼反酸、嗳气、咽喉异物感。但究其根本，不外乎脾气虚弱，气血运化失司，故常兼气血亏虚之证。中焦为气机之枢纽，运化腐熟水谷的中心[1]。正如《黄帝内经》中所述"中焦如沤"，脾虚导致中焦运化失司，气机升降失调，故见嗳气、肠鸣、纳差。

2. 胃痞的病因病机及治则

唐江山主任认为，胃痞病位虽在胃腑，但与脾之运化、肝之疏泄、肺之宣发肃降也密切相关，其病多因平素饮食不节、嗜食肥甘厚味，久则损伤脾胃，或导致脾之运化失司，从而导致中焦气机升降失常，故发为胃痞[2]。其次，肝主疏泄，调畅一身之气机，脾胃又为中焦气机升降之枢纽，肝气是否条达直接影响着脾胃的升降是否正常，肝失疏泄，则脾气不得升，胃气不得降，升降失调，则纳运失司。肺主一身之气，肺之宣发肃降失常，累及中焦，亦可阻碍中焦气机，发为胃痞。在治疗胃痞时，常常不离健脾益气。古人言"治胃先理脾，理脾先舒肝"，故常常加入疏肝理气之品以条达肝气。对于有肺失宣降的患者，也可加入开宣肺气之品使肺气宣发肃降得健，中焦之气则畅。

二、典型案例举隅

◆ 案例一

患者许某，男，45岁。2021年10月16日初诊。反复胃脘部胀闷不适1年余，加重2天。伴倦怠乏力，不欲饮食，无反酸、嗳气，无打嗝、肠鸣，无口干口苦，二便调，寐一般。舌暗红胖大，边有齿痕，苔白厚腻，脉细滑。未行胃肠镜检查。

诊断 胃痞。

辨证 脾气虚弱兼寒湿证。

治则 健脾祛湿，行气消痞。

方药 党参9克 茯苓15克 麸炒白术10克 厚朴9克 佩兰9克
藿香6克 砂仁1.5克 木香1.5克 仙鹤草12克 红景天6克
神曲15克 鸡内金5克 甘草3克

2021 年 10 月 23 日二诊，服上方后胃脘部胀闷较前稍缓解，仍感乏力，胃纳一般，睡眠尚可，二便调，舌暗红胖大，边有齿痕，苔白腻，脉滑。予原方党参、白术、仙鹤草加量至 15 克，红景天加量至 9 克，另加用黄芪 15 克。

2021 年 10 月 30 日三诊，服上方后胃脘部胀闷较前明显减轻，乏力缓解，纳差，寐一般，二便调，舌暗红胖大，齿痕减轻，苔白腻，脉滑。予原方加合欢皮 15 克、酸枣仁 15 克、焦山楂 9 克。

2021 年 11 月 29 日四诊，现已无胃脘部胀闷，轻微乏力，纳寐尚可，二便调，舌暗红胖大，齿痕明显减轻，苔白，脉滑，患者基本无胃脘部胀闷不适，诸症明显好转。

按语 唐主任认为本案系平素饮食不节，损伤脾胃，脾之运化功能失司，影响水湿运化，加之本案病程长达 1 年，故水湿内停日久，故见舌胖大，边有齿痕，苔白厚腻，脉细滑。水湿阻于中焦，又进一步影响脾之运化，故处方是以健脾之品为主，辅以补虚、化湿、行气之品，湿邪难去，唯有脾之健运如常，才能加快水湿去除，二者互相促进，共同达到脾健湿除的目的[3]。其次患者纳寐欠，结合古人所言"胃不和则卧不安"，究其根本，仍是脾气亏虚，无以助胃腐熟水谷。加之脾胃乃气血生化之源，脾虚则气血亏虚，心神失养，故治疗时，在健脾运的基础上加用神曲、鸡内金、焦山楂等开胃消食之品，再辅以合欢皮、酸枣仁等安神之品助睡眠。

◆ **案例二**

患者林某，女，53 岁。2021 年 3 月 10 日初诊。反复胃脘部胀闷不适 2 月余。偶有反酸、嗳气，晨起口苦，漱口后缓解，下午感困倦，咽喉异物感，平素急躁易怒，无打嗝、肠鸣，小便调，大便 2~3 日 1 次，寐一般，舌红，边有齿痕，苔薄黄，脉左弦右细弱。

诊断 胃痞。

辨证 肝气犯胃证。

治则 疏肝理脾，行气消痞。

方药 柴胡 9 克　姜半夏 9 克　党参 9 克　茯苓 15 克　麸炒白术 10 克
砂仁 1.5 克　厚朴 9 克　郁金 6 克　浙贝母 12 克　海螵蛸 30 克

茵陈 6 克　瓜蒌 6 克　紫苏子 9 克　甘草 3 克

2021 年 4 月 1 日二诊。自行复上方 2 周后症状缓解，自行停药 1 周后症状反复。现胃脘部胀闷不适，饭后反酸、嗳气明显，晨起口苦，漱口后缓解，无咽喉异物感，平素急躁易怒，无打嗝、肠鸣，小便调，大便每日 1 次，寐欠佳，舌红，边有齿痕，苔黄，脉左弦右细弱。予原方去瓜蒌，白术加量至 15 克，换党参为太子参 15 克，加用牡丹皮 6 克、栀子 3 克、合欢皮 9 克。

2021 年 4 月 8 日三诊。服上方后胃脘部胀闷不适缓解。饭后仍反酸、嗳气，晨起仍偶有口苦，咽喉异物感，平素急躁易怒，无打嗝、肠鸣，小便调，大便每日 1 次，寐尚可，舌红，齿痕减轻，苔微黄，脉左弦右细弱。予原方加牡蛎 12 克、白芍 9 克，海螵蛸加量至 40 克，茵陈加量至 9 克。

2021 年 4 月 15 日四诊。服上方后症状明显改善，二便调，纳寐尚可，嘱其畅情志，规律饮食。

按语　唐江山主任认为本案为肝气横逆犯胃所致，平素情志不畅，郁结日久，横逆犯胃，故见泛酸、嗳气，咽喉异物感，疏肝的同时，不忘调理脾胃，即所谓"抑木扶土"法[4]。对于兼有咽喉不适的患者，中医辨为"无形之痰"，可酌情加入马勃、牛蒡子、薄荷、蝉蜕等利咽散结之品，牡蛎、浙贝母等化痰散结之品，或结合"半夏厚朴汤"化痰行气。肝郁日久易化热，须注意舌苔、脉象的改变。本案患者二诊时，舌苔变黄，考虑有化热，故于加用少量牡丹皮、栀子清热，换温热之性的党参为性平的太子参益气健脾。处方中的紫苏子既可以化湿和中，又可润肠通便，对脾胃虚弱兼有大便次数减少的患者尤为适用。

◆ **案例三**

患者李某，女，26 岁。2021 年 6 月 24 日初诊。反复胃脘部胀闷不适半年余。晨起感舌苔厚浊不适、口苦，平素嗜食辛辣煎炸，颜面多发痤疮，面色萎黄，动则汗出，纳欠，寐一般，大便每日 2~3 次，质稀，便后肛门灼热，小便黄，次数多，味臭，舌红，边有齿痕，苔黄腻厚浊，脉滑数。

诊断　胃痞。

辨证　脾气虚弱、湿热内盛证。

治则 益气健脾，清热化湿，行气消痞。

方药 茵陈 9 克　黄连 6 克　薏苡仁 15 克　白扁豆 12 克　白豆蔻 3 克　土茯苓 15 克　姜半夏 9 克　藿香 9 克　佩兰 9 克　党参 9 克　麸炒白术 10 克　炒白芍 9 克　防风 9 克　神曲 9 克　甘草 3 克

2021 年 7 月 1 日二诊。胃脘部胀闷不适明显缓解。晨起感舌苔厚浊不适缓解，面色萎黄，痤疮减少，动则汗出，纳一般，寐可，大便每日 1~2 次，质软，尿频。色黄，舌红，齿痕减轻，苔黄腻，脉滑数。予原方加大药物剂量。

茵陈 9 克　黄连 6 克　薏苡仁 20 克　白扁豆 12 克　豆蔻 3 克　厚朴 9 克　土茯苓 15 克　藿香 12 克　佩兰 12 克　党参 12 克　麸炒白术 15 克　炒白芍 9 克　防风 9 克　神曲 9 克　焦山楂 9 克　甘草 3 克

2021 年 7 月 1 日三诊。无明显胃脘部胀闷不适。晨起舌苔厚浊不适感明显减轻，面色少华，动则汗出，颜面基本无再发痤疮，纳渐佳，寐可，大便每日 1 次，质软，小便调，舌红，边有齿痕，苔薄黄，脉滑缓。予原方加牡蛎 20 克、黄芪 15 克、浮小麦 30 克。

2021 年 7 月 8 日四诊。无明显胃脘部胀闷不适，余症均较前改善。

按语 唐江山主任医师认为本案为脾虚日久，湿浊内盛，日久化热，湿热上泛于口，故见晨起舌苔厚浊不适、口苦，舌红，边有齿痕，苔黄腻厚浊，脉滑数；湿邪下注于肠道，故见大便稀，便后肛门灼热感；湿热之邪阻于中焦，阻碍气机，导致中焦升降失司，故见胃脘部胀闷不适；脾失健运，气血生化乏源，故见面色少华，动则汗出[5]。本案治疗的重心仍然是健脾益气，清热化湿，健脾与清利湿热同步进行，以清化饮为基础方清热化湿、醒脾和中，加以益气健脾之品。后期患者湿热渐去，气虚汗出明显，为防久病伤阴，故加补气、敛汗之品以顾护阴液。

三、用药选择经验总结

对于胃痞，结合其发病的病因病机，唐江山主任认为脾土健运则诸症渐去，故常以四君子汤、六君子汤为基础方补益脾气。在运用药物时，他认为不能拘泥于传统药效，可结合现代药理学研究酌情配伍使用[6]。其用药总结主要有以下几点：首先，我们面对患者，要尽可能详细地采集病史；其次，辨证是我们用药成功与否的关键，还要结合不同证型和兼夹证的主次；再次，要注意患者的情志。结合以上情况，合理对方药进行加减，往往可以取得较好的疗效[7]。

对于脾气虚较重，气短懒言，舌质红、胖大，苔薄白，脉细者，出现气血亏虚的，常加入黄芪、红景天、仙鹤草、沙棘等加强补虚之功；对于气虚自汗，气短，易感冒，舌淡白，脉细弱者，可加入牡蛎，既可以收敛止汗、顾护阴液，又可制酸止痛以缓解胃脘痞闷不适。脾虚易生湿邪，阻碍中焦脾土运化，故化湿药物常常一起配伍使用。舌苔白腻、脉滑缓之寒湿偏重者，常加藿香、佩兰、砂仁、豆蔻之辈；舌苔黄腻、脉滑之湿邪化热者，常加入薏苡仁、黄连、白扁豆、茵陈之辈。许多胃痞患者兼有咽喉异物感，脉象偏弦，唐江山主任认为该症状的出现与肝郁气滞、痰浊内生密切相关，大部分患者会有情绪焦虑的情况，故常加用郁金、柴胡等疏肝之品以及浙贝母、牡蛎等化痰散结利咽之品。

参考文献

［1］林立，郑泽宇，陈榕榕，等．苏彩平主任自拟消痞方治疗胃痞经验［J］．福建中医药，2022，53（4）：54-55.

［2］林振文，郑婉如．四君子汤加味治疗慢性肝炎后胃痞的临床观察［J］．中国基层医药，2008，15（2）：300.

［3］王显杰．二陈汤加味治疗胃痞40例［J］．中外医学研究，2013，11（19）：177.

［4］李江辉，陈桂兰，洪嘉辉，等．柴芍六君子汤联合穴位敷贴对胃痞患者的临床效果研究［J］．中国医药指南，2022，20（7）：110-112.

［5］霍如晨，高燕，何慧彬，等．田元祥从疏理三焦气机论治胃痞病之经验［J］．江苏中医药，2022，54（3）：25-27.

［6］宋振，王世荣．补中益气汤对脾胃虚弱型胃痞（慢性胃炎）诊治疗效观察［J］．医学理论与实践，2021，34（6）：954-956.

［7］韩鹏飞．关于临床中药师对慢性萎缩性胃炎（胃痞）的中药临床药学服务探讨［D］．哈尔滨：黑龙江省中医药科学院，2021.

唐江山主任治疗胃痛病经验浅析

◎林佳莹

胃痛最早见于《黄帝内经》一书，《灵枢·邪气脏腑病行》中提到："胃病者，腹膜胀，胃脘当心而痛。上支两胁，膈咽不通，食饮不下，取之三里也。"其初步描述了胃痛的病因病机、临床表现等。到金元时期李杲（东垣）在其书《兰室秘藏》中首先提出胃脘痛，将胃痛作为独立的病症。胃痛的病因大致可以分为外邪犯胃、饮食所伤、情志不畅和劳逸失调，或因药物损伤，或素体脾虚，这些病因单独或合并损伤于胃，引起胃气郁滞，失于和降，不通则痛，使患者表现出以上腹胃脘近心窝处发生疼痛为主要临床表现的病证，其基本病机可以概括为不通则痛、不荣则痛。胃痛对应现代医学中消化系统的部分疾病，如消化性溃疡、胃炎、反流性食管炎、胃癌、胰腺炎、胆石症、胆囊炎、上腹痛综合征等。2017年《胃脘痛中医诊疗专家共识意见》[1]将胃脘痛大致分为寒邪客胃、饮食伤胃、肝胃不和、脾胃湿热、寒热错杂、瘀血阻胃、胃阴亏虚、脾胃虚弱证。唐江山主任医师是全国第三批名老中医药专家学术经验继承工作指导老师，从医50余年，精通脾胃疾病，对胃脘痛诊治具有独到经验，现将唐老辨治胃脘痛经验介绍如下。

一、临证经验

1. 审因辨证

福建省名老中医唐江山主任对于胃痛病的治疗有着丰富的临床经验，唐老精于辨证，善于用药，临床治疗效果显著。唐老认为，胃痛的病因众多，但以情志失调、肝气郁结、横逆犯胃最为多见。叶天士也曾提到"肝为起病之源，胃为传病之所"，说明肝在胃病中起着一个至关重要的作用，胃脘痛的基本病机也可以理解为肝胃气机失调。特别是随着时代发展，生活节奏加快，人们的压力越来越大，情绪引起的胃肠不适逐渐多见，同时患者对疾病的焦虑也会进一步加重症状，二者相互作用，互为因果，这与时下现代医学所流行的脑肠轴概念相互吻合。对于胃痛的辨证，唐老认为应当先辨缓急，再辨寒热、虚实、气血，急性胃脘痛为外邪所致[2]，病程较短，痛势剧烈，可出现刀割样痛、撕裂样疼痛等，通常为急迫暴痛，病情较急，需要紧急处理。慢性胃痛通常由于自身脏腑失调引起，病程较长，反反复复出现，时轻时重，表现为隐隐作痛，不过如果慢性胃痛出现呕血、黑便等则归为急症范畴。寒热辨证大致同前，不过唐老提及寒热辨别中又有虚实之分，还应该注意寒热错杂、虚实错杂等情况，更甚者寒热错杂中蕴虚纳实、虚实夹杂中蕴寒酿热，面对这些比较复杂的证候时，我们就更需要提高警惕，抓住主证，兼顾次证，只有辨证准确才能一矢中的，药到病除。笔者在临床中接触患者也积攒了一定的临床经验，面对患者胃痛通常先辨虚实。发病时间长，胃痛处喜按，空腹饥饿时疼痛，脉象较为虚弱时即可辨证为虚症；发病快速，胃痛拒按，食后痛剧，脉象洪数为实。虚证则可再分阴虚、阳虚，实证分实寒、实热。最后辨别病邪在气分还是血分，疾病初起阶段通常在气分，久病慢慢入血。气滞证多以胀痛为主，疼痛没有固定之处，常常因为情志变化发病；而血瘀证则表现为疼痛部位固定，以刺痛为主，夜间疼痛加重。将以上思路进行整理分析即可判断患者实际证型。

2. 施治用药

唐老认为胃脘痛病起于肝，肝失疏泄则肝胃不和，脾失健运则胃纳受阻，最终导致胃气不畅，不通为痛，其病机根本在气机闭阻、通降失司，所以对于胃脘痛的治疗应将"通降"二字贯彻始终，气机顺畅后，疼痛自然能得到缓解。通调时还应具体问题具体分析，根据患者实际病情施治。胃腑实宜消积导滞，胃气虚则应补益胃气，做到祛邪而不伤正，补虚而不黏滞。证型方面唐老根据患者疾病的发病特点，将胃痛大致分为肝气犯胃、胃络瘀滞、寒凝气滞、肝胃郁热、湿热中阻、饮食停滞、湿浊阻胃、脾胃虚寒、胃阴亏虚、寒热错杂证。肝气犯胃表现为胃脘胀痛，连及两胁，嗳气、矢气后疼痛缓解，可选用四逆散加四君子加味。胃络瘀滞胃痛表现为疼痛较剧，痛有定处，痛如针刺，严重时见呕血黑便，治疗以化瘀活血为主，使用化瘀活血汤。寒凝气滞患者胃痛表现为胃冷暴痛，遇寒痛甚，使用散寒温胃汤。肝胃郁热患者见胃脘灼痛，心烦口苦，使用疏肝清胃汤。湿热中阻患者见胃脘热痛，纳欠，身体困重，方用清化和胃汤。饮食停滞证多见于暴饮暴食后，患者表现为脘腹胀满，嗳腐吞酸，或可见呕吐不消化食物，多予消导悦胃汤。湿浊阻胃证见脘腹痞胀，口淡食少，无热象，予化湿和中汤。脾胃虚寒证以补虚温中汤予之，胃阴亏虚证以养阴益胃汤平之，寒热错杂证用寒热调胃汤治之。此外，还需结合患者的兼证加减药物治疗，临床常有不错疗效。

二、典型医案

患者女性，45 岁，2022 年 5 月 7 号就诊。患者诉家族有胃癌病史，近 1 年来胃脘部常有胀痛感，与进食无明显相关性，伴嗳气反酸，情绪不佳或饮食不慎时胀痛明显，自服西药后症状稍有缓解但仍反复，患者因家中有相关病史，常有焦虑感。上月就诊当地医院查胃镜示慢性浅表性胃炎，予抑酸、保护胃黏膜等治疗，效果欠佳，遂患者希望中医治疗取得疗效。刻下胃脘胀痛，嗳气、矢气后痛减，纳呆，情绪焦躁，善叹息，寐差，入睡困难，需服用药物方可入睡，二便尚可。

诊断 胃脘痛（慢性浅表性胃炎）。

辨证 证属肝胃不和。

治则 当以疏肝和胃，予四逆散加四君子汤加减。

方药 柴胡 6 克　白芍 9 克　枳实 6 克　党参 15 克　白术 9 克　茯苓 9 克　炙甘草 5 克　沉香 3 克（后下）　姜半夏 5 克　陈皮 5 克　香附 10 克　百合 30 克　乌药 10 克　煅瓦楞子 15 克　煅牡蛎 20 克　酸枣仁 15 克　夜交藤 15 克

7 剂，每日 1 剂，水煎服，并嘱食疗配合心理治疗。

2022 年 5 月 14 号就诊，患者诉胃脘疼痛、嗳气反酸较前有所缓解，睡眠明显好转，但仍有时欲叹息，心情不适，纳可。守方去姜半夏、夜交藤，加郁金 12 克、佛手 12 克，服 14 剂。

2022 年 6 月 1 号就诊，患者诉诸症明显改善，予守方续调。

按语 患者见胃胀痛，但胃镜检查未见明显异常，西医考虑功能性消化不良可能，中医唐老考虑胃脘痛（肝胃不和证）。患者为中年女性，家族有胃癌病史，情绪较为焦虑不安，情志不畅，肝郁日久，疏泄功能失常导致脾失健运、胃气失和，出现胃脘胀痛、纳欠等；脾胃不和，气血生化不利，心神失养可见不寐，故患者夜间入睡困难。治疗上以四逆散与四君子汤加减，疏肝和胃止痛治疗。方中君药柴胡，在气可疏散升气，疏肝和胃，和解枢机，条畅道路；在血能扬气行血，化瘀止痛。党参、枳实、沉香、白芍、乌药、瓦楞子为臣，共奏平肝制酸、行气止痛之效，诸药配合，有邪正兼顾之妙，行气而不耗气，助柴胡疏肝和胃，调和气机。佐以白术、茯苓、陈皮、姜半夏，健脾燥湿，醒脾助运，兼顾次证，加强益气助运之力。合以"国老"甘草，为方中使药，功宏力强，和方中不调之气，缓中补虚，调养新血。加用百合养阴润燥，防止诸药温燥太过而伤阴血；考虑患者寐差，加用锻牡蛎镇静安神，酸枣仁、夜交藤养心安神；患者心情烦躁，肝气郁结，予加用香附、郁金、佛手理气疏郁。经治疗后患者症状见明显好转。在临床用药方面，唐老有自己的应用规律与技巧，例如对于肝胃气滞型胃痛和脘腹气滞疼痛，唐老多用香附、乌药、徐长卿等药物理气止痛；对于消化性溃疡有泛酸的患者，使用瓦楞子、海螵蛸、败酱草等制酸止痛，还可联用地榆等药物促进炎症清除、溃疡愈合，临床常有不错疗效。

三、小结

唐老临床多年，精通脾胃学说，对于脾胃病的诊治有着丰富临床经验，对于胃脘痛唐老认为，其病理基础为通降失司、气机郁滞，提出了治疗胃脘痛应从通降入手，用药以轻灵流畅为主，理气止痛贯彻其中。而对于胃脘痛的患者应抓住疼痛、痞满、泛酸、出血四大症状用药，还应根据患者体质、兼证等其他问题灵活用药，合理准确地辨证用药。

参考文献

［1］中华中医药学会脾胃病分会．胃脘痛中医诊疗专家共识意见（2017）［J］．中医杂志，2017，58（13）：1166-1170．DOI：10.13288/j.11-2166/r.2017.13.023.

［2］唐江山，张峻芳，余光清．唐江山内科临证传承录［M］．福州：福建科学技术出版社，2016.

致谢

　　本书由唐江山全国老中医药专家学术经验继承工作指导老师团队共同完成，为唐江山临床诊疗过程中感悟的学术见解、诊疗思路、用药心法，以及结合现代诊疗技术、科技成果后，不断进行理论升华的著作，众编者希冀用萤火之光以扬先学、杯薪之力以启后学，故不辞辛苦，焚膏继晷，终将书稿付梓，在此向为了本书顺利出版而辛勤努力的各位同道致以真挚的感谢！

　　值此，由衷地感谢全国第三届国医大师，国务院政府特殊津贴专家，第二、五、六批全国老中医药专家学术经验继承工作指导老师，福建省名中医杨春波教授亲自为本书作序。感谢唐江山主任在本书撰写与出版过程中所倾注的心血及对本书内容的精心修改。感谢福州市中医院杨晓煜院长对本书给予的高度重视和大力支持，以及福州市卫生健康科技创新平台项目——福州市中医药传承创新平台（项目编号：2021-S-wp3）对本书出版予以的经费支持。该书以传承为基础，创新为目的，具有鲜明的中医诊疗特色，我们希望通过本书的出版，为发扬和传承名老中医唐江山学术思想和临床经验架设津梁！